Miras Welt

Engelshauch und Kaffeeduft

Marlies Lüer

Lektorat: Marlies Lüer
Satz: Marlies Lüer
Cover: Isabell Schmitt-Egner

ISBN-13: 978-1511549769

ISBN-10: 1511549769

Die Autorin:

Marlies Lüer lebt mit ihrer Familie in Baden-Württemberg.
Sie schreibt seit 2011 Belletristik und Fantasy

Marlies Lüer

Miras Welt

Engelshauch & Kaffeeduft

Vorwort

Dies ist die Geschichte der Begegnung von Mira und Melissa, zwei sehr unterschiedliche Frauen, die füreinander sehr wichtig sein werden. Erzählt wird weitgehend aus der Sicht Melissas, denn sie ist der Dreh- und Angelpunkt zwischen Vergangenheit, Gegenwart und Zukunft. Aber die Hauptperson ist Mira, die alte Dame, die eine Rückschau auf ihr Leben hält und von dem Wunsch beseelt ist, ihr spirituelles Erbe weiterzugeben.

Es ist gleichzeitig eine fiktive Geschichte und eine mit wahrem Kern, weil nur das echte Leben solche Geschichten schreiben kann. Viele der medialen Erlebnisse sind authentisch, einige sogar 1:1 übernommen, einiges ist Dichtung und dem Fluss des Romans geschuldet.

Lassen Sie sich verzaubern von Miras Welt und ihren bildhaften Geschichten, die mit ihrer Symbolkraft und Wahrheit des Lesers Seele anrühren mögen.

Wer weiß, vielleicht sind Sie einer der Funken aus dem See?

Inhaltsverzeichnis

1

Das Rad des Schicksals

Ein Sommermorgen. Kaffeeduft zieht durch das kleine Haus am Rande einer Kleinstadt im Rems-Murr-Kreis. Eine alte Frau schlurft in ihre Küche. Sie nimmt ihren Lieblingsbecher aus dem Schrank, den mit den orientalisch anmutenden blauen Ranken. Ockerfarbene Blüten vervollständigen das Muster, oben ist ein grüner Rand, auf dem sich dieselben stilisierten Blüten in kleinerer Ausführung wiederholen. Der Becher ist über 40 Jahre alt und ein Geschenk von ihrem jüngsten Sohn. Auf dem Tisch steht noch Kuchen vom Vortag. Sie nimmt sich zwei Stücke, legt sie auf einen kleinen Teller und schnuppert selig daran. Die Freuden des Alters sind unspektakulär, aber so gut! Sie lächelt und geht zur Kaffeemaschine, schaltet sie aus und füllt ihre Thermoskanne mit Maragogypekaffee, dem sie eine Prise Kardamom und Zimt hinzugefügt hat. Den Kaffee auf diese Art zu würzen, hat sie vor vielen Jahren von ihrer großen Schwester gelernt.

Sie stellt ihr Frühstück auf den sehr sauberen Holztisch und öffnet dann das Küchenfenster weit. Vom Tisch aus kann sie in ihren Garten sehen und auch die Wolken betrachten, die am Himmel ihren Morgenspaziergang machen. Gemächlich schwebt das weiße Volk über den Himmel. Für einen kurzen Moment dehnt sich das Bewusstsein der Alten weit aus und fliegt mit den Wolken mit. Sie weiß, selbst Wolken haben eine Art Bewusstsein, sie sind ein lebendiger Teil der Mutter Erde.

In diesem Moment kommt der Briefträger auf seinem Fahrrad vorbei. Er winkt von der Straße aus durchs Fenster freundlich zur Bewohnerin dieses Hauses, eilt mit der Post zum Briefkasten und ist gleich darauf schon wieder verschwunden. Wie immer ist er voller Energie und mit Freude an der Arbeit. Seine Aura wirkt vital und er selbst friedvoll. Im Frieden mit sich und seiner Welt. „Wie selten das doch ist", denkt die Alte.

Sie erhebt sich mit etwas Mühe vom Stuhl und geht zur Tür, nimmt den Briefkastenschlüssel vom Haken an der Wand, geht vor die Haustür und öffnet das Türchen des Briefkastens, um die Post herauszunehmen. In diesem Moment verändert sich ihre Sicht. Sie nimmt zwei Briefkästen wahr, ihren und den einer anderen Person. Die Bilder überlappen sich. Zwei Hände greifen zu. Ihre Hand und die Hand einer jungen Frau. Dann endet die Vision so unvermittelt, wie sie begann.

Die alte Frau, ihr Name ist Mira, lebt schon seit vielen Jahren nicht nur in dieser Welt. Sie verfügt über mediale Fähigkeiten, das weiß sie seit langem.

Sie geht zurück ins Haus, legt den Brief auf ihren Tisch neben den Kuchenteller und schenkt sich erst einmal eine Tasse Kaffee ein.

Zeit für die Tageskarte! In einem kleinen, von kindlicher Hand gezimmerten Holzkästchen, warten Tarotkarten auf ihren Einsatz. Mira mischt die Karten durch und greift eine aus dem Stapel, legt sie mit dem Gesicht nach unten auf den Tisch und beißt erst mal vom Kuchen ab. Mit geschlossenen Augen kaut sie zufrieden vor sich hin. Das Schicksal kann warten, denkt sie sich. Ihr ist ohnehin klar, welche Karte dort liegt und aufgedeckt werden möchte. Dann nimmt sie einen großen Schluck vom duftenden Kaffee und nimmt ihre Blutdrucktabletten ein. Sie ist froh, dass sie in ihrem Alter nicht noch mehr Tabletten braucht als diese.

Sie dreht die Tarotkarte um. Es eine Karte aus der Großen Arkana.

Das Rad des Schicksals.

Sie hatte es gefühlt, dass bald Wichtiges geschehen würde.

Zur selben Zeit am selben Tag in einem anderen Ort in dieser Gegend macht sich eine junge Frau bereit, das Haus zu verlassen, um zur Arbeit zu gehen. Sie nimmt ihre Handtasche, überprüft vor dem Spiegel den Sitz ihrer kastanienbraunen Haare, die einen Stich ins Kupferrote aufweisen, und nimmt den Schlüssel, der griffbereit in einer Olivenholzschale auf dem Flurschränkchen liegt. Sie freut sich auf ihren Arbeitstag in der Redaktion, obwohl sie im Hals ein Kratzen und ein leichtes Unwohlsein spürt. Heute ist ihr 29. Geburtstag und sie wird für die Kollegen einen kleinen Brunch ausgeben, den sie im Feinkostladen vorbestellt hat. Sie verlässt die Wohnung im 5. Stock, schließt sorgfältig die Tür ab und läuft die Treppe hinunter, überspringt dabei leichtfüßig einige Stufen an jedem Treppenabsatz und weiß genau, dass sich ihre zänkische Nachbarin, die unter ihr wohnt, darüber ärgern wird, aber das ist ihr heute absolut egal. Im Erdgeschoss angekommen, öffnet sie den Briefkasten und findet einen Brief des Vermieters vor. Sie steckt ihn in die Handtasche, um ihn dann später im Büro zu lesen. „Seltsam", denkt sie. „Er ist direkt an mich adressiert, obwohl doch Hardy der Mieter ist."

Sie tritt vor die Haustür und atmet tief und genussvoll ein. Es ist ein herrlicher Sommertag. Weiße Wolken ziehen über die Stadt und es weht ein sanfter Wind, der die Blätter der Bäume am Straßenrand leise singen lässt.

Die junge Frau, ihr Name ist Melissa, steigt gut gelaunt in ihr altes Auto namens „Max" und fährt nun zur Arbeit. Sie weiß noch nicht, dass noch heute ihr wohlgeordnetes Leben eine große Änderung erfahren wird.

Hätte sie, rein theoretisch, denn sie würde so etwas Esoterisches niemals tun, heute Morgen eine Karte aus dem Tarot gezogen, es wäre wohl *Der Turm* gewesen.

Rückblick:

Ich bin Melissa Fink und ich möchte Ihnen eine Geschichte erzählen.

Damals, es war ein Montag im Juli und mein 29. Geburtstag, sollte mein Leben sich massiv verändern. Ich stand am frühen Morgen mit Max an einer roten Ampel. „Max" ist mein alter VW-Käfer. Ich liebte dieses Auto, aber ich hasste rote Ampeln! Mein Handy, das auf dem Beifahrersitz lag, ließ unerwartet die Anfangstakte von Beethovens Fünfter erklingen. Wer würde mich jetzt auf dem Weg zur Arbeit anrufen? Ich schaute kurz auf das Display. Das konnte doch nur ... ja, es war Mutter.

„Hier ist Melissa."

„Guten Morgen, Melli! Alles Gute zum Geburtstag! Ich liebe dich!"

„Danke, Mutter. Das ist lieb von Dir. Ich bin gerade auf dem Weg zur Arbeit."

„Oh." Ihre Stimme ließ ein ganz leises Zittern hören. „Ich wollte dich nicht stören, entschuldige bitte." Die Tonhöhe senkte sich etwas.

„Ich stehe noch an einer roten Ampel, ein paar Sekunden habe ich noch."

„Nein, nein. Wir legen jetzt auf. Ich will nicht schuld daran sein, wenn du Ärger mit der Polizei bekommst. Ich wollte dir ja nur eine Freude machen und dich als Erste anrufen, weil dein Geburtstag ist."

Ihre Stimme schlug leicht ins Weinerliche um, ich hasste das! Was hatte ich denn wieder Falsches gesagt?

„Mutter ich freue mich wirklich über deinen Anruf, aber ich muss jetzt gleich weiter, die Ampel schaltet gleich um. Ich rufe dich nachher wieder an! Wir gehen doch heute Abend gemeinsam essen. Du darfst dir auch das Lokal aussuchen."

Ich hörte nur noch ein leises Schluchzen von ihr, bevor sie die Verbindung unterbrach. Gott, wie ich das hasste! Immer, wenn ich Geburtstag hatte, war sie so schräg drauf.

Die Ampel sprang auf Grün um und ich warf das Handy beiseite, legte den ersten Gang ein, ließ die Kupplung kommen und gab Gas, schaltete in den nächsthöheren Gang und hoffte, dass ich nun ohne weitere Zwischenfälle zur Redaktion kommen würde. Vor allem, dass ich pünktlich ankommen würde. Ich hasste es, dass ich so oft zu spät kam!

Mir wurde dann bewusst, dass ich in den letzten paar Minuten mindestens drei oder vier Mal einen „Hassgedanken" gehabt hatte. Gott, wie ich das ... (hasste)!

„Memo an mich: Termin mit meiner Therapeutin machen!"

Ich konzentrierte mich wieder auf den Verkehr und schaffte es, ganz bei mir selbst zu bleiben und ging den geplanten Tagesablauf durch. Zuerst die übliche Morgenroutine in der Redaktion, dann der Brunch mit den Kollegen und anschließend Telefonate und der andere tägliche Kleinkram. Dann nach Hause fahren, mich umziehen, meine Mutter zum Essen abholen, vorher noch tanken, und am späten Abend würde ich mit Hardy telefonieren. Ich vermisste ihn so sehr! Noch ein halbes Jahr, dann würde er aus Washington zurückkommen und hier wieder seinen Job in der Firma seines Onkels übernehmen. Und wir würden wieder jeden Tag zusammen sein. Das war eine freudige Aussicht.

Inzwischen hatte ich den Parkplatz der Redaktion erreicht. Ich schien sogar Glück zu haben, und den Parkplatz unter meinem Fenster nehmen zu können. Ich hatte den Gedanken kaum zu Ende gedacht, als mein Kollege Norbert, genannt Nobby, (möge er von Automardern heimgesucht werden!) mir mit quietschenden Reifen den angepeilten Parkplatz wegnahm.

Er stieg grinsend aus und rief: „Alles Gute zum Geburtstag, Melissa!"

Ich zeigte ihm das zuckersüße, allerfalscheste Lächeln aus meinem Repertoire und parkte wütend auf der anderen Seite des Parkplatzes, neben den Mülltonnen des Hochhauses, ein.

„Der Tag fängt ja wieder mal gut an", dachte ich und griff nach meiner Edel-Handtasche (der einzige echte Luxus, den ich mir geleistet hatte, seit mein Studentenleben beendet war) und meinem Handy, stieg aus und verschloss gewissenhaft die Autotüren. Aber hey, heute ist mein Geburtstag! Ich werde mir doch nicht von Nobby die Freude nehmen lassen, nur weil er mir schon wieder zuvorgekommen ist. Mit diesem Gedanken betrat ich dann das Gebäude und fuhr im Fahrstuhl zur Redaktion hoch.

Es war der dritte Geburtstag, den ich bei „FRiZ" feierte.

In der Redaktion wurde ich von meinen anderen Kollegen freudig begrüßt und beglückwünscht. Ich musste lachen, als ich die vielen bunten Luftballons unter der Zimmerdecke über meinem Schreibtisch schweben sah.

„Oh, ihr seid süß! Luftballons, danke! Wer ist denn auf die Idee gekommen?“

„Naja, Nobby war es jedenfalls nicht“, sagte Erika, nahm mich in den Arm und drückte mich herzlich, bis ich in der Parfümwolke, die sie umgab, in Atemnot geriet.

„Alles Liebe und Gute zum Geburtstag, Lissa!“

Ich erwiderte die Umarmung meiner Lieblingskollegin, ging dann zu meinem Schreibtisch und öffnete dort das Fenster, um das Parfüm abzuschwächen, bevor ich meinen PC hochfuhr. Nachdem ich einige E-Mails und die offiziellen Mitteilungen der Chefetage gelesen hatte, fing ich mit der aktuellen Arbeit an.

Ich arbeitete zu der Zeit an einer Reportage über deutsche Landfrauen, die altes spirituelles Brauchtum pflegten, insbesondere über die „Heilerinnen des Dorfes“, die das Wissen der Vergangenheit für die Nachwelt erhalten wollten. Ich hätte lieber eine echte Schamanin aus dem Altaigebirge interviewt, die Kontakte mit Tiergeistern herstellte, das Wetter machte und andere, für Westler seltsame, aber doch höchst eindrucksvolle Aktivitäten pflegte. Aber Linda, unsere Redaktionsleiterin, hatte mein Ansinnen sofort abgewimmelt, und zwar mit einem Hinweis auf die knappen Finanzen des Verlages. Schade.

Auf meiner Liste standen jetzt noch drei Adressen zur Auswahl für ein Interview, zwei davon lagen im Umkreis von 30 Kilometern. Ich warf einen Blick auf die Uhr: In zwei Stunden würde der Brunch geliefert werden. Bis dahin wollte ich den Text der Reportage in die vorläufige Endfassung bringen, die Fotos einarbeiten und die letzten Interviewpartnerinnen ausgewählt haben.

Hoffentlich war die nächste Frau nicht auch wie diese merkwürdige Möchtegernschamanin aus Travemünde von einem Nöck vor dem Ertrinken bewahrt worden und lebte seitdem mit ihm in trauter (eingebildeter!) Zweisamkeit.

Ich wünschte mir von Herzen, eine ernstzunehmende Gesprächspartnerin zu finden. Gab es eigentlich einen Schutzheiligen für geplagte Journalisten?

Während ich darauf wartete, dass eine gewisse Mira Mertens den Hörer abhob, ging ich im Geiste die bisherigen Ergebnisse durch. Von zweiundzwanzig Adressen hatten sich bisher nur vier als brauchbar erwiesen! So manch eine „Dorfhexe“ wollte etwas Besonderes sein, war es aber in Wirklichkeit nicht. Ich selbst stand dem Thema der Reportage mit einer Mischung aus Skepsis und Aufgeschlossenheit gegenüber.

„Ja? Hier Mertens am Apparat.“

„Frau Mertens, ich grüße Sie! Ich bin Melissa Fink vom Magazin „FRiZ, Frauen in der Zeitenwende“ und möchte Sie um ein Interview bitten. Vor einiger Zeit haben wir einen Leserbrief von Ihnen abgedruckt, zum Thema „Alternative Heilmethoden“. Sie berichteten von ihrer selbstgemachten Salbe, mit der Sie die Neurodermitis des Nachbarkindes heilten."

„Also, geheilt würde ich jetzt nicht sagen, es war eine deutliche Besserung der Haut, mehr nicht".

„Frau Mertens, wären Sie denn bereit, mir einige Fragen zu beantworten? Ich arbeite an einer Reportage über Dorfheilerinnen, die ihr Wissen an die Nachwelt weitergeben möchten."

„Wie bitte? Ich kann Sie so schlecht verstehen, ich bin etwas schwerhörig und es rauscht grad so im Telefon. Schorffeilerinnen?"

„Nein, Dorfheilerinnen!"

„Was für Dachrinnen?"

Ich merkte, das würde schwierig werden und schielte schon zur nächsten Adresse auf meiner Liste.

„Junge Frau, wenn Sie netterweise zur mir nach Hause kommen würden und ich dann auch Ihre Lippen sehen kann, dann würde ich mich gerne mit Ihnen unterhalten, aber am Telefon ist mir das zu anstrengend, ich bin über 70 Jahre alt, das müssen Sie bitte verstehen. Und jetzt habe ich auch keine Zeit, weil gleich jemand kommt, dem ich die Karten legen soll."

Kräutersalben und Kartenlegen? Vielleicht passte sie ja doch in die Reportage.

„Frau Mertens, wäre es Ihnen recht, wenn ich übermorgen, also Mittwoch, gegen halb zehn zu Ihnen komme? Das Gespräch würde etwa eine halbe Stunde dauern."

„Übermorgen? Ja, meinetwegen. Wir können eine halbe Runde durch das Dorf gehen."

„Halbe Stunde, Frau Mertens, das Gespräch würde eine halbe Stunde dauern!"

„Und wie war noch mal Ihr Name? Frau Fritz?"

„Nein, ich bin Frau Fink und arbeite für das Magazin „FRiZ".

„Schön, schön, ich freue mich auf den Besuch, Frau Fink. Ich backe für uns dann was Leckeres, so erzählt es sich doch angenehmer."

„Das ist wirklich nicht nötig, liebe Frau Mertens. Ich bin also Mittwoch um 9.30 Uhr bei Ihnen."

Gott, das hätte mir noch gefehlt, dachte ich. *Kaffeekränzchen am Morgen, oder was?*

„Ach ja, Frau Fink, bevor wir auflegen, möchte ich Ihnen noch sagen, wie leid mir das mit dem Brief tut! Bis bald, und seien Sie pünktlich, liebe Frau Fink!"

Ich drückte die Leitung weg und wollte zur nächsten Kontaktnummer übergehen, da merkte ich, dass Frau Mertens etwas Seltsames gesagt hatte. Wieso tat ihr das mit dem Leserbrief leid? Wollte sie nun doch nicht über ihr Kräuterwissen sprechen, oder hatte die Kleine der Nachbarin Nebenwirkungen der Salbe gehabt, und das war ihr nun peinlich, weil im Heft ihr Lesername vollständig abgedruckt gewesen war? Ich verstand das nicht und nahm mir vor, sie während des Interviews danach zu fragen. Nicht, dass ich mir die ganze Arbeit umsonst machte und mir vergebens die Zeit nahm, zu ihr zu fahren, und dann würde sie am Ende die Freigabe des Interviews verweigern!

Als der Feinkostladen den Brunch lieferte, hatte ich eine weitere Kandidatin für ein Interview gewinnen können und die dritte der Damen ließ sich sogar am

Telefon befragen, was für mich eine Zeitersparnis bedeutete, die ich sehr zu schätzen wusste.

Der Brunch war köstlich trotz seiner Schlichtheit. Ich hatte aus Jux eine „70er Jahre-Party"-Auswahl bestellt: den „Mett-Igel", ein Brötchen-Sonnenrad, „Fliegenpilze" aus Ei und Tomate, Würstchen im Blätterteig, natürlich war auch der unsterbliche „Toast Hawaii" dabei, Mixed Pickels, Käse-Weintrauben-Spieße, kleine Türmchen aus runden Pumpernickel-Scheibchen mit Käse, in zwei Farben abwechselnd geschichtet und mit aufgespießter Olive gekrönt, roten und weißen Heringssalat, einen Berg Weißbrot und auch Schinkenröllchen mit Spargel gefüllt. Fehlten nur noch die Pril-Blumen, aber die waren ohnehin nicht essbar. Wir langten ordentlich zu und ich vermutete, insgeheim waren die meisten Kollegen erleichtert, dass es mal etwas „Hausmannskost" zu essen gab, und nicht immer nur Sushi, Garnelen und Prosecco!

Nobby, dem ich immer noch nicht das Intermezzo auf dem Parkplatz verziehen hatte (ich bin schließlich bekannt dafür, nachtragend zu sein und habe einen gewissen Ruf zu verlieren), langte ordentlich zu, so als gäbe es ab morgen keine Nahrung mehr auf diesem Planeten. Unerklärlicherweise fand er eine fette, tote Fliege in seinem Schälchen mit Heringssalat vor, so einen richtig ekligen Brummer. Oh, nein! Nicht was Sie jetzt denken ... ich hatte nichts damit zu tun!

Naja, irgendwie doch. Ich hatte die Fliege zwar nicht persönlich in finsterer Absicht hineingelegt, aber ich hatte durchaus gesehen, dass sie in den Salat hineingefallen war. Keine Ahnung, wo die auf einmal hergekommen war. (Netterweise tot und zielstrebig vom Himmel gefallen?) Es war mir ein großes Vergnügen, Nobby nicht zu warnen.

Hey, es war mein Geburtstag! Das Geburtstagskind, also ICH, durfte doch wohl etwas Spaß haben!?

Leider rief uns die Arbeit bald wieder an die Schreibtische zurück. Die Reste des kleinen Büffets und auch das geliehene Geschirr würde der Angestellte des Feinkostladens im Laufe des Tages abholen, ich musste mich um nichts kümmern.

Am späten Nachmittag, als ich mir einen Kaffee aus dem Automaten geholt hatte, fiel mir der Brief von heute Morgen wieder ein. Ich holte ihn aus meiner Handtasche und öffnete ihn.

Sehr geehrte Frau Fink!

Bezug nehmend auf das Kündigungsschreiben des Mieters zum Ende des Quartals, teile ich Ihnen mit, dass ich vorhabe, die Wohnung künftig für Eigenbedarf zu nutzen und sie vorher noch zu sanieren. Daher kann ich nicht die Übernahme des Mietvertrages anbieten. Ich bitte Sie also höflich, da ich nicht mit Ihnen, sondern nur mit Herrn Meinhardt Nickel einen Mietvertrag habe, die Wohnung bis zum 30. September des Jahres zu räumen.

Hochachtungsvoll, Klaus Riemann.

Ich las den Brief ein zweites und drittes Mal und konnte nicht glauben, was da geschrieben stand. Das konnte doch nur ein Irrtum sein! Oder ein übler Scherz! Hardy sollte die Wohnung gekündigt haben, ohne mit mir darüber zu sprechen? Unmöglich!

Wutschnaubend griff ich zum Hörer und wählte die Nummer des Vermieters.

„Riemann."

„Herr Riemann? Hier ist Melissa Fink. Ich habe einen Brief von Ihnen bekommen, das kann doch nicht ihr Ernst sein? Ich erwarte eine Erklärung!"

„Was gibt es da bitte zu erklären, Schätzchen? Wir beide hatten nie einen Vertrag miteinander, also kann ich Sie auch vor die Tür setzen. Herr Nickel hat mir mitgeteilt, dass er nicht daran denkt, in seine Wohnung zurückzukehren, und er wollte den Mietvertrag zum schnellstmöglichen Zeitpunkt lösen. Von Ihnen war nicht die Rede. Tut mir leid, Kleine."

Ich stand auf und holte tief Luft.

„Jetzt hören Sie mir mal zu! Ich bin weder Ihr Schätzchen, noch Ihre Kleine und Sie können mich mal kreuzweise! Hardy würde so etwas NIE TUN!"

Bevor ich so richtig ausfallend werden konnte (ich kenne mein unglückseliges Temperament) unterbrach ich die Leitung und knallte das Telefon auf den Schreibtisch.

Erika, die mir gegenüber saß, schaute mich erschrocken an.

„Melissa, du bist weiß wie eine Wand. Setz dich bloß schnell wieder hin! Was ist passiert?"

Ich gab ihr den Brief in die Hand. „Hier, lies selbst."

Mittlerweile sahen mich die Kollegen fragend an und auch Linda, die mit besorgtem Blick um die Ecke schaute, schien sich zu fragen, ob ich noch ganz bei Sinnen war.

„Du hast gerade hoffentlich nicht mit einem Anzeigenkunden gesprochen?", fragte Linda.

Ich warf ihr einen strafenden Blick zu und nahm den Brief wieder an mich. Dann ließ mich auf meinen Stuhl fallen, weil meine Knie weich wurden.

„Ich muss mit Hardy sprechen", sagte ich leise. Mir war auf einmal ganz elend zumute. Die schwarze Wut war verraucht und hatte einer hässlichen, schmutziggelben Angst Platz gemacht.

Mit zitternden Händen drückte ich die Kurzwahltaste auf meinem privaten Handy und während es läutete, zog ich mich zurück in die Teeküche und schloss die Tür hinter mir.

Es läutete immer noch. „Verdammt, Hardy – geh ran!"

„Der Teilnehmer ist nicht zu erreichen", sagte nach einer Weile eine Automatenstimme. Ich konnte nicht einmal auf die Mailbox sprechen! Was war nur los mit Hardy? Normalerweise ging er immer ans Handy.

Deprimiert schlich ich zu meinem Arbeitsplatz zurück.

„Erika, mir ist total schlecht, ich gehe lieber nach Hause. Ich habe noch Überstunden abzubummeln. Sagst du Linda bitte Bescheid?"

„Ja, Liebes, das mache ich. Brauchst du irgendwas? Soll ich vielleicht ...?"

„Nein, lass nur, danke."

Nobby kam näher und schaute mich ungewohnt mitfühlend an.

„Soll ich dir deine Luftballons hinterher tragen?"

Ich brach in Tränen aus. Ein freundlicher Nobby, das war jetzt einfach zu viel, mehr als ich verkraften konnte.

„Nein, danke", schniefte ich. „Lass sie einfach unter der Decke hängen."

Ich schlich hinaus und wollte den Fahrstuhl nehmen. Leider hing mittlerweile ein Schild daran: „Defekt!"

Großartig.

Wie ich nach Hause gekommen war, weiß ich nicht mehr, Max hatte wohl selbst das Steuer übernommen. Auf Autos ist manchmal mehr Verlass als auf Menschen.

Als ich in meiner Wohnung war, rief ich noch mal Hardys Nummer an. Wieder kein Anschluss.

Ich versuchte es noch vier Mal, leider vergebens. Mittlerweile hatte ich mich so aufgeregt, dass ich mich erbrechen musste. Nachdem ich mir den Mund mit Pfefferminztee ausgespült hatte, weinte ich mich in den Schlaf.

Mir schien nur kurze Zeit vergangen zu sein, als Beethovens Fünfte mich aus dem Schlaf aufschreckte. Hardy! Endlich!

„Hardy Liebling, ich habe so oft versucht dich zu erreichen!"

„Melissa? Hier ist deine Mutter!"

„Oh."

„Melli, was ist los? Wir wollten doch zusammen zum Essen gehen, ich warte darauf, dass du kommst und mich abholst!"

Ich schaute entsetzt auf die Uhr. Schon nach zwanzig Uhr! Heilige Makrele, ich hatte meine Mutter vergessen!

„Mutter, es tut mir so leid. Ich habe das ganz verschlafen."

„Was ist denn los, mein Liebes? Deine Stimme klingt ja ganz furchtbar. Bist du krank?"

Ich erzählte ihr kurz, was passiert war.

„Melissa, ich kann mir nicht erklären, was das zu bedeuten hat. Am besten rufst du heute oder morgen Hardy in der Firma an. Ach so, dieser Zeitunterschied nach Amerika - das musst du selber ausrechnen. Ich meine, wenn er nicht an sein privates Handy geht, dann ist er doch sicher auf der Arbeit für dich zu erreichen?“

„Ja, das wird wohl das Beste sein. Es müsste jetzt in Washington erst drei Uhr nachmittags sein. Sag, wäre es okay für dich, wenn wir unser Essen auf morgen Abend verschieben? Ich fühle mich wirklich nicht wohl.“

„Natürlich, Melli, ruf mich einfach morgen wieder an! Gute Nacht, mein Kind.“

„Gute Nacht, Mama.“

Ich ging in die Küche und schenkte mir ein großes Glas Weißwein ein. Eine Schulfreundin von mir war eine Wengertertochter und belieferte mich aus der eigenen Kelterei, wo sie arbeitete. Ich liebte diesen Wein, der eine sanfte Aprikosenfarbe hatte.

Nachdem ich zwei Gläser getrunken und mir die Nase geschnäuzt hatte, griff ich zum Telefon. Da fiel mir erst auf, dass ich ja gar nicht die Nummer von der Firma in Washington hatte. Ich hatte Hardy immer nur auf seinem Privathandy angerufen.

Was soll´s, dachte ich bei mir. Es ist mein Geburtstag! Er wird mich bald sowieso anrufen.

Ich wartete. Trank noch ein Glas Wein.

Und wartete. Die Flasche wurde immer leerer.

Wartete immer noch. Die Flasche gab ihren letzten Tropfen.

Dann schlief ich ein.

Mitten in der Nacht schreckte ich auf, weil zwei Katzen sich einen erbitterten Straßenkampf lieferten. Ich machte die Nachttischlampe an und schaute auf das Display meines Handys.

Keine Nachricht, kein Anruf.

Dafür aber Kopfschmerzen, richtig fiese Kopfschmerzen! Ich stand auf, um mir das Pfefferminzöl zu holen, das im Bad stand. Vorsichtig und langsam mit den Fingerspitzen an meinen Schläfen kreisend, massierte ich das duftende Öl ein und passte auf, dass nichts davon in meine Augen kam. Ich wusste, wie höllisch das brennen würde. Dann zog ich mein mittlerweile übel verknülltes Kostüm aus und schlüpfte in meine Nachtwäsche. Ich legte mich auf mein Bett und starrte in die Dunkelheit, bis der Morgen dämmerte. Die Katzen hatten sich längst verzogen und den ansässigen Amseln und Kohlmeisen Platz gemacht.

Die Vögel begrüßten erst etwas zaghaft, dann immer kräftiger mit großem Jubel und Gezwitscher den neuen Tag.

Ich hegte Zweifel, ob ich ebenfalls den Tag freudig begrüßen sollte.

War heute nicht der Termin mit der Frau Mertens? Ach nein, das war ja erst für den nächsten Tag geplant. 9.30 Uhr. Seien Sie pünktlich, ich backe uns was. Gott, es grauste mir jetzt schon davor. Da fiel mir ein, was sie gesagt hatte: „...bevor wir auflegen, möchte ich Ihnen noch sagen, wie leid mir das mit dem Brief tut!“ Wie hatte sie das gemeint? Was wusste sie von dem Brief des Vermieters?

Ach, Blödsinn, schimpfte ich mit mir selber. *Das kann sie nicht gemeint haben, das ist unmöglich. Einfach unmöglich! Sie muss ihren Leserbrief gemeint haben.*

Als es sieben Uhr war, stand ich auf und schlurfte ins Bad. Im Spiegel blickte mir eine Fremde entgegen. Wie viele Gläser Wein hatte ich gestern getrunken? Nun, mindestens eines zu viel. Zum Glück musste ich heute nicht in die Redaktion, ich hatte lauter Außerhaustermine und den Rest der Arbeit konnte ich auch vom Notebook aus erledigen.

Gegen Mittag fuhr ich mit Max Richtung Heimat als mein Handy wieder Beethovenklänge erschallen ließ. „Anrufer unbekannt, Nummer unterdrückt" stand auf dem Display. Ich fuhr rechts ran, bevor ich das Gespräch annahm, denn hinter mir fuhr zufällig ein Polizeiwagen. Ich hatte keine Lust auf ein Knöllchen.

„Hier Fink."

„Hi, Lissy!"

„Hardy! Endlich! Ich warte schon ewig auf deinen Anruf, was ist mit deinem Handy? Ich habe letzte Nacht versucht, dich zu erreichen, aber es ging nicht, und dann habe ich gewartet und gewartet, aber du hast nicht angerufen. Ich war so unglücklich und konnte nicht schlafen, weil Katzen sich vorm Fenster massakriert haben und der Wein war wohl schlecht und ..."

„Lissy, nun halte mal die Luft an! Du redest wie ein Maschinengewehr. Hör mal, Schätzchen ..."

Nenn mich heute bloß nicht Schätzchen, dachte ich finster.

„Ich muss mit dir reden. Eigentlich wollte ich am Wochenende zu dir fliegen und es persönlich sagen, aber ich muss was Wichtiges für die Firma erledigen, weißt du, so ein richtig dickes Ding ist das, ich muss dabei sein, sagt der Boss."

Hicks! Ich bekam einen Schluckauf. Hicks! Den bekam ich immer, wenn ich eine ungute Vorahnung hatte.

„Hardy, was ist los? Warum hast du gestern nicht an meinem Geburtstag angerufen?"

Ich hörte ihn leise fluchen.

„Das habe ich vergessen, tut mir leid, Lissy. Ich hatte zu viel um die Ohren. Ich gratuliere dir jetzt nachträglich, okay?"

Warum war kein Lächeln in seiner Stimme? Mein Schluckauf wurde stärker.

„Also, ähm, bist du noch dran? Ja? Also, was ich dir sagen wollte, ähm, ich meine, du musst das verstehen. Eigentlich wollte ich es dir ja persönlich sagen, aber nun muss das eben so gehen."

Mein Herz klopfte wie wild. Was versuchte Hardy mir zu sagen?

„Ich mache es kurz: Ich werde in den USA bleiben, ich komme nicht wieder zurück. Mein Boss will mich zum Teilhaber machen, in zwei Jahren schon. So eine Chance bekäme ich nie in Deutschland, das verstehst du doch sicherlich? Ich muss dir auch noch etwas sagen. Ich mache Schluss mit uns. Das hat ja doch keine Zukunft. Ich weiß, wie sehr du an deiner Heimat hängst und an deiner ewig trübsinnigen Mutter und an deinem Job bei dieser Frauenzeitschrift, Fratz oder wie die heißt. Es ist sicher das Beste für uns. Meinst du nicht auch?"

Inzwischen kochte ich vor Wut.

„Bist du noch ganz bei Trost? Ist das vielleicht eine Art und Weise, mich einfach so vor die Tür zu setzen? Nach zwei wundervollen Jahren?"

„So wundervoll waren sie nun auch nicht", sagte Hardy leise.

„WAS?"

Ich schnappte empört nach Luft. „Und wie KANNST DU ES WAGEN, MICH AUS DER WOHNUNG WERFEN ZU LASSEN?"

„Wieso? Was hat jetzt die Wohnung damit zu tun, die sollst du doch behalten. Die Miete kannst du auch alleine tragen, wenn du mal aufhörst, dir Designerhandtaschen zu kaufen."

„Ich habe gestern einen Brief bekommen, du Mistkerl. Dein Vermieter sagt, ich muss bis Ende September raus aus der Wohnung, weil DU den Mietvertrag gekündigt hast. OHNE MIR ETWAS ZU SAGEN!"

„Wie? Ich habe ihm doch gesagt, er soll dich weiterwohnen lassen. Außerdem, wann hat er dir geschrieben? Jetzt schon? Verdammt, er sollte doch noch damit warten!"

„Hardy, ich fass es nicht. Du WAGST ES, mit mir am Telefon Schluss zu machen? Und dein Scheißvermieter weiß VOR MIR, dass du aus den USA nicht zurückkommen willst? Ich hasse dich, MEINHARDT, damit du es nur weißt, ich hasse dich! Wie kannst du mir das nur antun?"

Mittlerweile hatte meine Lautstärke ein beachtliches Maß erlangt. Ich vermutete, jenseits der Landesgrenzen war ich auch noch zu hören. Jedenfalls blickte die Kuh auf der Weide neben der Straße irritiert zu mir herüber.

„Und das alles nur wegen deiner Karriere? Wegen einer blöden Karriere machst du unsere Beziehung kaputt? Unsere Liebe?“

Ich hörte Hardy nach Luft schnappen.

„Blöde Karriere? Ich werde dir mal was sagen! Ich HABE wenigstens eine Karriere und schreibe mir nicht die Finger wund für so ein affiges Frauenmagazin. Und damit du es weißt: Es ist nicht nur die Karriere! Ich liebe eine andere! So, jetzt weißt du es!“

Mein Schluckauf verschwand von einem Moment zum anderen.

„Lass mich raten: die Tochter vom Boss?“ Meine Stimme klang bitter. Nein, bitterböse.

„Woher ...?“, stammelte Hardy.

„Oh, das war jetzt nicht schwer zu erraten. Es passt irgendwie zu dir. Mistkerl, elender! Ich will nie wieder ein Wort von dir hören. Ich hasse dich auf ewig, hörst du, Herr Nickel? Fahr zur Hölle! Und außerdem heißt das Magazin FRiZ, du Idiot!“

Vor Wut und Enttäuschung heulend, warf ich mein Handy aus dem Fenster. Ich hätte es ihm gern ins Gesicht geworfen! Aber ich traf nur die blöde, wiederkäuende Kuh hinterm Zaun. Zum Glück war das Fenster herunter gekurbelt gewesen.

Die Kopfschmerzen waren wieder da. Sie klopften von innen an meine Stirn und begehrten Einlass.

Ach nein, sie waren ja schon in meinem Kopf. Was begehrten sie dann? Wollten sie raus? Meinetwegen.

Ich saß eine ganze Zeit lang aufs Äußerste angespannt im Auto, starrte vor mich hin und erging mich in Mordfantasien, in deren Mittelpunkt Hardy stand, und als Nebenfigur kam eine dralle Blondine vor. Naja, vielleicht war die Tochter vom Boss auch brünett und mager. Keine Ahnung.

Schließlich rief ich mich zur Ordnung und brachte meine Aggressionen unter Kontrolle, wie meine Therapeutin es mich gelehrt hatte. Dann stieg ich aus, um mein Handy zurückzuholen. Ich ging hinüber zur Kuhweide, beugte mich leicht über den Zaun und suchte mein Handy, das überaus wichtige Kunden- und Geschäftsdaten in seinem Inneren barg. Mehrere Minuten suchte ich es, dann konnte ich es sehen. Und ich begann, hysterisch zu kichern.

Mein Handy lag in einem Haufen Kuhscheiße!

„Alles in Ordnung mit Ihnen?“

Ich erschrak und drehte mich um. Da stand aber nur eine junge Frau, die mit ihrem Hund spazieren ging. Anstatt ihr Antwort zu geben, deutete ich nur auf mein Handy, das gerade vollständig in stinkender, grüner Biomasse absoff. Die Hundefrau grinste und zog wortlos ein schwarzes Beutelchen aus ihrer Hosentasche, das für die Beseitigung hündischer Hinterlassenschaften konzipiert war, drückte es mir in die Hand und ging dann vor sich hin lachend weiter ihres Wegs.

Leise fluchend ergab ich mich in mein Schicksal, kletterte über den Zaun, machte einen großen Bogen um die neugierige Kuh und griff dann, den Atem anhaltend, beherzt zu.

Nicht nur mein Handy lag in der Scheiße, mein Liebesglück lag dicht daneben und verschwand blubbernd vor meinem inneren Auge auf Nimmerwiedersehen.

Ich muss wohl nicht erwähnen, dass ich die Außerhaustermine, die noch vor mir lagen, mehr schlecht als recht bewältigte. Es war eine meiner Schwächen, dass ich mich von meinen Emotionen so überwältigen ließ, dass sie mein Befinden im beruflichen Alltag beeinträchtigten. Ich konnte das nicht abstellen. Während der ganzen Zeit sehnte ich den Feierabend herbei.

Als ich wieder zuhause war, hatte ich das dringende Bedürfnis nach einem heißen Bad. Am liebsten mit einem Badeschaum, der „Oblivion" hieße und das namentliche Versprechen des Vergessens einhielte! Doch ich hatte immerhin noch einen Rest rotes Badeöl namens „Harmonie".

Während das Badewasser einlief, legte ich noch die gewisse kleine schwarze Tüte auf den Balkon, und reservierte dann einen Tisch für zwei Personen beim Italiener. Wie gut, dass diese Wohnung auch einen Festnetzanschluss hatte! Ich rief meine Mutter an, um ihr zu sagen, dass ich sie gegen 19 Uhr abholen würde. Und dann ließ ich die Hüllen fallen, tauchte unter und versuchte zu vergessen.

2

Trümmerfrauen

Meine Mutter wartete schon unten vor ihrer Haustür, als ich mit meinem Wagen vorfuhr. Sie hatte ein sehr schön verpacktes Geschenk in der Hand und lächelte mich liebevoll, aber auch mit prüfendem Blick an.

„Wie geht es dir heute, meine Liebe?“

Eine ehrliche Antwort wäre gewesen: Abgesehen davon, dass ich immer noch Kopfweh habe, mein Hals wund und meine Nase verschnupft ist und meine Beziehung nicht mehr existent – gut. Doch ich antwortete nur einsilbig: „Gut.“

Meine Mutter schaute mich vielsagend an und meinte: „Ja, das sehe ich. Hast du Hardy erreicht? Was sagt er denn zu dem Brief?“

Freudlos sagte ich: „Lass uns bitte erst nach dem Essen darüber sprechen“, setzte den Blinker und fuhr Richtung Innenstadt. Wir genossen zwei Stunden später einen Espresso als Abschluss eines sehr guten Abendmahles. Der Koch hatte sich selber übertroffen. Mutter und ich hatten eines unserer Lieblingsgerichte gegessen: Tortellini mit Kürbisfüllung in Butter-Salbei-Soße. Dazu hatte es einen frischen Salat gegeben und als Nachtisch Tiramisu, wie jedes Mal, wenn wir hier aßen.

Das war eine fast zehnjährige Tradition für uns, abschließend Tiramisu zu essen. Der Kellner wusste das und fragte erst gar nicht mehr, welchen Nachtisch wir wollten.

„Ich werde es kurz machen, Mama. Hardy hat mit mir Schluss gemacht und ich muss auch die Wohnung verlassen. Er kommt nicht mehr aus den USA zurück und hat wirklich den Mietvertrag gekündigt. Allerdings wollte er wohl, dass ich da weiterhin wohnen kann und den Vertrag übernehme, aber den Vermieter interessierte das nicht."

„Melli, ich bin schockiert! Wieso verlässt er dich? Und vor allem so plötzlich, gab es denn einen Streit zwischen euch?"

„Nein. Ich glaube, er hat einfach was Besseres als mich gefunden."

„Och, etwas Besseres als dich kann er gar nicht haben. Du bist viel zu gut für ihn! Was fällt ihm ein?"

„Mama, lass gut sein. Ich verstehe es auch nicht wirklich. Vielleicht habe ich mir etwas vorgemacht, was unsere Beziehung angeht. Er hatte mich, bevor er in die USA ging, gar nicht gefragt ob ich mit möchte. Das war schon etwas seltsam. Aber andererseits, ich wäre nicht mitgegangen, nein. Ich mag meine Arbeit hier. Meine Heimat ist hier, und du bist hier! Und Vatis Grab auch."

Mutter legte bewegt ihre warme, zarte Hand auf meine. „Das ist rührend von dir, meine Kleine. Ich weiß, dass du es mit mir nicht immer leicht hast. Aber deine Gefühle für deine Eltern dürfen dir nicht im Wege stehen, wenn dein eigenes Leben weitere Kreise ziehen möchte. Du sollst frei sein, hörst du?"

Ich legte meine andere Hand auf ihre, drückte sie sanft und sagte: „Ich danke dir. Aber vorerst werde ich ganz kleine Kreise ziehen. Im Moment kreisen meine Gedanken mehr um mein Bett, ich fühle mich gar nicht wohl. Und Hardy ist von nun an außerhalb meines Lebenskreises, das schwöre ich. Ich bin so wütend auf ihn, dass er für mich ein toter Mann ist."

Mutter machte ein erschrockenes Gesicht. „Sag so was nie!"

Da fing ich leise an zu weinen: „Mama, er hat wirklich eine andere! Das hat er mir einfach so am Telefon an den Kopf geknallt. Er liebt mich nicht mehr und war wohl auch nie wirklich glücklich mit mir. Ich will nie wieder über ihn reden!"

Meine Stimme wurde immer rauer und mir war unnatürlich warm.

„Kind, es tut mir alles so Leid für dich. Am besten bleibe ich in deiner Nähe und fahre nicht zu Tante Ursula."

„Tante Ursula? Hat sie dich in ihre Ferienwohnung auf Sylt eingeladen? Natürlich fährst du zu ihr! Ich bin doch ein großes Mädchen. Du wirst sehen, mir geht es bald wieder gut. Unkraut vergeht nicht." Ich brachte immerhin ein schiefes Lächeln zustande.

Lorenzo, unser Kellner, kam der erbetenen Rechnung an unseren Tisch und schaute mich betroffen an: „Aber Signorina Melissa, so traurig? Kann ich Ihnen etwas Gutes tun? Vielleicht noch einen Cappuccino mit Zimt oder Schokostreusel auf Kosten des Hauses?"

„Das ist wirklich lieb, aber nein danke. Ich will jetzt nach Hause."

Ich zahlte, nahm mein Geschenk, einen wunderbaren Amethyst für meine kleine Sammlung in die Hand und fuhr Mutter nach Hause, die sich mit einer festen Umarmung von mir verabschiedete. Dann ging es auf kürzestem Wege in meine Wohnung, die im Grunde nie meine Wohnung gewesen war.

Ich hatte das Gefühl, mein Leben liegt in Trümmern.

Mira Mertens saß etwa zur selben Zeit wie Melissa und ihre Mutter an einem Tisch. Ihr Tag neigte sich dem Ende zu, vor ihr lag ein geöffneter Brief auf dem Küchentisch. Doch es war weniger der Inhalt dieses unerwarteten Briefes, der sie innerlich beschäftigte, es war mehr der gestrige Tag, über den sie nachdachte.

Wieder einmal war ein ratsuchender Mensch zu ihr gekommen und hatte sich die Karten legen lassen. Irgendwie hatte es sich weit herumgesprochen, dass sie gewisse nichtalltägliche Fähigkeiten hatte. Sie hatte nie dafür Werbung gemacht, es ging wohl von Mund zu Mund und zog seine Kreise. Einerseits war sie es überdrüssig geworden, tief in das Leben anderer Menschen zu blicken, andererseits war es ihr aber auch ein inneres Bedürfnis zu helfen, soweit dies überhaupt möglich war. Alles hatte seine Grenzen. Im Grunde war sie nur der Überbringer der Nachrichten. Und sie konnte, wenn der Besucher es wünschte, auch aus dem Erfahrungsschatz ihres langen Lebens heraus einen Rat geben. Oder sie hörte nur aufmerksam zu, bis der Besucher seine Herzenslast bei ihr abgeladen hatte und erleichtert das Haus verließ. Manchmal war es auch wichtig, dass sie die „richtigen Worte“ fand, dabei halfen ihr dann ihre Engel, sie gaben die Richtung vor oder ihr auch die genauen Worte ein, und es war dann als hätte sie ihrem Gegenüber einen „Schlüssel“ überreicht, sodass dieser sich selbst aus seinem geistigen Gefängnis entlassen konnte und wieder das Licht der Gedankenfreiheit erblickte.

Ja, es war eine schöne Aufgabe, die ihr da zugefallen war. Aber mit zunehmendem Alter wurde es ihr einfach zu viel, zu schwer. Sie war so müde. So lebenssatt und müde. Ein Leben lang war sie Anderen ein Licht gewesen. In jungen Jahren nur ein kleines Lichtlein, doch auch dies hatte schon seine Wirkung entfalten dürfen. Später, viel später, nachdem sie selbst durch die dunkle Nacht der Seele gegangen war und sich selbst ein Licht hatte sein müssen, wuchs ihre Intensität als Lichtbringer enorm an. Sie fand den Mut und das nötige Selbstwertgefühl, ihr Licht nicht länger unter den Scheffel zu stellen und sich der Welt zu zeigen. Sie erinnerte sich deutlich an die Worte ihrer Geistmutter, dem Lichtwesen, das ihre Inkarnation helfend und führend aus dem Jenseits heraus begleitete. Damals, in der schmerzlichsten Zeit ihres Lebens, hatte sie den Dienst eines gewerblichen Mediums in Anspruch genommen. Eine ihrer Fragen hatte darauf abgezielt, ob sie einen besonderen Lebensauftrag hätte. Die Antwort aus der liebevollen Lichtwelt war:

Ja, das hast du, du gehörst zur Familie der Lichtbringer, darum geht es, dass du den Menschen, denen du begegnest, Licht bringst.

Was ist Licht?

Es vertreibt die Dunkelheit!

Es darf kein Feuer sein das verbrennt, und es darf auch nicht unter dem Scheffel stehen.

Dein Wissen teile, aber achte darauf, dass es dein Wissen ist und du nicht Dinge bezeugst, die du nicht bezeugen kannst, weil du nicht Zeuge warst.

Lichtbringer sein heißt, mit anderen sein, heißt, ihre Dunkelheit erkennen und dann helfen.

Du versäumst nichts meine Kleine, du tust, was du tun kannst, nur bist du geneigt, dein Licht nicht Allen leuchten zu lassen. Du hast viel gelernt, bist von vielem Zeuge geworden, nun geh und schau, wo du dein Licht hinstellst, damit es viele sehen.

Freude hast du daran, daran merkst du, dass es richtig ist!

Langsam wurde es dunkel, der Garten vor dem Küchenfenster strahlte eine tiefe Ruhe aus, die sich auf die alte Frau übertrug. Sie spürte deutlich, dass das morgige Interview etwas „ins Haus bringen würde“.

Aber was?

9.30 Uhr. Ich war pünktlich und stand direkt vor Mira Mertens Haus in Strümpfelbach, als ein Postbote das mit weißen und roten Rosen umwachsene Gartentor öffnete und das kleine Grundstück betrat. Er kam mit federnden Schritten auf mich zu, sagte „Darf ich mal?“ und schob mich ein wenig beiseite, um Post und Werbung in den Briefkasten stopfen zu können. Er lächelte mich freundlich an und verschwand so schnell, wie er gekommen war. Ich sah ihm verdutzt hinterher. Als ich mich wieder zur Tür drehte, um auf die Klingel zu drücken, da war diese schon geöffnet und eine weißhaarige Dame mit entzückend altmodischer Küchenschürze lächelte mich warmherzig an. Ein köstlicher Duft umschwebte sie, das konnte ich sogar mit meiner verschnupften Nase riechen.

„Guten Morgen, Frau Fink. Kommen Sie doch bitte herein, der Tisch ist schon gedeckt."

Ich grüßte zurück und betrat das Haus. Innen war es wesentlich dunkler als draußen, sodass meine Augen sich erst langsam an die veränderten Sichtverhältnisse anpassen mussten. Frau Mertens war schon in der Küche verschwunden, jedenfalls nahm ich das an, denn von dort kam dieser Duft, dessen Einladung ich nur zu gerne folgte.

„Bitte, nehmen Sie Platz. Kaffee oder Tee?"

„Eine Überdosis Aspirin bitte", dachte ich. „Frau Mertens, ich habe nicht viel Zeit. Aber da Sie schon alles vorbereitet haben, sage ich danke und nehme gern eine Tasse Kaffee." Ich hatte am Morgen nicht gefrühstückt, nur einige Schlucke Wasser getrunken. Die Halsschmerzen waren stärker geworden und ein Husten hatte sich auch eingestellt. Ich sah mich ein wenig in der Küche um. Helle Holzmöbel, hellgrüne Tapete, die Decke war zartgelb gestrichen, die Gardinen am einzigen Küchenfenster waren farblich darauf abgestimmt. Und überall, dekorativ verteilt, waren Amethyste! Ich traute meinen Augen nicht. „Frau Mertens, ich sehe, dass Sie hier viele Amethyste stehen haben. Ich bin begeistert! Ich liebe diese Steine, vor allem deren Farbe, ich sammle sie sogar."

„Oh ja, ich auch, junge Frau. Die Farbe wirkt auf mich beruhigend und stärkend, geradezu zentrierend. Und ich mag ganz besonders dieses Kribbeln in der Hand, wenn ich einen Amethyst halte. Ich kann ihre Energie spüren. Sie auch?"

Ich verneinte bedauernd, hatte auch nicht gewusst, dass man etwas fühlen kann, wenn man sie in der Hand hält. Was meinte Frau Mertens denn bloß mit „Energie"? Steine sind Steine! Während ich das dachte, schaute ich mit wachsendem Interesse auf den Teller, der zwischen uns stand.

„Bitte, meine Liebe, greifen Sie zu. Extra für Sie gebacken!"

Mit diesen Worten schob sie den Porzellanteller zu mir, auf dem kleine Kokosbällchen lagen und diesen himmlischen Duft verbreiteten. Sie weckten meinen Appetit und ich nahm eines und biss hinein. Es zerging auf der Zunge und verlangte nach Gesellschaft. Daher nahm ich ungeniert ein weiteres. Frau Mertens hatte uns inzwischen Kaffee eingeschenkt. Er hatte einen ungewöhnlichen Geschmack, aber gut. Meine Güte, war der gut! Was tat sie hinein?

„Frau Mertens, ich muss sagen, beides ist außergewöhnlich gut. Kompliment!" Plötzlich hatte ich doch Gefallen an einem Kaffeekränzchen. Ich weiß nicht warum, aber ein Teil meiner Anspannung war plötzlich verschwunden. Ich fühlte mich hier im Haus bei dieser alten Frau wohl, und zwar so richtig wohl! Das war mir noch nie zuvor passiert.

„Das freut mich, meine Liebe. Wenn ich das sagen darf, Sie sehen auch so aus, als bräuchten Sie etwas

Gutes zur Stärkung. Sie sehen ja richtig krank aus!" Ihr Blick war mitfühlend.

Ich konnte nicht glaubhaft widersprechen. Mittlerweile hatte ich Fieber, mein ganzer Kopf dröhnte und die Gelenke schmerzten. „Nun ja, ich bin etwas erkältet. Aber das soll mich nicht davon abhalten, das Interview mit Ihnen zu führen", sagte ich tapfer lächelnd. „Frau Mertens, wenn ich wir jetzt beginnen könnten? Ich habe einige Fragen vorbereitet." Ich wühlte in meiner Handtasche. Verdammt, wo war das Blatt? Oh nein, es lag noch im Schreibtisch in der Redaktion. Aber ich war heute Morgen gleich von zuhause aus hierhergefahren. Ich sollte mir wirklich mal angewöhnen, keine Zettel zu schreiben, sondern alles im Notebook abzuspeichern! „Das ist mir jetzt etwas peinlich, ich habe meine Unterlagen vergessen. Aber mein Diktafon habe ich dabei. Es ist Ihnen doch recht, wenn ich das Gespräch aufzeichne?"

Ihre weißen Altfrauenlöckchen wippten mit, als sie zustimmend nickte. Ich legte ein Paket Papiertaschentücher unter das Gerät, um störende Geräusche zu vermeiden, die vom Tisch übertragen werden könnten. Dann drückte ich die Aufnahmetaste und wollte meine erste Frage stellen, als ein mächtiger Hustenanfall mir in die Quere kam. „Oh, entschuldi-*husthust*-huldigung! Geht gleich wieder."

Ich japste ein wenig nach Luft, und Frau Mertens schaute mich besorgt an. „Also, meine erste Frage, an Ihren Leserbrief anknüpfend, ist: Wo haben Sie die Salbenherstellung gelernt?"

„Oh, das habe ich mir selber beigebracht mit Hilfe eines alten Buches. Anfangs habe ich mich strikt an die Rezepturen gehalten. Später fing ich an zu experimentieren und wählte eigene Kräutermischungen. Mit der Zeit wurde ich richtig gut darin!“ Frau Mertens lächelte verschmitzt.

Ich räusperte mich und fragte: „Nach welchen Gesichtspunkten wählten Sie die Kräuter aus?“

Sie beugte sich leicht nach vorn und sagte im Tonfall eines Verschwörers: „Ich habe meine Gartenkräuter um Rat gefragt, genauer gesagt, die Elfen der Kräuter. Die wissen nämlich genau, welches Kraut gegen welche Krankheit gewachsen ist!“

Zum Glück musste ich wieder husten, so konnte ich mein Grinsen hinter der Hand verbergen.

„In Ihrem Garten wohnen Elfen? Darf ich die auch interviewen?“, fragte ich frech.

Frau Mertens runzelte ihre Stirn. „Ich kann mir ehrlich gesagt nicht vorstellen, dass die Elfen und Pflanzendevas eben mal so mit Ihnen plaudern. Ich habe Jahre des Gebets und der Meditation gebraucht, ehe ich soweit war, mit ihnen geistig zu kommunizieren. Das ist nicht so wie in den netten Büchern und Filmen heutzutage, wissen Sie?“

Ich brauchte mich ob dieser Äußerung jetzt nicht um eine ernste Miene bemühen, denn mein Hals schmerzte inzwischen so stark, dass ich kaum noch schlucken oder sprechen mochte. Am besten würde ich dieses Interview so bald wie möglich beenden.

„Sie hatten erwähnt, dass Sie Tarotkarten legen und Beratungen anbieten“, fuhr ich krächzend fort.

„Brotkarten und Bratlungen?“

Ich holte tief Luft: „TAROTKARTEN und BERATUNGEN.“

„Ach so, jetzt habe ich verstanden. Möchten Sie vielleicht ein Glas Wasser?“

Sie wartete meine Antwort erst gar nicht ab, sondern griff zu einem gläsernen Wasserkrug, in dem ein Edelsteinstab steckte. Das untere Ende des Glasstabes war verdickt, ein Hohlraum, der anscheinend Rosenquarze und Bergkristall enthielt. Ich hatte davon schon mal gehört. ‚Schwingungsübertragung‘ oder etwas in der Art sollte Sinn und Zweck sein. Ich griff nach dem Glas mit Wasser und trank es in einem Zug aus. Mir war gar nicht gut. Das Atmen machte mir Schmerzen und mir war schwindelig.

„Frau Fink, brauchen Sie vielleicht eine Pause und etwas frische Luft? Wir könnten ein wenig im Garten spazieren oder dort sitzen.

„Ja, gerne. Das ist wohl eine gute Idee.“

Meine Gastgeberin ging voran und führte mich durch den Hintereingang des Hauses in den Garten. An der Türschwelle wurde mir wieder arg schwindelig und ich musste mich am Rahmen festhalten. Mir war so heiß!

Frau Mertens zeigte auf eine prächtige Königskerze und sprach zu mir, aber ich konnte ihre Worte nur wie durch Watte hören. Ich ging auf sie zu, weil ich zur Gartenbank neben ihr wollte, doch ich kam dort nicht an. Mir wurde schwarz vor Augen und ich sackte zusammen. Ich hatte das Gefühl, in ein schwarzes Nichts zu fallen und wurde ohnmächtig.

Als ich wieder zu mir kam, nahm ich als erstes einen schwachen Geruch von Lavendel wahr, mit einer leisen Orangennote. Unter mir war es weich und ich spürte einen glatten, kühlen Stoff unter meinen heißen Händen.

„Sie kommt wieder zu sich", hörte ich eine männliche Stimme wie aus weiter Ferne sagen. Ich versuchte, meine Augen zu öffnen, doch die Augenlider waren so schwer, dass ich es nicht vermochte. „Frau Fink! Machen Sie bitte die Augen auf! Hören Sie mich?"

Jemand stupste mich schmerzhaft in meine Schulter. Au! Ich wollte, dass er damit aufhört, was sollte das?

„Frau Fihink! Aufwachen!"

Dieser Mann ließ einfach nicht locker. Lieber wäre ich wieder in das wohlige Dunkel zurückgeglitten, aber nun war ich verärgert über diese ungebetene Einmischung. Der Ärger gab mir Energie und ich machte jetzt doch die Augen auf.

„Na bitte, sie ist wieder bei uns", sagte er und lächelte mich väterlich und zufrieden an.

Ich schaute etwas verständnislos in seine Augen. Wer war das und wie kam er in mein Schlafzimmer? Weiße Altfrauenlöckchen tauchten in meinem Gesichtsfeld auf, und da kam die Erinnerung zurück. Frau Mertens! Ich war im Haus von Frau Mertens!

„Was", krächzte ich, „was ist passiert?"

„Ich bin Dr. Wülfing, der Hausarzt von Frau Mertens. Sie sind gestürzt und haben eine dicke Beule am Kopf. Ich will Ihnen jetzt mal in die Augen leuchten."

Mit einer kleinen Stablampe wedelte er vor meinen Pupillen herum, was mir etwas wehtat. Gott, mein ganzer Kopf tat so weh! Und dann wurde mir übel. Oh weh. Ich konnte nicht verhindern, dass die Kokosbällchen in hohem Bogen meinen Magen verließen. Irgendjemand hatte in weiser Voraussicht eine Schale bereitgestellt.

Frau Mertens gab mir anschließend einen kalten Waschlappen fürs Gesicht und ein Glas Wasser zum Mundausspülen. Es hatte einen ganz leichten Zitronengeschmack und tat gut.

„Nun, die Diagnose ist klar. Sie haben eine kleine Gehirnerschütterung." Dr. Wülfing lächelte jetzt vergnügt. „Kein Wunder, Thaddäus hat einen harten Schädel."

„Wer ist Thaddäus?", fragte ich verständnislos.

„Mein Gartendrache", antwortete Frau Mertens. „Eine Steinfigur, die ich Thaddäus nenne. Als Sie in Ohnmacht gefallen sind, sind Sie bedauernswerterweise mit ihm zusammengestoßen."

Ich runzelte meine Stirn. „Aber davon weiß ich nichts. Das letzte, woran ich mich erinnere, ist, dass wir beide in der Küche gesessen haben. Ich habe mich umgeschaut und all diese hübschen Amethyste gesehen. Danach weiß ich nichts mehr. Jedenfalls war dort kein Drache aus Stein."

Der Doktor meldete sich wieder zu Wort: „Minimale retrograde Amnesie. Nicht ungewöhnlich, auch bei einer leichten Gehirnerschütterung. Was Sie jetzt vor allem brauchen, ist Bettruhe. Ich könnte Sie auch ins Krankenhaus einweisen. Wir können aber auch vereinbaren, dass Sie jetzt einfach hier liegen bleiben und ich schaue in sechs Stunden noch einmal nach Ihnen. Bevor ich gehe, gebe ich Ihnen noch eine Spritze gegen die

Schmerzen, das senkt auch gleich etwas das Fieber. Die Lunge hört sich nicht so gut an. Sind Sie schon länger erkältet?"

„Nein, es fing gestern an. Ich kann aber doch nicht Frau Mertens hier so zur Last fallen. Muss nach Hause fahren, mein Auto...", murmelte ich.

„Sie fahren jetzt nirgendwo hin!", sagten Dr. Wülfing und die Hausherrin unisono.

Ich wollte mich aufsetzen, doch es ging beim besten Willen nicht. Mir wurde wieder schwindelig. Die Schwerkraft der Erde musste sich punktuell drastisch erhöht haben. Jedenfalls war das Zentrum dieses Phänomens direkt unter mir. Keine Chance, dagegen anzukommen.

„Frau Fink, es macht mir überhaupt nichts aus, wenn Sie hier im Gästezimmer bleiben. Ich kümmere mich gern um Sie, ganz ehrlich. Soll ich jemanden für Sie anrufen? Vielleicht Ihren Mann?"

Ich dachte an Mutter, aber dann fiel mir ein, dass sie heute früh nach Sylt abgereist war. „Nein, da ist im Moment niemand, den ich erreichen könnte. Ich lebe allein. Ich müsste mich aber in der Redaktion krankmelden."

„Gut, dann komme ich heute gegen Abend noch mal rein", sagte der Arzt. „Wenn Ihr Zustand sich verschlechtern sollte, und ich spreche jetzt von zunehmenden Kopfschmerzen und Übelkeit oder Bewusstseinseintrübungen, dann ruft Frau Mertens mich sofort an und ich bin innerhalb von fünf Minuten wieder hier. Meine Praxis ist gleich um die Ecke. Einverstanden?"

Ich nickte, schloss wieder die Augen und schlief sofort ein.

Frau Mertens ließ die Tür zum Gästezimmer angelehnt und ging in ihr Wohnzimmer, nachdem sie den Hausarzt zur Tür begleitet hatte. Sollte das Mädchen etwas brauchen, würde sie es bemerken. Erschöpft ließ sie sich in den dunkelroten, plüschigen Fernsehsessel fallen. Die Aufregung war doch anstrengender, als sie zugeben wollte. Nach kurzer Zeit fielen ihr die Augen zu und sie glitt in einen Zustand zwischen Wachen und Schlafen. Ihr Atem ging gleichmäßig und sanft.

Und sanft war auch das Lächeln ihres Engels, der ihr vor ihrem geistigen Auge erschien. Er hatte keine menschliche Gestalt mit Flügeln, nein. Was sie sah, war eher eine leicht pulsierende Lichtpräsenz, es war mehr ein Fühlen als ein Sehen. Aber sie wusste, dass der Engel lächelte, denn sie spürte seine Liebe und Freude und die übergroße Herzenswärme. Dann wurden ihr wortlos Bilder gezeigt. Mira sah ein großes Buch, edel eingebunden, eine Kostbarkeit! Der Engel blätterte es um bis zur vorletzten Seite. Dort erschien das Gesicht einer jungen Frau, sie blickte traurig auf die Trümmer, die sie umgaben. Etwas Schreckliches schien passiert zu sein. Dann drehte sie sich um und blickte direkt zu Mira auf und streckte Hilfe suchend die Hand aus. Frau Mertens Herz klopfte nun schneller, es war Frau Fink, die ihr gezeigt wurde! Sie wusste nun ganz sicher, dass hier für sie in ihrer Eigenschaft als Lichtbringerin eine Aufgabe lag. Dann verblasste diese Vision, und das Buch selbst war wieder im Vordergrund. Der Engel schickte der alten Frau ein Gefühl von großer Liebe und Vorfreude. Bedeutsam blätterte er die letzte Seite um und schloss dann mit Betonung das Buch, woraufhin es erstrahlte und sich in Licht auflöste. Mit ihm verschwand auch der Engel. Mira Mertens hatte verstanden. Sie sprach leise ein aus tiefstem Herzen kommendes Dankgebet. Ihr Wunsch würde sich also bald erfüllen. Ihre Zeit war gekommen!

Als ich viele Stunden später erwachte, fühlte ich mich schon etwas besser. Das Fieber war gesunken und mir war nicht mehr übel, auch nicht, wenn ich vorsichtig meinen Kopf bewegte. Aber ich hustete nach wie vor, der Hals war trocken und entzündet.

Es klopfte leise an der Zimmertür. Frau Mertens, die gute Seele, kam herein und hatte ein Tablett in der Hand.

„Ich bringe Ihnen einen Hustentee und ein Kännchen mit lauwarmem Salbeitee, aber dieser ist nicht zum Trinken gedacht, sondern zum Gurgeln. Der Doktor sagt, Sie sollten noch nicht aufstehen, nur zur Toilette wenn nötig, aber sonst strikt im Bett bleiben und flach liegen! Darum habe ich auch eine kleine Kanne als Spuckgefäß auf das Tablett gestellt, für den Salbeitee. Den anderen Tee, den trinken Sie jetzt bitte gleich."

„Das ist wirklich lieb von Ihnen, Frau Mertens, ich mache Ihnen ja solche Umstände, das ist mir sehr peinlich."

„Ach papperlapapp. Ich nutze Sie schamlos aus, junge Frau. Jetzt habe ich endlich mal wieder jemanden zum

Aufpäppeln und Bevormunden. Ich habe wirklich gern Gesellschaft, auch wenn diese im Bett liegt."

Ich setzte mich ein wenig auf und nahm einen Schluck vom heißen Tee. „Was ist denn da drin?"

„Königskerze, Lindenblüte, Malve und etwas Honig."

„Ah ja. Der hilft gegen was? Gegen den Husten oder die Kopfschmerzen?"

„Das ist Hustentee. Ich habe übrigens vorhin, als Sie noch schliefen, Ihre Tasche mit dem Notebook und auch das Diktafon hergebracht. Ich glaube, das Ding läuft immer noch?"

„Oh ja, schnell mal ausmachen. Danke! Auch für die Tasche. Ich muss unbedingt eine E-Mail an die Redaktion schreiben. Mein Handy liegt blöderweise zuhause."

Dass dieses eine „ungesunde grüne Farbe" angenommen hatte, erwähnte ich lieber nicht. Ich kam ins Grübeln. Ich musste mir ja noch ein neues Handy besorgen! Und in drei Tagen war Abgabetermin für die Reportage. Und eine neue Wohnung musste suchen, sogar Möbel kaufen. Mir wurde jetzt bewusst, dass das auch noch alles auf mich zukam, denn Hardy und ich wohnten ja möbliert. Ich fühlte, wie es mir die Kehle zuschnürte und meine Augen feucht wurden. *Hardy, wie konntest du nur?,* dachte ich wehleidig. Mir fiel schlagartig alles wieder ein und dann fing ich an zu schluchzen. Warum passierte mir das alles? Ich weinte immer heftiger und konnte gar nichts dagegen tun.

„Aber liebes Kind! Was haben Sie denn? Tut der Kopf so weh oder das Herz? Sie setzte sich auf den Bettrand. Frau Mertens schaute mich mit so viel Liebe und Verständnis an, dass ich völlig die Fassung verlor und nicht länger diese explosive emotionale Mischung aus Kummer, Wut, Angst und Selbstmitleid unterdrücken konnte. Ich weinte und weinte, konnte gar nicht mehr aufhören und wehrte mich nicht dagegen, als sie mich tröstend in den Arm nahm und mich sachte wiegte, so wie man ein kleines, verängstigtes Mädchen in den Armen wiegt. Nein, ich wehrte mich nicht dagegen, ich suchte förmlich ihre Nähe und den großmütterlichen Trost, den sie mir spendete. All mein Kummer brach aus mir heraus und ich erzählte ihr von Hardy, diesem elenden Schuft, an dem ich immer noch hing, und von dem rüden Vermieter, der mich einfach so vor die Tür setzen wollte.

Erst als es an der Haustür klingelte, löste ich mich erschöpft aus ihren Armen und ließ mich aufs Kissen fallen. Sie strich mir zärtlich über mein verschwitztes Haar und ging zur Tür, um dem Hausarzt zu öffnen, der wie versprochen zur Visite kam. Ich bekam noch eine Spritze gegen die Schmerzen, eine Arbeitsunfähigkeitsbescheinigung und den dringenden Rat, mich gut pflegen und hätscheln zu lassen. Ich hatte keine Einwände, ehrlich gesagt. Zum Abendessen brachte sie mir einen Teller Hühnersuppe und auch ein Nachthemd aus Baumwolle und eine Einweg-Zahnbürste. Ich fühlte mich richtig geborgen. Dieses schöne Gefühl hatte ich seit langer Zeit nicht mehr gespürt. Es dauerte nicht lange, dann lag ich getröstet im Tiefschlaf.

Irgendwann in den frühen Morgenstunden wachte ich auf, weil ich dringend auf die Toilette musste. Im Traum war ich durch Kaufhäuser geeilt, auf der Suche nach einem Damen-Klo, aber auf jeder Tür war ein Herren-Symbol, das Hardy extrem ähnlich sah! Kein Zutritt! *Elender Mistkerl,* dachte ich. Ich verließ leise das Gästezimmer und ging barfuß in die Diele. Zu meinem Glück schien der Mond durchs Fenster und in seinem Lichtstrahl war die Badezimmertür gut ausfindig zu machen. Es war nämlich ein kleines Porzellanschild daran befestigt, mit der Abbildung einer badenden Frau, die sich mit einer langen Bürste den Rücken schrubbte und eine altmodische Badehaube trug. Ich betrat leise den Raum.

Ah! Das tat gut.

Ich wusch mir danach leise die Hände und zog die Tür möglichst geräuschlos hinter mir zu. Die Dielen knarrten etwas, das konnte ich nicht verhindern. Ich wollte Frau Mertens keinesfalls stören. Mein Blick fiel auf das Bücherregal neben der Gästezimmertür. Darin lag ein Stapel Zeitschriften. Weil ich so wach war und sicher sobald nicht wieder einschlafen würde, nahm ich sie an mich und ging damit ins Bett zurück.

Der Tee, der am Bett stand, war zwar schon kalt, aber ich nahm noch eine Tasse zu mir und aß auch einige Kokosbällchen. Die Kopfschmerzen waren weg und das Kratzen im Hals wurde auch schwächer. Ich machte mir das Licht an und schaute mich richtig im Zimmer um. Es war genauso gemütlich wie die Küche eingerichtet. An den Wänden hingen zahlreiche wunderschöne Fotografien mit Naturmotiven, und es waren auch farbfrohe und originelle Zeichnungen dazwischen. Sie waren passend eingerahmt, in den verschiedensten Arten und Weisen: Einige oval, die meisten rechteckig. Manche

Rahmen waren aus Holz, andere wieder aus Kunststoff oder nur mit einer Glasscheibe versehen. Ein Sammelsurium aus vielen Jahren, wie es schien. Ich nahm mir vor, sie später noch eingehend zu betrachten. Am Fenster, das sich zum Garten hin öffnete, war eine einladende kleine Sitzgruppe mit Tisch, auf dem ein frischer Strauß Gartenblumen stand. Doch ich zog das warme Bett vor, und vor allem die Zeitschriften! Ich lächelte, als ich im Stapel einige ältere „FRiZ“-Ausgaben entdeckte. Diese legte ich beiseite. Vor allem fand ich im Stapel Gartenzeitschriften vor, andere Hefte wiederum hatten alternative Heilmethoden zum Thema. Ich fand auch Astrologiehefte und hochwertige Esoterik, Psychologie, Kochen und Backen. Diese Auswahl passte gut zu Frau Mertens. Ganz unten im Stapel entdeckte ich zwei identische Bücher. Ich nahm eines zur Hand. Auf dem Deckblatt stand: „Lebenslicht – Ein Kinderleben voller Schatten und Licht“. Es begann mit einer Tiergeschichte, einer Parabel:

„Die Geschichte vom Eichhörnchen, das anders war.“

Es war einmal ein Eichhörnchen, das hatte einen kerzengeraden, starren Schwanz. Dieser Schwanz war buschig und das Fell war rotbraun, aber – er war stocksteif. Seit der Geburt war das so. Mama und Papa Eichhorn waren sehr erschrocken und traurig. Ein solches Eichhornbaby hatte es noch nie in der Familie gegeben! Oma Eichhorn war auch sehr traurig und auch der Bruder dieses Babys.

Ich überlegte, was das mit einem Kinderleben zu tun haben könnte, und blätterte weiter vor. Es folgte ein

Vorwort, das mit einem ungewöhnlichen Gedicht begann:

Das Leben ist das Leben
Und das Licht ist das Licht
Und es wird immer Leben geben
Denn das Leben ist das Licht
Das ist die Kette des Lebens

Ein Gedicht von Martin, im Alter von 10 Jahren. Ein Junge, körperbehindert, autistisch... Aus dem Stand deklamiert, einfach nur so, aus einem Gefühl heraus. Was weiß so ein Kind über das Leben und das Licht Gottes? Wissen? Nein, das ist es nicht. Kein „Wissen" im klassischen Sinne. Er war ein lebendiges Licht, ein besonderes Kind Gottes, Schüler und Meisterlehrer zugleich.

Martin lebte sein Leben voller Hingabe und mit Kraft. Alle Höhen, alle Tiefen. Er kostete alles aus, bis zur Neige. Mit einer Intensität, die für seine Familie manchmal kaum zu ertragen war.

Die Kette seines Lebens – sie ist nicht gerissen. Nein, er hat seiner Kette eine neue, schimmernde Perle hinzugefügt!

Ich lade Sie ein, ihn zu begleiten auf seiner Lebensreise, die knapp 16 Jahre währte.

Ich war betroffen. Eine Lebensreise, die knapp 16 Jahre währte ... Hieß das etwa, dieser Junge war als 15jähriger gestorben? Es klang so. Wer war dieser Junge, und wer war der Autor dieser umfangreichen

Geschichte? Ich blätterte noch mal nach vorn und fand den Namen Mira Mertens.

Meine Neugier auf diese Geschichte bekam dadurch einen gehörigen Dämpfer. Das war doch sehr, sehr privat. Der Anstand gebot es, Frau Mertens zuerst um Leseerlaubnis zu bitten. Ich legte daher das Buch auf den Nachttisch und griff wahllos in den Zeitschriftenstapel und fing an zu blättern. Als ich bei der dritten Zeitschrift angelangt war, schweifte mein Blick immer öfter ab. Das Buch auf dem Nachttisch zog mich förmlich magisch an. Ich konnte mich noch zwei weitere Zeitschriften lang („Was bringt uns das Jahr 2012?" und „Sommerbeeren in Hülle und Fülle!") beherrschen, dann siegte meine Neugier über den Anstand. Ich hatte ja ohnehin schon, ohne es zu wollen, die Privatsphäre meiner Gastgeberin verletzt, da kam es auf einige Seiten mehr auch nicht mehr an, dachte ich. Aber ich schämte mich auch ein wenig dafür. So viel zu meiner Ehrenrettung.

Es folgte eine Schilderung des ersten Lebensjahres von Martin, offenbar Frau Mertens Sohn, welches geprägt war von Krankenhausaufenthalten, einer Operation im sechsten Lebensmonat und der Erkenntnis, was es bedeutet, die Mutter eines behinderten Kindes zu sein:

Drei Tage später, ich kam gerade von einem Telefongespräch, stand ich mit anderen Frauen im Fahrstuhl der Frauenklinik. Eine von ihnen kannte ich noch von den Voruntersuchungen. Sie fragte: „Na, ist jetzt Ihre kleine Tochter da?" „Nein, es ist ein Junge. Mein Gynäkologe hatte sich beim Ultraschall geirrt, als er sagte: Das wird zu 90% eine Tochter!" Sie sagte munter:

„Das macht doch nichts, Hauptsache gesund!" Ich schaute ihr traurig in die Augen und erwiderte: „Er ist nicht gesund. Mein Sohn ist körperbehindert." Die Gespräche im Fahrstuhl wurden leiser und verstummten zum Teil. Jede der Frauen vermied es nun, mir in die Augen zu sehen und war offensichtlich erleichtert, als ich in der nächsten Etage ausstieg. Ich ging weinend in mein Zimmer, das ich mit zwei anderen Müttern teilte und vermied es nun meinerseits, ihnen in die Augen zu sehen. Ich weinte still vor mich hin. Wie schädlich es für die Seele ist, Kummer zu verstecken, sollte ich erst Jahre später am eigenen Leib erfahren und verstehen.

Ich stellte mir vor, an Frau Mertens Stelle zu sein, und schaffte es nicht. Ich konnte nur erahnen, dass sie sich von diesem Moment an sehr einsam gefühlt haben musste. Dann folgte eine Stelle, die mich aufhorchen ließ:

Einige Tage nach der Geburt hatte ich ein seltsames Erlebnis. Plötzlich fühlte und sah ich, wie eine Art Geist neben Martins Wiege stand. Ich fühlte seine Emotionen und sah eine menschliche, durchsichtige Gestalt, so als ob die Luft innerhalb der Umrisse etwas dichter sei. Dieser Geist - war es Martins Schutzengel??? - sah mit großer Liebe, Wehmut und leisem Bedauern auf mein Kind. Als er merkte, dass ich ihn wahrnehmen konnte, verschwand er. Ich wunderte mich über seine Gefühle und die Botschaft, die darin lag. So schlimm waren die Klumpfüße doch gar nicht! Heute wundere ich mich darüber, dass ich mich damals nicht über die Erscheinung an sich gewundert habe.

Das konnte ich mir nicht erklären, außer mit einer echten paranormalen Veranlagung. Ich erinnerte mich an Frau Mertens Worte über ihre Gespräche mit Elfen. War die Behauptung, mit Elfen im Garten zu kommunizieren, doch keine Altfrauen-Skurrilität? Sollte ich hier doch einer echten Begabung auf der Spur sein? Dann beschrieb Frau Mertens, wie sie sich nach der Klumpfuß-OP ihres Babys gefühlt hatte, im Aufwachzimmer neben dem OP-Saal, und das ging mir so richtig zu Herzen:

Ich war tränenblind. Martin war schon wach und schrie aus Leibeskräften und konnte sich nicht beruhigen lassen. Er erkannte mich nicht einmal! In seinen Augen waren Angst und Schmerz, Entsetzen und die Frage: Warum hast du mich verlassen?

Bis heute und wohl bis ans Ende meiner Tage verfolgt mich diese Erinnerung. Tiefste Einsamkeit, Verlassenheit und panische, nackte Angst in Babyaugen. Gibt es eine schlimmere frühkindliche Erfahrung? Waren diese Ängste der Grundstein für die spätere seelische Behinderung? So saß ich nun elend neben Martins Bettchen und versuchte, ihn mit meinen kalten Händen und meiner Stimme zu beruhigen – vergebens. Sein Herzchen raste, seine Stimme war heiser. Hin und wieder fielen ihm vor Erschöpfung die Augen zu, doch nur für einige Sekunden. Beim nächsten Geräusch schreckte er wieder hoch und schrie weiter. Noch nie zuvor hatte ich mich so hilflos gefühlt!

Mit der „späteren seelischen Behinderung" war wohl der Autismus gemeint, der am Anfang erwähnt wurde. Allerdings hatte nicht jeder Autist eine OP im Babyalter über sich ergehen lassen müssen, überlegte ich. Aber es wunderte mich nicht, dass sie auf diesen Gedanken gekommen war. Dieses Erlebnis hatte aber auch in der Mutter seine Spuren hinterlassen:

Doch dann, wieder zuhause, war es seltsam mit mir. Ich war irgendwie gar nicht richtig anwesend. Immer noch hörte ich all die Babys schreien, sah die Station vor meinem geistigen Auge. Ein Teil meiner Seele schien im Krankenhaus geblieben zu sein. In den folgenden Tagen wurde ich von unerklärlichen Ängsten und Visionen heimgesucht, über die ich mit niemandem sprechen mochte.

Es folgten dann Schilderungen über den Alltag mit zwei kleinen Kindern. Offenbar hatte Frau Mertens zwei Söhne zur Welt gebracht. Die ganze Familie war von der Therapie und was damit zusammenhing, beeinträchtigt:

Der Alltag wurde immer stressiger. Die Übungen schafften wir nur vier bis sechs Mal täglich, acht Mal täglich war vorgesehen. Dreimal in der Woche mussten wir die Krankengymnastiktermine wahrnehmen. Dazu kamen die üblichen zusätzlichen Arztbesuche mit Kleinkindern, Schichtarbeit, Berge von Wäsche, Staub in allen Ecken. Ich wusste nicht mehr ein noch aus und versuchte krampfhaft, eine „gute Mutter und Hausfrau" zu sein. Dass ich auch Ehefrau war, war mir nicht mehr wichtig, ich war viel zu erschöpft. Mein Mann war für mich in erster Linie Chauffeur, Einkäufer, Geldverdiener. Die Gefühle füreinander blieben leider weitgehend auf der Strecke. Wir waren übermüdet, fanden keine Gelegenheit für Entspannung und Gespräche. Was war aus unseren Träumen vom Ehe- und Familienleben geworden? Die Realität war so ganz anders, als ich es mir vorgestellt hatte. Meine Jungmädchenträume zerbrachen Stück für Stück und die ehemals heile Welt lag in Trümmern.

Ich legte nun das Buch aus der Hand und starrte eine Weile auf die Bettdecke, gänzlich in meine Gedanken versunken. Inzwischen war die Sonne aufgegangen und die Vögel waren mitten in ihrem Morgenkonzert. Ich liebte diese Zeit des Tages. Auf der Diele waren nun Schritte zu hören. Frau Mertens war aufgewacht und ging umher. Eine halbe Stunde später saß ich bei ihr in der Küche und wir nahmen ein Frühstück ein, das von diesem wunderbaren Kaffee gekrönt wurde. Sie wollte mir partout nicht verraten, womit sie ihn würzte. Auf meiner Bluse hatte ich kleine Blutspuren entdeckt, aber daran konnte ich jetzt nichts ändern. Ich betastete vorsichtig meine hühnereigroße Beule am Kopf.

„Wie geht es Ihnen denn heute?"

„Besser, vielen Dank. Ich fühle mich noch etwas schwach, aber deutlich gesünder. Ihr Tee hat wirklich geholfen."

„Nun ja", schmunzelte sie, „die Spritze vom Arzt hat sicherlich am meisten Wunder gewirkt. Da mache ich mir keine Illusionen. Die Tees lindern die Beschwerden, aber die eigentliche Heilungsarbeit macht der Körper. Und sie sind noch jung und stark. Doch der Kummer, den Sie haben, der hat Ihr Immunsystem vorübergehend geschwächt."

Mir kamen sofort die Tränen, obwohl ich normalerweise keine Heulsuse war. Ich war eher ein „Wutnickel" von Natur aus. Alle, die mich näher kannten, konnten ein strophenreiches Lied davon singen. Aber, wie es schien, hatte ich meine Wutenergie in den letzten beiden Tagen völlig aufgebraucht und anstelle dessen hatte ich nun zu nahe am Wasser gebaut. Ich wischte mir die Augen schnell trocken und winkte ab. „Darüber möchte ich jetzt lieber nicht reden. Sagen Sie, wie bin ich eigentlich gestern in das Bett gekommen? Ich kann mich nicht daran erinnern. Bin ich noch selber gegangen und dann in Ohnmacht gefallen?"

„Oh nein, meine Liebe, Sie waren sofort „knocked out". Wie ein Boxer!" Sie unterstrich diese Erinnerung mit einer schwungvollen Geste und amüsierte sich doch tatsächlich!

„Ich rief um Hilfe. Und zum Glück kam der Briefträger auf seinem Fahrrad vorbei. Er hatte seine Runde durchs Dorf beendet und wollte gerade zurück zur Poststation. Aber er hörte mich, kam gleich in den Garten gelaufen und sah die Bescherung. Er hat Sie auf seinen Armen über die Schwelle getragen." Sie zwinkerte mir mit dem linken Auge zu und freute sich über dieses pikante Wortspiel und wohl auch über meinen Gesichtsausdruck, der sich irgendwo zwischen *überrascht* und *peinlich berührt* einpendelte.

„Ja, ein kräftiger und tüchtiger junger Mann! Ich mag ihn sehr. Er hat Sie ins Gästezimmer getragen und lief dann noch um die Ecke zu Dr. Wülfing in die Praxis. Sie waren etwa zwanzig Minuten bewusstlos. Das hat mir richtig Angst gemacht."

„Es tut mir leid, dass ich Ihnen Angst und Umstände bereitet habe. Aber, um ganz ehrlich zu sein, bin ich auch irgendwie froh, dass alles so gekommen ist. Ich fühle mich hier so wohl und Sie sind eine sehr interessante Persönlichkeit, Frau Mertens. Ich würde gern heute unser Interview fortführen. Und ich muss Ihnen auch ein kleines Geständnis machen. Im Zeitschriftenstapel, den ich mir heute Nacht aus dem Bücherregal ausgeliehen habe, war ein Buch von Ihnen. Ich nahm es mit ins Bett, zusammen mit den Gartenzeitschriften. Und ich konnte nicht anders, ich habe den Anfang darin gelesen. Ich dachte, das sollten Sie wissen."

Wie würde Sie darauf reagieren? Gespannt sah ich ihr in die Augen, doch ich sah nur Interesse.

„Ach, da ist das Büchlein gelandet! Ich hatte neulich danach gesucht, weil sich eine Dame aus der Hospizarbeit dafür interessierte. Wir waren vor einigen Monaten ins Gespräch gekommen, kurz nach dem wir unser letztes Engel-Fest gefeiert hatten."

„Engel-Fest?"

Sie nickte. „Oh ja, zweimal im Jahr kommen wir zusammen, um unsere Zusammenarbeit mit den Engeln Gottes zu ehren und zu feiern. Das machen wir seit mehr als zehn Jahren so, und es ist immer wieder schön."

„Was meinen Sie genau mit Zusammenarbeit? Was soll ich mir darunter vorstellen?"

Frau Mertens straffte ihren Rücken und sah mich prüfend an. Ich konnte in ihren Augen sehen, dass sie überlegte, wie weit sie mir vertrauen konnte. Offenbar bestand ich die Prüfung. Sie entspannte sich wieder und fing an zu erzählen.

„Ich habe Freunde. Wir sind sehr verschieden im Alter und in den Berufen, ein illustrer Haufen, wenn ich so sagen darf, aber wir verfolgen dasselbe Ziel. Wenn auch jeder auf seine eigene Art und Weise. Nämlich mit dem Talent, das Gott in unsere Wiege gelegt hat. Wir kommen seit über zehn Jahren mehrmals im Jahr zusammen und tauschen uns über unsere spirituelle Arbeit aus. Alle außer mir gehen auch noch einer normalen Arbeit nach, um ihre Brötchen zu verdienen. Es sind begnadete Astrologen darunter, eine Geistheilerin, ein Aurafotograf, ein Musiker, der auf der Harfe spielt, was er in seinen Träumen hören darf, zwei Sterbebegleiter und Pfleger aus dem Hospiz, eine Malerin, die Engel- und Seelenbilder malt, und ich. Ich habe die Gabe der medialen Sicht erhalten. So ergänzen wir einander wunderbar, entwickeln uns gemeinsam fort und können unseren Mitmenschen dienen, indem wir trösten, fördern, Heilung in die Wege leiten oder in den Sternen lesen und den Ratsuchenden Wege aufzeigen. Die Engel helfen uns dabei. Wir wissen um die Geborgenheit und um die Liebe der Engel, innerhalb derer wir uns entfalten dürfen. Und zweimal im Jahr kommen wir zum Feiern zusammen. Zur Tagundnachtgleiche im Frühjahr und wieder im Herbst. Das Herbstfest ist etwas Besonderes, denn dann öffne ich mein Haus für einen Tag der Gemeinde. Wir feiern, es werden Spenden für ein Projekt gesammelt und es gibt eine Art Flohmarkt. Und viel zu essen!"

Ich hörte gebannt zu und machte im Geiste Notizen für meine Reportage.

„Frau Mertens, das ist faszinierend. Darf ich das als Teil des Interviews betrachten?"

Sie nickte und begann den Tisch abzuräumen. Ich begann wieder zu husten und wurde müde, meine Kräfte hatte ich wohl doch etwas überschätzt.

„Am besten, Sie legen sich eine Weile hin, Frau Fink, und ich koche Ihnen wieder Hustentee. Sie sind auch noch recht blass. Ihre weiteren Fragen kann ich immer noch beantworten. Nach dem Abwasch komme ich zu Ihnen ins Zimmer, wenn Sie wollen."

„Da sage ich nicht nein. Aber danach fahre ich wieder nach Hause. Sie haben schon viel zu viel für mich getan."

Sie drehte sich von der Spüle zu mir um und fragte munter: „Was halten Sie davon, am Sonntag wiederzukommen? Ich habe dann eine Kundin da, die eine Tarotkartenlegung möchte und ein Seelenbild bestellt hat, das die mediale Malerin aus unserer Gruppe anfertigen wird. Anschließend könnten wir drei gemeinsam Kaffee trinken und Torte essen, wenn die Kundin gegangen ist."

„Das klingt gut, gerne! Danke." Ich lächelte und verspürte Vorfreude. „Sagen Sie, darf ich in dem Buch weiterlesen?"

„Hm, ich finde, Sie sollten jetzt lieber die Augen zumachen. Ich hatte Sie ja gewarnt, ich würde Sie bevormunden!", lachte sie. „Aber das Buch dürfen Sie zum Lesen mit nach Hause nehmen. Hach, wie gut, dass Sie es für mich gefunden haben. Es waren doch sicher zwei Stück beieinander? Nächste Woche wird nämlich die Dame vom Hospiz kommen, um eines der Bücher für Lehrzwecke auszuleihen. Und nun ab ins Bett!"

Ich ging gehorsam ins Zimmer, wie es sich für einen guten Gast gehört, und nahm meinen Tee mit, den sie in der Zwischenzeit zubereitet hatte. Heute schien noch ein weiteres Heilkraut hinzugekommen zu sein, er schmeckte etwas anders. Und bald darauf schlief ich tief und fest. Ein paar Stunden später war die Zeit für den Abschied gekommen. Mein Bauch war mit einem Mittagessen namens „Trost-Nudeln" gefüllt. Ich nahm ungeniert meine neue Freundin in die Arme und drückte sie an mich.

„Vielen, vielen lieben Dank für alles! Das vergesse ich Ihnen nie." Wir schauten uns einen Moment tief in die Augen, und ich hatte das Bedürfnis, ihr noch so viel zu erzählen, dass es mir fast ein wenig Angst machte. Was machte mich so extrem offen und anlehnungsbedürftig?

Sie stand am Zaun und winkte, als ich dann mit Max davonfuhr. Irgendwie wirkte sie zerbrechlich. In meiner Tasche war das Buch, auf das ich schon so gespannt war. Außerdem ein Tütchen mit den restlichen kleinen Kokosbällchen, ein Teevorrat für eine ganze hustende Armee und die beiderseitige Freude auf das Wiedersehen am Sonntag. Mir fiel ein, dass ich sie gar nicht gefragt hatte, wie die bedauernde Bemerkung am Telefon über den Brief gemeint war.

3

Die Erkundung von Schatten und Licht

Auf dem Heimweg kaufte ich mir ein neues Handy. Mittlerweile hatte ich wieder Kopfschmerzen. Mit dem Auto zu fahren, war doch anstrengender gewesen, als ich angenommen hatte. Zuhause angekommen, nahm ich eine der Schmerztabletten, die ich in meiner Küchenschublade fand. Was sollte ich jetzt als Nächstes tun? Mich schlafen legen, lesen, an der Reportage arbeiten, eine Voodoo-Puppe mit Hardys Konterfei malträtieren? Alles schien mir gleichermaßen dringlich. Dann fiel mir ein, dass ich mich endlich um das verseuchte Handy kümmern musste. Ich ging auf den Balkon, holte mit spitzen Fingern die SIM-Karte heraus und legte sie in das neue Handy ein. Ich rief Linda, die Redaktionsleiterin, an und versicherte ihr, dass ich trotz des Unfalls und der Krankschreibung den Abgabetermin für die Reportage am Freitag einhalten würde, aber darüber hinaus würde ich leider nichts tun können. Ich konnte den Satz gerade noch beenden, da bekam ich wieder einen Hustenanfall. Linda war einverstanden, beendete das Gespräch mit halbherzigen Genesungswünschen und sagte, sie würde mich aber am Montag zurückerwarten. Das war wieder so typisch für sie, immer die „Harte" zu spielen.

Es war schon später Nachmittag und ich war müde. Ich beschloss, mir eine Auszeit im Bett zu gönnen und morgen mit frischer Kraft den ganzen Tag an der Reportage zu arbeiten. Auch wollte ich morgen versuchen, das letzte Interview am Telefon zu bekommen. Wenn die betreffende Frau das nicht wollte, dann würde ich mich eben mit dem jetzt vorhandenen Material zufrieden geben müssen. Ich nahm das Buch aus der Tasche, stöpselte das Notebook zum Aufladen ein und kochte mir einen Hustentee. Mit der Zeit wurden mir die Knie weich, ich hatte wohl doch noch erhöhte Temperatur. Daher war ich sehr dankbar, als ich endlich auf meinem Bett lag, mit dicken Kissen im Rücken und der Teetasse in der Hand. Mit der anderen schlug ich das Buch auf und suchte die Stelle, an der ich aufgehört hatte zu lesen. Wo war ich stehengeblieben? Irgendwas mit Trümmern oder Träumen ... Ach ja, da!

Meine Jungmädchenträume zerbrachen Stück für Stück und die ehemals „heile Welt" lag in Trümmern.
Schon der erste Satz ließ mich innehalten. Erging es mir selber nicht auch so? Ich hatte von einer Zukunft mit Hardy geträumt, und wie es aussah, hatte er nicht den Traum geteilt. Obwohl ich nicht mehr über ihn nachdenken wollte, so konnte ich doch nicht anders, als unsere gemeinsame Zeit Revue laufen zu lassen. Wann hatte er aufgehört, mich zu lieben? Warum hatte ich es nicht gemerkt? Wären wir wirklich glücklich miteinander gewesen, so wäre er doch nicht zum Arbeiten in die USA gegangen? Oder doch? Und ich, wie ich vor mir selber zugeben musste, hätte auch nicht so bereitwillig zugestimmt, dass er für ein ganzes, langes Jahr über den Teich fliegt. Wann war uns unser Glück abhandengekommen? Was war eigentlich „echte Liebe auf immer

und ewig"? Ich hegte so meine Zweifel, dass es das wirklich unter Paaren gab. Ich weinte aus Selbstmitleid ein paar kleine Tränen und widmete dann meine ganze Aufmerksamkeit der Erzählung von Frau Mertens.

Sie berichtete von einer misslungenen Mutter-Kind-Kur im Rheinland, die ihre Erschöpfung nur noch vertiefte, sprach über ihre verwitwete Mutter und wie sehr sie durch deren chronische Depressionen belastet wurde. Das kannte ich selbst nur allzu gut! Auch „die lieben Nachbarn" machten ihr das Leben schwer und sie schrieb darüber unter der Überschrift:

Bissige Hunde gehören eingesperrt!

Vorübergehend hatten wir eine ruhige Zeit. Martin lernte neue Wörter, Markus wurde sauber und trocken. Doch bald darauf wurde Martin immer frecher, zorniger und unruhiger und ich war mit meiner Nervenkraft wieder am Ende. Ich aß viel zu viel, vor allem Herzhaftes: Leberwurstbrote und, wenn möglich, dazu noch ein Bier (Vitamin B!). Immer am Abend, wenn die Kinder im Bett waren und ich endlich etwas entspannen konnte. Wen wundert es, dass ich noch einige Kilo zunahm? Erwähnte ich schon die trostreiche Wirkung von Erdnussbutter?

Leider fing Markus bald wieder an, in die Hosen zu machen. Er sagte: „Ich bin doch noch ein Baby, ich brauche eine Mama." Martin zeigte plötzlich schwere Verhaltensauffälligkeiten. Er war oft aggressiv, biss, schrie, trat um sich und schlug zu, bei der kleinsten Frustration. Auch die Sprachentwicklung verzögerte sich deutlich. Je wilder Martin wurde, umso stiller wurde Markus. Sogar seine Sprache wurde undeutlich. Der Herbst war schwierig für uns. Martin hörte auf zu sprechen und gab sich ganz dem Jähzorn hin. Auf dem Spielplatz waren wir untragbar geworden, weil er alle Kinder biss und schlug, die ihm zu nahe kamen oder nicht taten, was er wollte. Er störte auf sehr destruktive Weise die Spielgemeinschaft und war nicht zu erziehen. Die Nachbarschaft fing an, über uns zu lästern und gab „gute Ratschläge" wie: Verprügeln Sie das Kind nach Strich und Faden! oder: Bissige Hunde gehören eingesperrt und Ihr Sohn auch!

Gott, wie gemein! Ich war so empört! „Bissige Hunde gehören eingesperrt und Ihr Sohn auch!" Wie konnten diese Leute nur Prügel und Isolation erwarten? Und das der Mutter auch noch einfach so ins Gesicht sagen? Ob Frau Mertens sich dagegen gewehrt hatte? Ich suchte nach Hinweisen darauf, aber nein, sie schrieb:

Ich war verunsichert, beschämt, traurig. Auch zum Mutter-Kind-Turnen bin ich nur ein einziges Mal gegangen, weil Martin sich nicht in die Gruppe einfügte, nichts mitmachte, sondern nur wild durch die Halle lief. Die dummen Bemerkungen der anderen Mutter auf der Bank am Rande der Halle nahm ich mir sehr zu Herzen. Sie wussten nicht, dass das mein Kind war.

Dadurch, dass ich mich aus allem zurückzog, isolierte ich auch Markus von der Gemeinschaft, aber ich hatte nicht den Mumm, immer nur negativ aufzufallen. Kein Wunder, dass Markus erst als 7jähriger richtige Spielkameraden fand.

Also hatte sie sich nicht gewehrt, sondern gleich den Rückzug angetreten. War sie denn gar nicht wütend gewesen? Oder hatte sie vielleicht gar nicht mehr die Kraft für Wut aufbringen können? Es folgte eine

Schilderung über nächtliche Pseudokruppanfälle, die beide Söhne zur selben Zeit hatten. Gott, wie furchtbar beängstigend musste das gewesen sein? Sie tat mir leid. Wie gut, dass in der schlimmsten Nacht ihr Mann zuhause war und der Kinderarzt schnell genug zu ihnen nach Hause kam. Was genau war eigentlich Pseudokrupp? Ich nahm mir vor, diese Bildungslücke bald zu schließen. Zwei Seiten weiter kam endlich ein Hinweis auf „Wut". Wieso war mir das eigentlich wichtig? Suchte ich nach Ähnlichkeiten zwischen uns?

Als Martin mich zum elften Mal (!) aus dem Schlaf riss, bekam ich richtige Herzbeschwerden und eine Mordswut. Ich schrie ihn an, er würde nie wieder nachts eine Flasche Saft bekommen und er solle mich um Himmels willen schlafen lassen. Ich knallte die Kinderzimmertür zu und ließ ihn schreien und weinte mich in den Schlaf.

Gleichzeitig war ich auf meinen Mann böse. Er hatte mich in all den Jahren mit diesem Schlafproblem allein gelassen. Er bestand auf seiner Nachtruhe, weil er ja Auto fahren musste und im Werk Maschinen bedienen. Sachlich gesehen, hatte er Recht. Aber dass meine Gesundheit auf dem Spiel stand, das wollte er nicht sehen.

Sie konnte also doch Türen knallen. Gut für sie! Ein paar Seiten später kamen kritische Gedanken über ihr eigenes Verhalten.

Ich frage mich heute, viele Jahre später, wieso ich nicht in der Lage gewesen war, frühzeitig klare Grenzen zu setzen und auf mich selber auch aufzupassen. Woher hatte ich nur dieses geringe Selbstwertgefühl und diese fatale Neigung, mich aus lauter Liebe zu meinen Kindern förmlich aussaugen zu lassen? Immer nur geben, geben, geben!

Wo lag die Ursache in meiner Psyche? Warum nur dachte ich, ich sei eine unfähige Mutter? Allerdings dachte meine Familie, Mutter, Schwestern, Ehemann, ja auch so über mich, wie ich Jahre später erfuhr. Sie fragten sich immerzu, wieso ich die Erziehung des Kindes nicht in den Griff bekam. Nicht einer kam mal auf die Idee, es könne am Kind liegen - und ich traute mich noch nicht, diesen Gedanken an eine seelisch-geistige Behinderung in letzter Konsequenz zuzulassen oder gar auszusprechen. Nein, nein. Die Ursache musste ja klar bei mir selbst liegen, in meinem Versagen. Der Haushalt war ungepflegt, der Ehemann unzufrieden, die Kinder entwicklungsverzögert – ergo: Die Mutter war schuld, wer sonst?

Mir kam hier der Gedanke auf, weshalb wohl automatisch immer die Mütter mit Schuld und Häme beladen wurden und nicht die Väter, wenn etwas in der Familie schief ging. Ich dachte eine Weile darüber nach und dann schämte ich mich etwas, weil mir einfiel, wie ich selbst früher bitterlich über meine unausgeglichene Mutter geklagt hatte und sie verantwortlich machte für meine Probleme in der Schule, anstatt die Ursache bei mir selber zu suchen. Oh je, echt peinlich. Ich las dann seitenlang weiter, bis ein süßes Gedicht kam, welches mir sehr gefiel:

Schritte in der Nacht

Zwei kleine Gestalten schleichen durch die
Dunkelheit der Nacht,

geheimnisvoll flüsternd wie zwei Verschwörer

Auf dem Weg zu mir
werfen sie ab
die Ängste der Kindheit
Sie lassen hinter sich
das Krokodil unterm Bett
und das Monster auf der Lampe

Husch - eins auf meinen Bauch
Husch - eins kuschelt sich in meinen Arm

Euer süßer ruhiger Atem gibt mir tiefen Frieden.
Einst kommt der Tag, da führt euer Weg nicht zu mir,
sondern hinaus in die kalte Welt
Ihr nehmt mit die Wärme aus meinem Bett
und den Frieden,
den euer Atem mir gab.
So seid ihr geschützt im Sturm des Lebens.

Und wird es wieder Nacht,
dann huschen zwei kleine Gestalten
durch die Dunkelheit der Nacht zu mir.

Husch - das Krokodil auf meinen Bauch
Husch - das Monster kuschelt sich in meinen Arm

Ich konnte förmlich das kleine Krokodil und seinen Freund, das Monster, vor mir sehen und wünschte mir, ich könnte mich genauso in mütterliche Arme kuscheln. Und dann schlief ich ein.

Mira Mertens tat der Rücken weh. Sie hatte das große Beet, auf dem die Rosen und der Rittersporn einträchtig wuchsen, von Unkraut gesäubert und dann sorgfältig geharkt. Das Kräuterbeet musste noch auf Pflege warten. Mehr würde sie heute nicht schaffen können. Leicht gebeugt ging sie langsam, Schritt für Schritt, zur Gartenbank. Mit einem kleinen Ächzen ließ sie sich darauf nieder und streckte die Beine aus. Eine ganze Weile saß sie nur da und hielt die Augen geschlossen. In der Sommerlinde, ihrem Hausbaum, schwirrten die Bienen und Wespen munter umher, sammelten emsig Nahrung.

Sie liebte diesen Moment der Ruhe nach der Arbeit. Ehrlicherweise musste sie sich eingestehen, dass die Ruhemomente in letzter Zeit die Zeitspannen der Haus- und Gartenarbeit überwogen. Aber sie war über siebzig, und da durfte man wohl etwas weniger fleißig sein, dachte sie bei sich. Neben ihr auf der Bank stand ein Korb mit allerlei Utensilien. Darin lag auch ein Brief. Sie kannte den Inhalt nur zu gut, hatte ihn seit Erhalt mit Erschrecken mehrfach gelesen. Ihr netter Vermieter war überraschend gestorben und sein Bruder hatte das Haus, in dem sie zur Miete wohnte, geerbt. Damals, als ihr Mann noch lebte, hatte der Vermieter ihnen beiden zugesichert, sie dürften auf Lebenszeit dort zu einer gleichbleibend günstigen Miete wohnen bleiben, er wäre froh, das Haus seiner Eltern in guten Pflegehänden zu wissen. Ihr Mann war Handwerker gewesen und hielt alles gut in Schuss, auch den Garten. Zusammen hatten sie sich hier ein kleines privates Paradies geschaffen. Viele Jahre lang hatten sie hier glücklich gelebt. Bis zu dem Tag, als Gevatter Tod eines Abends leise und unerwartet an die Zimmertür klopfte, ihren Mann mitnahm und sie nach dem Erwachen im Bett neben sich nur noch eine leere, menschliche Hülle vorfand. Auf der Beerdigung ihres Mannes hatte der Vermieter sein Versprechen des Wohnens auf Lebenszeit zur selben Miete im Lindenhaus für sie erneuert.

Und nun dieser Brief! Wie seltsam, dass er, der so viel jünger als sie war, nämlich erst in seinen Fünfzigern, starb, und sie nun schutzlos zurückließ. Denn dieses mündliche Versprechen war nie schriftlich fixiert worden, und der Pfarrer, der es hätte bezeugen können, war vor einigen Jahren ausgewandert. Der Erbe des Hauses, der Bruder, teilte ihr mit, dass sie eine Mieterhöhung zu zahlen hätte. „Thaddäus, was sagst du dazu?“, wandte sie sich fragend an ihren Steindrachen. Sie lauschte und meinte dann lächelnd: „Soso, er soll sich seine Mieterhöhung in die Haare schmieren? Thaddäus, so etwas sagt man doch nicht!“ Sie schmunzelte, denn sie empfand ganz genau wie ihr Gartendrache. Seit Jahren schon waren sie grundsätzlich einer Meinung, was ihr sehr angenehm war. Dieses *„Thaddäus, was-sagst-du-Spiel“* hatte sie nach dem Tod ihres Mannes angefangen und sie sah keinen Grund, damit aufzuhören. Sollten die Leute, die sie mit dem Drachen sprechen hörten, sich doch denken, was sie wollten! Sie galt bei einigen Dorfbewohnern ohnehin bestenfalls als schrullig, hatte leider auch schon andere Adjektive einstecken müssen. Aber selbst diese Leute kamen teilweise zu ihr, wenn eine innere Not oder Angst sie zu überwältigen drohte. Meistens kamen sie unter einem Vorwand, ließen sich eine Teemischung oder eine Salbe gegen ein kleines Entgelt geben, aber dann, nach einigem Zögern, suchten sie das Gespräch und wollten einfach ein wenig bei ihr sitzen und bleiben, bis es ihnen besser ginge. Sie hatte diese Wirkung auf andere, seit langer Zeit schon. Es war nicht jedes Mal notwendig, die Hände aufzulegen. Manchmal genügte allein ihre Gegenwart, und somit die Gegenwart ihrer Engel und die Seelenruhe, die von ihnen allen ausging.

Was sollte sie nur tun? Allein der Gedanke, dieses Haus zu verlassen, weil sie die Miete nicht mehr zahlen konnte, war extrem deprimierend. Bei diesem Gedanken verspürte sie tatsächlich ein leises Ziehen in der Herzgegend. Nach einer Weile stand sie unter Ächzen von der Bank auf, nahm den Korb und ging zur Hintertür. Sie hätte schwören können, dass Thaddäus ihr eben aufmunternd zugezwinkert hatte.

Ich erwachte am Freitagmorgen und fühlte mich wesentlich wohler, erinnerte mich sogar an das, was ich geträumt hatte. Im Traum war ich mit einem Krokodil in einem Eiscafé gewesen. Ein rosa-blau gestreiftes Monster erschien auf der Bildfläche und nahm mir das köstliche Eis weg, woraufhin das Krokodil sich in meiner Handtasche einkuschelte und mit zu mir nach Hause wollte. Die Tasche fühlte sich im Traum richtig schwer an. An meine Träume konnte ich mich nur selten erinnern und dieser fing auch schon an zu verblassen, als ich mir einen Möchtegern-Latte-Macchiato aufbrühte. *Echt kein Vergleich zu Frau Mertens Kaffee,* dachte ich beim Trinken. Nachdem ich mir anschließend meine Haare gewaschen und geföhnt hatte, machte ich mich an die Arbeit, denn die Reportage musste heute bis 17 Uhr in der Redaktion als Datei vorliegen. Linda würde mir höchstpersönlich aufs Dach steigen, wenn ich die Frist nicht einhalten würde. Ich arbeitete konzentriert, interviewte per Telefon noch die letzte Kandidatin, sie war so eine Art Spezialistin für Heilnahrung und Kraftsuppen, und war letztlich um 16.45 Uhr mit der Arbeit fertig. Ich sandte die Datei in die Redaktion, klappte den Deckel des Notebooks zu und merkte dann, wie hungrig ich war.

Im Kühlschrank war noch ein Rest Spaghetti, säuberlich unter Frischhaltefolie aufbewahrt. Die konnte ich noch essen. *Was war denn noch da*, überlegte ich. *Hm, Ingwer, eine etwas angegammelte Banane, oh ja, die Ananas war ja auch noch da! Irgendwo müssen doch noch frische Erdnüsse sein?* Ich liebte Nüsse im Essen. Ich schmolz etwas Butter in der Pfanne, gab mein Sammelsurium kleingeschnippelt hinzu, ergänzt durch eine Spur Knoblauch. Zuletzt gab ich die alten Spaghetti hinzu, erwärmte sie langsam und tat noch einen weiteren dicken Klacks Butter in die Pfanne. Es brutzelte und duftete wunderbar. Ich kippte alles in eine große Schüssel, goss noch etwas chinesische Frühlings-Dip-Soße darüber und machte mich dann, auf meinem Balkon sitzend, begeistert über diese „Spaghetti speciale" her. Sie trieften vor Butter, aber da ich von Natur aus ein eher schlechter Futterverwerter war, konnte ich mir diese köstlichen Fettkalorien locker leisten. Ich musste an Erika denken und lachte in mich hinein. Sie mit ihrer Dauer-Diät! Seit ich sie kannte, hatte sie mindestens zwölf Kilo zugelegt. Arme Erika. Obwohl sie mir meine üppige Nahrung neidete, waren wir gute Büro-Freundinnen geworden.

Ich zog mich mit dem Buch auf mein Bett zurück, nachdem ich das Geschirr in die Küche gebracht hatte. Wie mochte es wohl weitergehen? Ich war wirklich gespannt darauf. Die nächste Kapitelüberschrift lautete:

Die Zeit im Sonderkindergarten

Samt und sonders sonderlich?

Abgesondert!

Das verhieß nichts Gutes. Frau Mertens berichtete auch von einer ausführlichen neurologischen Diagnostik im Krankenhaus wegen einer Spina bifida occulta und des Verdachts auf eine Veränderung im Wirbelkanal, im Sinne eines „Tethered cord", denn ihr kleiner Sohn brauchte weit über das dritte Lebensjahr hinaus Windeln. Ich nahm mir vor, diese medizinischen Begriffe nachzuschlagen. Vor der Aufnahme im Sonderkindergarten der Lebenshilfe schrieb sie:

Den ganzen Sommer über hielt mich der Gedanke an den Sonderkindergarten aufrecht. Zukünftig würde Martin, der weiterhin sehr jähzornig und unberechenbar war, von morgens bis nachmittags außer Haus sein – ein stärkender Gedanke! Ich würde zum Beispiel Einkaufen gehen können, ohne dass Martin ein fremdes Kind biss oder sich von der Hand losriss oder, oder, oder! Außerdem würde ich nun ungestörte Zeit mit Markus verbringen können, der inzwischen auch eine leichte Entwicklungsverzögerung zeigte.

Mir wurde klar, wie außerordentlich anstrengend ihre Tage als junge Mutter gewesen sein mussten. Und auch für den kleinen „großen Bruder" musste es eine Art Martyrium gewesen sein. Der folgende Abschnitt machte mich sehr betroffen:

Das geregelte Leben im Kindergarten tat Martin gut, wenngleich er immer wieder seine Wutanfälle bekam, sowohl dort, als auch zuhause. Allein die Aufforderung zum Händewaschen nach dem Toilettengang konnte für mich Prügel bedeuten. Er hörte erst dann auf zu schlagen, wenn ich wiederum ihm einen Schlag versetzte – aber um Himmels willen, ich wollte mein Kind nicht schlagen! Genauso wenig wollte ich ihn anbrüllen, aber oftmals half wirklich nur ein „Antworten auf gleicher Ebene". Ich war so verzweifelt.

Mit Markus war alles anders. Markus ließ mit sich reden und fügte sich auf natürliche Art in die Familiengemeinschaft ein. Hätte ich meinen Erstgeborenen nicht gehabt, wäre ich völlig an meinem Mutter-Sein verzweifelt und hätte endgültig alle Schuld mir zugeschrieben.

Ich versuchte, mich in ihren Alltag einzufühlen, stellte mir vor, wie es sein würde, wenn ich die Mutter dieser Kinder gewesen wäre. Ich schaffte es aber nicht. Das war so grundverschieden von meinem Leben und meinem Alltag, dass es mir nicht wirklich vorstellbar war. Hatte ich überhaupt einen Kinderwunsch? Ernsthaft? Mein Berufsleben hatte Vorrang, kein Zweifel. Kinder? Ja, nein, vielleicht ... vielleicht später einmal. Aber was wäre, wenn auch ich ein solches Kind zur Welt bringen würde? Käme ich mit einer dermaßen frustrierenden Mutterschaft zurecht? Wo ich doch immer so schnell wegen jeder Kleinigkeit wütend wurde? Mir wurde unbehaglich zumute und ich schüttelte diese Gedanken ab. Ich nahm mir vor, mit rein „journalistischen Augen" weiterzulesen. Dann hatte sie einen Tagebucheintrag eingefügt:

Martin hatte heute einen sehr schlechten Tag. Den größten Teil des Tages war er reizbar und jähzornig und hatte während eines Wutanfalles (er sollte seine Straßenschuhe ausziehen) mehrere Spielzeuge kaputt gemacht und mich getreten, geschlagen, gebissen – praktisch alles auf einmal. Ich konnte mich gar nicht so schnell außer Reichweite bringen. Kurz danach lag er in weinend in meinen Armen und war tieftraurig. In einer ruhigen Minute gab ich ihm, einer Eingebung folgend, ein Paracetamol-Zäpfchen gegen Schmerzen. Das schien das Richtige gewesen zu sein, denn nach etwa einer Stunde ging es ihm besser und er hatte auch keine Schatten mehr unter den Augen. Es gab da noch etwas, was mich sehr beunruhigte. Martin riss sich hin und wieder ein Büschel Haare aus und schien dabei keinen Schmerz zu empfinden. Auch biss er sich manchmal selber in die Hand oder den Arm und fand das sehr komisch und lachte.

Ich konnte darüber nicht lachen – ich fand das sehr ungewöhnlich – besser gesagt: erschreckend!

Das mit dem Haare ausreißen und sich selber in die Hand beißen, kam mir irgendwie bekannt vor. War das nicht auch im Film „Rainman" vorgekommen? Ich las weiter und staunte über die Belastbarkeit dieser Frau.

Von den Erzieherinnen bekam ich viel Rückenstärkung. Es gelang mir zunehmend besser, Martin Grenzen zu setzen und nicht mehr Spielball seiner Launen zu sein. Mir war klar geworden, dass ich für ihn härter sein musste, fester, berechenbarer, denn das Chaos in ihm war groß. Ende Oktober erkrankten beide Kinder an einer Bronchitis mit hohem Fieber (41°!) und nicht lange nach der Genesung bekamen sie in kurzem Abstand die Windpocken. Nach insgesamt elf Wochen mit zwei kranken Kindern war ich wieder reif für die Insel!

Neue Sorgen kamen. Unser Ältester zeigte Anzeichen für eine minimale zerebrale Dysfunktion. Ein typischer Satz war: „Ich kann kaum die Treppe runter, meine Beine gehorchen mir nicht." Außerdem war die Zungenmotorik eingeschränkt und er hatte Probleme mit der Hand-Auge-Koordination. Er wurde nicht eingeschult, sondern sollte die Vorklasse einer Sprachheilschule besuchen. Die war im Nachbarort, also musste auch Markus nun täglich Bus fahren, und dabei wurde ihm immer übel! Keine Fahrt ohne Spucktüte!

Der Winter verlief eher ruhig. Außer mehrmals täglichem Einnässen und Einkoten von Martin und diversen kaputten Spielzeugen hatten wir nichts zu beklagen.

Elf Wochen am Stück mit zwei kranken Kindern! Meine Güte, das war ja fast ein Vierteljahr! Ich hatte mal ein Wochenende lang ein krankes Nachbarskind gehütet. Danach war ich fix und fertig gewesen! Wie hatte Frau Mertens das wochenlang durchgehalten? Nein, ich musste mich korrigieren, monatelang! Wie nur?

Im kommenden Frühling ging Martin total auf Konfrontationskurs und machte den Erzieherinnen im Lebenshilfekindergarten das Leben schwer. Er verweigerte morgens schon das Frühstück, weinte, wollte nicht in den Bus und widersetzte sich allem, was der Kindergarten bot. Bald darauf eskalierte die Situation auch zuhause. Er benutzte seine Ausscheidungen, um uns seine Wut und seine Not zu zeigen. Er machte neben dem Klo stehend mit Absicht die Hosen voll und pinkelte sich kurz darauf pitschnass, weigerte sich, sich umzuziehen oder sich gar waschen zu lassen. Nicht nur er stank – auch die Wohnung stank mittlerweile!

Ich wurde als Reaktion auf diesen Stress immer dicker, mein Mann immer grimmiger und Markus immer schwieriger im Verhalten.

Wen wundert es?

Also, mich wunderte es, dass sie nur dicker wurde und nicht Amok lief. Was war das denn für ein Leben? Wie sie weiter schrieb, konnte sie nicht mal mit den Kindern auf den Spielplatz gehen, sie gingen nur in den Garten nach draußen oder blieben zuhause. Das war ja Isolation pur, allein der Gedanke deprimierte mich schon.

So war es unmöglich, ins Sozialgefüge zu kommen. Wir alle, die ganze Familie, rutschten immer mehr in die Außenseiterposition und hatten auch bald gar nicht mehr den Wunsch, uns zu integrieren. Wir lebten isoliert von einem Tag zum anderen und waren froh, am Abend schlafen gehen zu können, denn nur nachts im Schlaf fanden wir „Vergessen", es sei denn, Alpträume plagten uns.

Der Tag war für mich absolut negativ besetzt, nur die Nacht, die Dunkelheit und Stille verhieß, war mein Halt. So tief kann man sinken. Durch so ein Dasein kann man jedwede Lebensfreude verlieren. Immerhin waren wir seit fünf Jahren im Dauerstress, im Ausnahmezustand.

Nein, das konnte und wollte ich mir nicht vorstellen, ich schottete mich innerlich beim Lesen ab. Ich glaubte ihr aber aufs Wort. Es war nun wieder ein Gedicht eingefügt, und ich hoffte, dass dieses sich nicht in meine Träume einschleichen würde.

Mehr als nur Schlaf

Schlaf, süßer Schlaf
warum verbirgst du dich vor mir?
Findest keinen Einlass du,
um mir zu bringen die ersehnte Ruh?

Schlaf, begehrter Schlaf
du kamst doch früher gern zu mir!
Ich legte mich nur ins Bett
und schon warst du hier.

Schlaf, vertrauter Schlaf
wir gingen zusammen auf Reisen
ins Traumland so tief
und kehrten zurück, wenn der Tag uns rief.

Schlaf, untreuer Schlaf
warum hältst du dich fern?
Bin ich dir fremd geworden,

hast du mich nicht mehr gern?

Schlaf, du feiger Gesell!!!
Vereine dich mit mir schnell!
Das Traumland ruft -
ohne dich kann ich nicht
dorthin.
Wer sonst soll mir sagen,
wer ich bin?

Schlaf, lieber Schlaf
nun führ mich doch hin!
Ich muss mich stellen
den schwarzen Gesellen.

Schlaf, unsichtbarer Schlaf
Dir kann doch nichts geschehen.
Du brauchst mich nicht einmal verstehen.
Führe mich nur hin und harre mit mir aus -
bis der Tag uns ruft.

Schlaf, süßer Schlaf
ich fühle dich kommen,
hab Dank für deine Mühe
Komm, nimm meine Hand,
führe mich ins träumende Land.

Schlaf, guter alter Freund
jetzt waren wir lange dort, wo man träumt.
Hörst du, wie der Tag uns ruft?
Jetzt wird alles wieder gut.

Jetzt brauchte ich erstmal eine Pause. Ich legte das Buch weg und machte mir den Fernseher im Wohnzimmer an. Es lief eine Wiederholung von „Stargate“ und ich ging mit SG 1 auf Reise ins Weltall. Morgen war ja auch noch ein Tag.

Mira Mertens saß bei Kerzenschein und einem Glas Rotwein in ihrem Fernsehsessel im Wohnzimmer. Es war genau diese leere Stunde zwischen Feierabend und Schlafenszeit, in der sie sich einsam fühlte und ihren Mann am meisten vermisste. Ihre Gedanken reisten dann in die Vergangenheit und sie durchlebte schöne Erinnerungen. Die schlechten, die gab es auch, sogar zahlreich. Aber wozu sich ohne Not daran erinnern wollen? Heute Abend aber wollten sich die Erinnerungen nicht so recht einstellen. Ihr kam immer wieder der Inhalt dieses vermaledeiten Briefes dazwischen. Sie dachte daran, dass Melissa, dieses junge, rotbraune, nette Geschöpf, vor einem ähnlichen Problem stand. Wie es ihr wohl ging? Sie hatte ihr einen ganz schönen Schrecken eingejagt, als sie umfiel und mit dem Kopf gegen Thaddäus schlug. Das Blut hatte sie vom Steindrachen abgewaschen, als die junge Frau im Gästezimmer schlief. Gut, dass es noch so glimpflich ausgegangen war!

Sie nippte wieder am Weinglas und beschloss, sich morgen mit ihrem Sohn zu beraten. Auf ihn war Verlass, für seine Mutter tat er alles. Er arbeitete als führender Wirtschaftsinformatiker in einer großen Firma und kam in der Welt weit herum. Leider war das auch der Grund, weshalb er bis jetzt keine Familie gegründet hatte. Nächstes Jahr würde er Dozent an einer Universität werden, denn das Reisen strengte ihn inzwischen sehr an. Damit erfüllte er sich einen langgehegten Wunsch. Ihr Junge ging langsam schon auf die Fünfzig zu. Gott, wie die Zeit vergangen war! Und wie alt sie selbst geworden war! Auf welchem Kontinent war er eigentlich gerade? Mira nahm sich vor, ihm morgen eine E-Mail zu schreiben. Das hatte er ihr beigebracht. Sie gehörte zu den wenigen alten Herrschaften im Dorf, die einigermaßen mit dem PC umgehen konnten. Worauf sie auch maßlos stolz war, oh ja!

Der Rotwein floss ihr durch die Adern und wärmte die alten Knochen. Sie brachte den Sessel in eine halb liegende Position und entspannte immer mehr. Wieder glitt sie ohne Absicht in diesen tranceähnlichen Zustand hinüber und fühlte, wie ihr Engel sich näherte. Eine ganze Weile lang spürte sie nur seine Gegenwart, mehr nicht. Und dann fühlte sie, wie ihr eine wörtliche Botschaft eingegeben wurde, es fühlte sich an wie ein kleines Paket im Kopf, das sich dann in menschliche Sprache transformierte. Geradezu wie das Entpacken einer Zip-Datei.

Als sie ihre Augen öffnete, waren diese blind vor Freudentränen. Die Botschaft hatte gelautet:

Für dich ist immer gesorgt. Vertraue!

Bis zum nächsten Morgen hatte sie vergessen, dass sie eine Nachricht an ihren Sohn schicken wollte.

Ich hatte meine üblichen Samstagmorgeneinkäufe in rekordverdächtiger Zeit erledigt. Ich musste noch unbedingt bügeln, und die Kehrwoche war auch fällig. Als mir ein gewisser Gedanke kam, grinste ich hämisch. Hatte der olle Riemann nicht wörtlich gesagt „mit Ihnen habe ich keinen Mietvertrag"? Wunderbar, dann sah ich für mich auch keine Verpflichtung mehr, das Treppenhaus zu putzen, geschweige denn, den Fußweg vor dem Haus zu fegen. Sollte Hardy das doch machen! Ich ging in die Küche, um mir noch eine Tasse Hustentee aufzubrühen. Heute war ein sonniger Tag, daher beschloss ich, das Buch auf dem Balkon weiterzulesen. Ich freute mich aufrichtig auf das baldige Wiedersehen mit der alten Dame und auch darauf, eine Seelenbildmalerin kennenzulernen. Ich war gespannt!

An der mit einem gelben Klebezettel markierten Stelle schlug ich das Buch wieder auf. Ich las über das Problem, am Ende der Kindergartenzeit eine geeignete Schule zu finden, las über Fortschritte, Rückschritte, aber auch über kurze Zeiten des Glückes, schöne Momente mit den Kindern und ihrem Mann. Das gab es also auch. In der Buchmitte waren einige Fotos abgebildet. Das Baby da musste Martin sein. Er mochte wohl ein gutes halbes Jahr alt sein auf der Fotografie, so genau konnte ich es nicht abschätzen, da ich zu wenig Erfahrung mit Kindern hatte. Das Baby hatte dunkelbraune Locken und ein sehr fröhliches und freundliches Lachen. Ein hübsches Kerlchen! So hatte ich ihn mir gar nicht vorgestellt. Der Junge trug eine weiße Hüftspreizschiene und dicke Beinschienen bis über die Zehen. Offenbar konnte er damit im Grunde nur die Kniegelenke, die Arme und den Oberkörper frei bewegen. *Och Gottchen, das arme Bengelchen,* dachte ich mitfühlend. *Das muss doch furchtbar unbequem gewesen sein.* Dann ein Foto von beiden Jungs, ein wenig älter schon, aber beide noch Kleinkinder. Der Ältere war mehr blond, ein zartes Kind mit strahlenden Augen. Sie saßen beide in einem Pappkarton und hatten offensichtlich ihren Spaß. Ein Foto vom Kinderzimmer. Meine Herren, was für ein Chaos! Nicht ein Quadratzentimeter des Fußbodens war frei von Spielzeug oder anderen Dingen. Die Schranktüren standen weit offen, teils waren Kleidung und Spielzeuge herausgezerrt. Die Tapete hing stellenweise in Fetzen von der Wand. Dennoch war es auf seine eigene Art ein gutes Kinderzimmer. Es war mit Liebe eingerichtet und kindgerecht.

Es folgten noch einige Fotos, dann ging die Erzählung weiter. Frau Mertens berichtete nun von einem geplanten Heimaufenthalt, der unumgänglich geworden war, weil es am Wohnort keine geeignete Schule gab. Sie hatte kürzlich eine Vollzeitstellung als Arztsekretärin angetreten, um dem häuslichen Stress zu entkommen. Ihr Mann sorgte jetzt für den Haushalt und die Kinder. Offenbar lief das nicht so gut, denn sie schrieb verzweifelt:

Obwohl mir die Arbeit gefiel, merkte ich bald, wie schlecht ich zurechtkam. Mein Gedächtnis war miserabel, ich war langsam. Ich musste meine ganze Kraft aufbieten, um konzentriert zu arbeiten. Auch brauchte ich eine längere Mittagspause, ehe ich mich an die Fertigstellung der Gutachten setzen konnte. Vor 16-17 Uhr war ich selten fertig, die andere Sekretärin ging oft schon um 15 Uhr.

Immer wieder schlichen sich bei den Diktaten eigene Gedanken ein und ich musste dann nachfragen. Auch passierte es, dass ich mir bekannte Fremdwörter einfach nicht mehr schreiben konnte – ich wusste die Schreibweise plötzlich nicht mehr! Mein Körper fing an zu streiken. Ich hatte Ohrgeräusche und Schwindel, meine Finger fühlten sich pelzig und steif an. Ich sah immer wieder Martins Gesichtchen vor mir und die Vergangenheit wurde lebendig. Dann kamen Rückenschmerzen dazu, auch Schultern und Ellbogen schmerzten schon am frühen Vormittag nach wenigen Diktaten. Ich wurde immer ängstlicher, denn mein Chef hatte schon bemerkt, dass mit mir etwas nicht stimmte. Hinzu kam, dass Martins Verhalten sich kontinuierlich verschlechterte, vor allem im Kindergarten.

Im aktuellen Entwicklungsbericht wurde Martin so beschrieben:

Die Berufstätigkeit der Mutter hat alte negative Verhaltensweisen wieder verstärkt hervorgerufen. Zu Anfang des Kindergartenjahres zeichnete sich Martins Wesen durch seine fröhliche Art und seine Wissbegierigkeit aus. Er war in der Gruppe integriert und konnte seine Bedürfnisse einigermaßen angemessen äußern. In den letzten Monaten haben sich Martins Verhaltensweisen jedoch drastisch verändert. Er ist starken Stimmungsschwankungen unterlegen. Ist er in einem Moment noch fröhlich, so hat er im nächsten einen Wutanfall ohne einen für den Erzieher ersichtlichen Grund. Außerdem häufen sich die Phasen, in denen er sich aus dem Gruppen-

geschehen herauszieht. Dieses geschieht entweder räumlich oder dadurch, dass M. plötzlich so abwesend ist, dass eine Ansprache nur in Verbindung mit Körperkontakt wahrgenommen wird. Sein Verhalten ist inzwischen fast ausschließlich bedürfnisorientiert, er verweigert sich Anforderungen, neigt zu aggressiven Ausbrüchen und ist in die Position des Außenseiters gerutscht. Über Gefühle und Themen, die ihn emotional berühren, spricht er kaum noch oder beschränkt sich auf Fakten. Er nässt und kotet ein und spielt, ohne darauf zu achten, weiter.

Wir empfehlen die Unterbringung in einem passenden Kinderheim.

Wie es aussah, war alles schlimmer geworden, statt besser. Arme Familie Mertens! Doch das war noch nicht alles, es kam noch schlimmer. Frau Mertens wurde ein Fall für die Psychiatrie! Sie verkraftete nicht länger diese Doppelbelastung, konnte ihre Arbeit nicht mehr ordentlich verrichten und erlitt nach einigen Monaten Berufstätigkeit einen Nervenzusammenbruch, der sie in die Klinik brachte. Vorausgegangen war ein Traum, den ich sehr aufschlussreich fand:

Ich träumte von zwei Bauarbeitern mit Presslufthammer, die oben auf einer Brücke standen, die die Form des Buchstaben „M" hatte (der erste Buchstabe meines Vornamens). Sie waren dabei, diese Brücke zu zerstören, zu durchbohren. Einer der Arbeiter warnte seinen Kollegen, er solle doch vorsichtiger sein – doch zu spät:

Ein Brückenbogen zerbrach, der Arbeiter stürzte tief in den Abgrund und blieb tot in einer großen Blutlache liegen.

Im Traum war auch meine Familie anwesend: Mutter, Schwestern, mein Mann und einige Fremde. Sie hielten sich mit mir in einer Art Aussichtsturm auf. Ich zeigte aufgeregt nach draußen:

„Seht, was mit mir dort passiert!"

Doch sie hörten und sahen mich nicht. Ich war für sie unsichtbar. Sie sahen auch nicht nach draußen, wo das Unheil seinen Lauf nahm. Ich blickte auf das tiefrote Blut und erwachte dann verängstigt.

Der Klinikaufenthalt dauerte dann nur drei Wochen, weil sie selber auf Entlassung drängte. Anfangs hatte sie Nacht für Nacht vierzehn Stunden am Stück geschlafen, so tief, so abgrundtief war ihre Erschöpfung. Nach der Entlassung aus der Klinik wurde sie weiterhin krankgeschrieben, was dann bald die Entlassung aus der Landesversicherungsanstalt, für die sie tätig war, zur Folge hatte. Sie war noch in der sechsmonatigen Probezeit gewesen, deswegen konnte sie gegen die Entlassung nichts ausrichten. Leider machte ihr Mann ihr damals Vorwürfe und sagte, sie würde die Existenz der Familie gefährden mit all ihrer Schwäche. Also wirklich! Blödmann! Blödmann hoch drei! Ich geriet in Rage und hätte ihm sehr gerne die Meinung gegeigt. Wenigstens fand er nach wenigen Wochen Arbeit für sich. Frau Mertens hatte dann noch monatelang mit schweren Depressionen zu kämpfen, auch mit einer schweren Bronchitis, die sie sich in der Klinik noch zugezogen hatte. Diese war so heftig, dass sie sogar Wasser in der Lunge hatte, was auch immer das bedeuten mochte. Auf die Kinder hatte das alles natürlich auch Auswirkungen und sie machte sich deswegen im Stillen Vorwürfe:

Martin hatte durch meine Berufstätigkeit und Krankheit fast alles verloren, was er im zweiten Kindergartenjahr errungen hatte an Entwicklung und Verhaltensbesserung. Er war so gestört wie eh und je. Und Markus? Markus war so wie immer. Er hatte alle Ängste und seinen Kummer in seinem kleinen Herzchen vergraben und benahm sich „normal". Ich bemerkte nicht, was er an Belastung trug, ich war noch zu sehr mit mir selber beschäftigt.

Armer lieber kleiner Markus !

Die Zeit im Sonderkindergarten, die trotz aller Probleme der Familie, vor allem Martin auch Halt und Geborgenheit vermittelt hatte, ging langsam zu Ende. Angst vor der Zukunft machte sich breit:

Martin weinte leise, als er hörte, dass er in eine „Schule mit Bett" kommen würde. Er hatte seine Hoffnung auf die Sprachheilschule gesetzt.

Er sagte: „Es war nur ein schöner Traum."

Es brach mir das Herz.

Fortan wurde unser Alltag wieder zum Albtraum. Martin machte viel Spielzeug kaputt, machte Tag und Nacht unter sich, so dass ich ihn wieder wickeln musste. Nicht nur Martin stank, die ganze Wohnung stank wieder! Den ganzen Sommer über machte er „Terror", auch die liebe geduldige Busbegleiterin war am Ende ihrer Nerven, den Erzieherinnen erging es nicht besser. Zum anderen hatten die Behörden uns nun im Griff.

Vorschriften! Ämter! Psychiater! Gutachten! Anträge! Sozialarbeiter!

Der 25. Juni war sein letzter Kindergartentag. Für uns kein Tag der Freude. Alle seine Kameraden hatten einen Ort, den sie von nun an besuchen würden. Nur Martin nicht.

Was würde die Zukunft bringen?

Ja, was brachte die Zukunft? Gebannt las ich weiter. Nach einer monatelangen Suche seitens des zuständigen Sozialarbeiters bekam der Junge letztlich einen Platz in einer Außenwohngruppe einer Stiftung für behinderte Kinder und Jugendliche. Doch es stellte sich heraus, dass die dazugehörige Schule doch mehr auf schwer erziehbare Kinder ohne Behinderung ausgerichtet war, und in der Wohngruppe war er mit Abstand der Jüngste. Es lief wohl nicht wirklich gut für ihn dort. Frau Mertens gab ihren ambivalenten Gefühlen Ausdruck mit folgenden Worten:

Martin ziehen zu lassen, war gleichermaßen schmerzlich wie erleichternd für uns. Wie still es plötzlich war und wie sehr ich diese Ruhe genoss – und gleichzeitig schämte ich mich sehr für meine Erleichterung. Da fühlte ich sehr ambivalent. Für Markus war es hart. Erst zog die Oma weit weg zu ihrem Lebensgefährten, dann ging der kleine Bruder und Spielkamerad weg. Aber auch er entspannte sich zunehmend mit der Zeit, hatte mehr Appetit, lachte mehr und genoss die ungeteilte Aufmerksamkeit und Zuwendung seiner Eltern. Es war so schön, im öffentlichen Leben ganz unauffällig sein zu können. Kein Geschrei, kein Aufpassen-müssen, keine Konflikte, sich konzentrieren können auf das, was man selber sehen und erleben wollte. Kein Türenknallen, keine Kindertränen, kein Wutgebrüll, keine Scherben. Die eigenen Gedanken hören können!

Mir wurde klar, dass wir es regelrecht verlernt hatten, selber im Mittelpunkt unseres eigenen Lebens zu sein. Nicht Martin dominierte länger den Tag, sondern unsere eigenen Wünsche, Möglichkeiten und Bedürfnisse. Verblüffende Erkenntnisse! Ja, ich sage es ehrlich: Es war eine Wohltat.

Bei aller anfänglichen Erleichterung beschrieb sie aber auch Tage, an denen sie „litt wie ein Tier in der Falle" und sich vor Schmerzen krümmte und innerlich schrie „Gebt mir mein Kind zurück, ich will es nicht verlassen!", so sehr sehnte sie sich nach dem Jungen.

Dieser hatte auch massive Probleme mit der Umstellung:

In den Osterferien zeigte Martin dann, wie er sich fühlte, wie er uns gegenüber fühlte!

Er riss Tapeten von den Wänden, zerfetzte seine Bettwäsche, zerstörte Spielzeuge und machte uns das Leben zur Hölle. Die Wohnung stank wieder nach Urin und Kot und wir waren erleichtert und froh, als die drei Wochen vorbei waren und wir ihn wieder im Heim abgeben durften.

Nein, die Trennung fiel uns diesmal nicht schwer, definitiv nicht! Wie beschämend!!! Oder doch nicht?

Ich konnte das kaum lesen, es ging mir sehr nahe. Doch ich wollte nun auch wissen, was noch alles geschehen würde – das Buch war sehr dick! Also las ich gespannt weiter. Nach einiger Zeit gewann die Familie an Kraft, zog in eine andere Stadt, in eine große Wohnung mit Terrasse. Jedes Kind hatte dort sein eigenes Zimmer, was Martin an den Besuchswochenenden begeistert bewohnte. Und als ein Jahr vergangen war, fasste die Familie den Entschluss, den Jungen wieder nach Hause zu nehmen und neu zu beschulen. Denn es hatte einige Vorkommnisse in der Wohngruppe und der dazugehörenden Schule gegeben, die das Vertrauen der Eltern zerstörten.

In der neuen Stadt erfolgte schließlich eine Beschulung in der hiesigen Lernbehindertenschule, die nach kleineren Anlaufschwierigkeiten sogar guten Erfolg zeigte! Ich fühlte beim Lesen eine richtige Erleichterung, so sehr war ich inzwischen gefühlsmäßig involviert. Meine „Journalistenbrille" hatte ich viele Seiten vorher schon abgesetzt, ich konnte die Geschichte nicht ohne mein ganzes Herz lesen. Eine Stelle gefiel mir besonders gut und heiterte mich auf:

Nach Abschluss der Überprüfung kam ein Sonderschullehrer zu uns und begann das Elterngespräch mit den Worten: „Mir hat eine Überprüfung noch nie so viel Spaß gemacht!" Spaß? In unseren Augen standen große Fragezeichen.

„Mir ist in meiner Tätigkeit als Prüfer noch nie ein Kind begegnet, das dermaßen vor Intelligenz und Lebendigkeit gesprüht und die Aufgaben in so kurzer Zeit erledigt hat!"

Intelligenz?

Er zeigte uns die Testbögen, die fast fehlerfrei ausgefüllt waren. Er präsentierte sie voller Stolz und Freude, so als wäre Martin sein eigener Junge. Ich mochte diesen Mann!!!

Die Auswertung hatte ergeben, dass Martin überdurchschnittlich intelligent war!

Überdurchschnittlich.

Intelligent.

Wir wussten nicht, sollten wir jetzt lachen oder weinen?

Dieses Hü und Hott ! Warum konnte unser Junge dann nicht auf eine richtige Schule gehen? Martin hatte einen Lernbehinderten-IQ von 127. Das entsprach einem Grundschüler-IQ von 115. Der Sonderschullehrer brannte darauf, uns eine Anekdote aus der Überprüfung zum Besten zu geben. In einem Bildertest (Omnibus, Windrad, Pistole und Zahnrad) wurde die Frage gestellt:

„Welches davon ist ein Beförderungsmittel?"

Martins Antwort war: „Pistole"! (das war natürlich „falsch", wenn man die Welt auf die übliche Art sah)

„Wieso denn das, erklär mir das einmal!"

Martin: „Na, die Pistole befördert einen Menschen vom Leben zum Tode!"

Wir mussten alle herzlich lachen.

Und ich lachte auch befreit auf. Den kleinen Burschen hätte ich gern kennengelernt! Und auch seinen großen Bruder, der so viel an elterlicher Zuwendung entbehren musste, weil der behinderte Bruder alle Kraft absorbierte. Frau Mertens berichtete dann vom neuen Schulalltag und wie sehr sie die Lehrerin seiner Klasse zu schätzen wusste, denn diese zwang Martin nicht zur Teilnahme an neuen Inhalten oder Tätigkeiten, sie ließ ihn zuschauen und langsam näherkommen. So konnte er sein Tempo selber bestimmen, und es dauerte nur wenige Monate, dann war er voll in die Klasse integriert und lernte, so gut er konnte. Er gehörte sogar zu den besten Schülern dieser Lernbehindertenklasse. Anfangs wurde er mit einem Schülertaxi gebracht und geholt, später dann konnte er allein mit dem Bus fahren. Ein

Stück Normalität! Es war eine recht gute Zeit für die Familie. Dann aber kündigte sich eine Veränderung seitens der Schule an. Nach zwei Schuljahren gab es einen Lehrerwechsel. Für Martin die Katastrophe schlechthin. Der Neue machte ihm ungewollt Angst, weil er mehr auf Leistung und Gehorsam setzte und einen gegensätzlichen Unterrichtsstil zur gewohnten Lehrerin hatte. In den Monaten von Schuljahrsbeginn bis zum Dezember baute sich in Martin eine große innere Spannung auf, schrieb Frau Mertens. Das gipfelte darin, dass er eines Tages in eine Psychose rutschte!

Atemlos vor Anspannung las ich weiter. Die Psychose äußerte sich darin, dass er auf dem Weg zur Schule „große Spinnen sah, die ihn bedrohten". In Wahrheit sah er große Kastanienblätter. Die Bushaltestelle lag neben einem kleinen Park mit vielen Bäumen. Gutes Zureden half natürlich nicht. Der Lehrer und der Schulleiter zeigten kein Verständnis für die Ängste des Kindes. Es blieb den Eltern nichts anderes übrig, als den Jungen vom Hausarzt krankschreiben zu lassen. Gegen das ärztliche Attest kam die Schule nicht an. Eigentlich sollte Martin nach den Weihnachtsferien wieder zur Schule gehen. Aber am Abend vorher erlitt er einen Nervenzusammenbruch.

Er schrie all seine Angst und Not aus sich heraus und klammerte sich an mich und bat mich inständig, ihn nie wieder in diese Schule zu schicken. „Alles" würde ihn dort ängstigen und es sei so entsetzlich laut.

Ich war erschüttert und gab ihm mein Versprechen. Er fiel mir um den Hals und sprach: „Mama, du bist mein Engel auf Erden!"

Ich weinte leise und bat Gott um einen Engel für mich selbst, damit ich dem Kinde gerecht werden konnte!

An dieser Textstelle brach ich gemeinsam mit Frau Mertens in Tränen aus. Gott, ging mir das nahe! *„Martin, mein kleiner unbekannter Freund",* dachte ich, *„deine Mama ist mir auch ein Engel in der Not gewesen."* Ich schniefte eine Weile und ließ meinen Gefühlen freien Lauf. Das Buch legte ich zur Seite und ging in die Küche. Irgendwas Schönes brauchte ich jetzt. Ich stöberte in den Hängeschränken und fand nichts, was mich wieder etwas aufbauen würde. Bis ich das Kakaopulver entdeckte. Okay, dann würde ich mir jetzt also einen Kakao mit Milch und Zucker kochen. Während ich im Topf rührte, klingelte es an der Tür. Ich machte auf und vor mir stand ein Postbote mit einem Einschreiben, dessen Empfang ich schriftlich bestätigen musste. Es war von Hardy. Dann fiel mir mein Kakao ein, den ich im letzten Moment vor dem Anbrennen und Überkochen retten konnte.

Nicht zu fassen, Hardy – nein, ich korrigierte mich: „Meinhardt, der Verräter" verlangte von mir, ich solle seine persönlichen Sachen einsammeln und über den Teich schicken.

Ich denke ja gar nicht daran, du Schurke, grollte ich. *In die Mülltonne damit wäre mir lieber.* Das Einschreiben warf ich in den Abfall. Sollte er doch sehen, wie er an seine Sachen kam. *Wird langsam Zeit, dass ich mich um eine neue Bleibe kümmere,* dachte ich. Ich runzelte meine Stirn. Hm, es wurde tatsächlich langsam Zeit! Darüber hatte ich noch nicht ernsthaft nachgedacht. Auf den Schreck mit dem Einschreiben hin, beschloss ich, mir etwas besonders Gutes zu tun, kippte einen Schuss Rum in meinen Kakao, setzte noch eine Haube aus Sprühsahne darauf und bestreute diese mit bunten Zuckerstreuseln. Mit dem kulinarischen Schätzchen ging ich wieder auf den Balkon. Als ich die letzte Stelle wiedergefunden hatte, las ich, dass Martins Zustand einen Besuch bei einem Kinder- und Jugendpsychiater nötig machte. Damals gab es nur sehr wenige Ärzte dieser Fachrichtung. Die Anreise war weit. Es war ein Wendepunkt, danach hatte die Familie endlich Klarheit über die Art der Behinderung. Frau Mertens schrieb:

Die wichtigste Erkenntnis erbrachte der Persönlichkeitstest. Martin hatte eine autistische Grundstruktur! Er war ein sogenannter Asperger-Autist. Ich war plötzlich hellwach und erfreut – endlich bekam ich eine ärztliche Bestätigung dessen, was ich schon lange im Stillen gewusst hatte. Mehrmals hatte ich diesen Gedanken schon vorgebracht in Gesprächen mit Fachleuten, die mit Martin zu tun hatten, aber immer wurde ich nur belächelt. Jetzt hatte das ein Ende. Jetzt hatten wir es „Schwarz auf Weiß".

Wir sprachen über Martins Verhaltensweisen im Baby- und Kleinkindalter, die autistisch anmuteten. Zum Beispiel das Spielunvermögen: nur Sortieren, bzw. Umherwerfen, die Panikanfälle in der Öffentlichkeit, das Unvermögen, sich auf veränderte Situationen einzustellen. Kleine Ablaufänderungen alltäglicher Handlungen hatten Wutanfälle zur Folge. Die Sprachstörungen wie Echolalie, und das Verschwinden bereits erlernter Sprache, die Egozentrik und das zeitweise völlige Desinteresse an anderen Menschen, die Unfähigkeit

Mimik zu lesen, der manchmal völlig leere Blick und die extreme Zurückgezogenheit, die uns Eltern so oft geängstigt hatte. Das häufige nicht unterscheiden können zwischen Familie und Fremden, diese Distanzlosigkeit. Später dann, im Schulalter, das übertriebene auf sich Beziehen von Aktivitäten anderer Menschen, das Gefühl belauscht oder beobachtet zu werden, auch das sich Beschränken auf nur wenige Nahrungsmittel.

All das war typisch für autistische Menschen.

Also hatte ich mit meinem „Rainman"-Gedanken gar nicht so falsch gelegen. Ein Autist! Das also war definitiv die Erklärung für sein Verhalten. In Teilbereichen wie z.B. „abstraktes Denken" lag sein IQ sogar über 130, erwähnte Frau Mertens. Dennoch lautete die Empfehlung des Psychiaters, ihn von der Lernbehindertenschule zu nehmen und eine beschützende Umgebung für ihn zu suchen. Das Lernen sei trotz seiner Intelligenz zweitrangig für ihn, viel wichtiger wäre die Stressfreiheit.

Ich nahm einen großen Schluck Kakao und leckte mir die Sahne von der Oberlippe. Der Rum tat gut. Als ich weiter las, traute ich meinen Augen nicht. Die Familie Mertens bekam doch tatsächlich echte Probleme mit der Schulleitung der Lernbehindertenschule, und sogar mit dem Schulrat! Diese wollten das fachärztliche Attest nicht anerkennen. Monatelang kämpfte die Familie um die Aufnahme in der Tagesbildungsstätte der „Lebenshilfe" am Ort. In dieser Zeit musste der Junge weiterhin mit ärztlichem Attest vom Hausarzt von der staatlichen Schule befreit werden, ansonsten hätten die der Familie glatt die Polizei ins Haus geschickt wegen Schulschwänzerei. Ich war fassungslos.

Erst im März des folgenden Jahres lenkte die Schulbehörde ein und der Junge konnte dann in der „Lebenshilfe" beschult und therapiert werden. Dort war er wirklich am richtigen Ort, wie es sich bald zeigte. Er schaffte es sogar, seine Nahrungspalette zu erweitern, fasste mehr Vertrauen in die Welt und konnte wieder lachen. Alle entspannten sich, das Leben wurde leichter. Sogar ein Hund wurde angeschafft.

Im Sommer geschah etwas Erschreckendes. In einer Gewitternacht schlug mit gewaltigem Getöse ein Blitz in die Eiche neben dem Haus ein! Sie kippte um und beschädigte das Dach und zersplitterte das Fenster von Martins Zimmer. Er lag dennoch tief schlafend in all den Glassplittern und bekam vom Geschehen erst etwas mit, als die Eltern ihn weckten und vorsichtig aus dem Bett hoben. Sie hatten nackte Füße, doch traten sie nicht in die Scherben, wie durch ein Wunder. Niemandem war ein Leid geschehen, aber dennoch, irgendetwas stimmte nicht! Frau Mertens schrieb:

In dieser Nacht war noch etwas passiert.

Etwas, was sich schwer beschreiben lässt und auch unglaubwürdig klingen mag. Ich hatte kurz das Empfinden gehabt, dass dieses Ereignis etwas ankündigte. Mir war für einen Moment, als ob das Raum-Zeit-Kontinuum sich verschoben hätte. Ein kurzes „Ruckeln", so als wären wir jetzt in eine andere Bahn geraten, eine andere „Frequenz". Ich kann es nicht besser beschreiben. Es war wie ein seitliches Verlassen des Körpers, für den Bruchteil einer Sekunde. Und dann war da ein Wissen, ein unbestimmtes Ahnen und Fühlen.

Was hatte das zu bedeuten? Ich fand das unheimlich. Mein Kakao war inzwischen fast kalt geworden, weil ich so konzentriert gelesen hatte. Ich trank den Rest aus, stellte den Becher auf den Boden des Balkons und versuchte, dieses Empfinden, dieses „Ruckeln" nachzufühlen. Es gelang mir nicht. Ich erinnerte mich daran, dass Frau Mertens nach Martins Geburt eine Art Geist-Erscheinung gehabt hatte. Konnte es sein, dass das ihre Art war, auf ungewöhnlichen Stress zu reagieren? Oder war es doch auf gewisse Weise echt? Das würde allerdings auch bedeuten, dass sie tatsächlich mit Elfen kommunizierte. Das hieße dann ja auch, dass Elfen wirklich existierten! Ich nahm mir vor, Frau Mertens morgen darauf anzusprechen.

Dann vertiefte ich mich wieder in diese Geschichte, die wirklich eine Schatten und Licht-Geschichte war. Monate vergingen. Das einzige Ungewöhnliche in der folgenden Zeit war, dass der Junge innerhalb eines Jahres 14 kg zugenommen hatte. Sein Bauchumfang betrug nun einen Meter und er war erst knapp 14 Jahre alt! Die Eltern versuchten vergeblich, sein Essverhalten zu steuern und ihn zu sportlicher Betätigung anzuregen. Martin plünderte sogar nachts den Kühlschrank. Weil er so schwer geworden war, brachen die Metallschienen an seinen Spezialschuhen wenn er lief, anstatt zu gehen. Die Klumpfußproblematik hatte sich seltsamerweise im vergangenen Jahr verstärkt. Auch der minimale, unwillkürliche Stuhlabgang.

Ich war fassungslos. Wie viel Unglück kann ein Kind ertragen? Das Buch war hier noch lange nicht zu Ende. Ich schloss es tief bewegt, der Rest blieb vorerst ungelesen. Mir war kalt geworden, ich war hungrig. Gerne hätte ich jetzt meine eigenen, speziellen „Trostnudeln“ gegessen, aber ich schob mir nur eine Tiefkühlpizza in den Ofen. Nach dem Mittagessen ging ich ins Bett für ein Nickerchen und fiel in einen traumlosen Schlaf. Den Abend verbrachte ich allein vorm Fernseher, und aß nebenbei zwei Schachteln Nougat leer. Was war nur mit mir los?

4

Die Geister der Vergangenheit

Am Sonntagmorgen wachte ich in gedämpfter Stimmung auf. Ich würde heute Frau Mertens gegenüberstehen. Aber was sollte ich ihr dann sagen? Ein „Danke fürs Lesen dürfen" wäre nicht genug. Wie fühlte sie sich nach so vielen Jahren mit diesem Schicksal? Durfte ich sie auf den Inhalt des Buches überhaupt intensiv ansprechen? Wir waren gegen 15 Uhr verabredet. Ich kaufte am Bahnhof einen großen Blumenstrauß für Frau Mertens, denn ich hatte ihr viel zu verdanken und wollte ihr eine Freude machen. Als ich schließlich Max vor der Tür des kleinen Landhauses parkte, wusste ich immer noch nicht recht, was ich sagen sollte. Ich öffnete das Gartentor und erfreute mich beim Durchgehen am Rosenduft. Auf mein Klingeln hin öffnete eine fremde Frau die Tür. Ich war mir aber sicher, vor dem richtigen Haus zu stehen.

„Hallo, Sie sind bestimmt die Melissa Fink", sagte die Fremde, mehr als Feststellung denn als Frage. „Mira hat mich gebeten, Ihnen zu öffnen. Sie ist noch mit der Kundin beschäftigt. Kommen Sie herein!" Mit einer einladenden Handbewegung trat sie in die Diele zurück und ich folgte ihr höflich dankend. Sie führte mich ins Wohnzimmer, bat mich, am gedeckten Kaffeetisch Platz zu nehmen und verschwand in einen kleinen Raum neben der Küche. Sie kam mit einer großen Blumenvase zurück, die bereits mit Wasser gefüllt war. Ich dankte ihr dafür und öffnete unten das Papier, krempelte es etwas hoch und stellte die Blumen hinein.

„Mein Name ist Klara, ich bin eine Freundin von Mira und heute gekommen, weil ich ein Seelenbild malen werde für die Kundin, der Mira gerade die Tarotkarten legt“, erklärte die Fremde. „Wenn es Sie nicht stört, werde ich weiterarbeiten, bis Mira kommt. Sie ist noch im Gästezimmer“, fügte Klara erklärend hinzu.

Ich nickte und nahm wieder am Tisch Platz, der hübsch mit drei Kaffeegedecken bestückt war. „Darf ich Ihnen vielleicht über die Schulter schauen? Ich habe noch nie ein Seelenbild gesehen, was ist das denn?“

„Sie wissen, dass Sie hier in einem, sagen wir, speziellen Haus sind?“ Klara grinste mich an. „Wird auch gern mal Hexenhaus genannt.“

Ich nickte.

„Okay, dann erkläre ich es Ihnen. Es ist eigentlich simpel. Ich stimme mich medial auf das Energiefeld des Kunden ein und sehe dann in mir Farben, Formen, manchmal auch Pflanzen oder Tiere. Das hat für die betreffende Seele, sagen wir mal, Symbolcharakter. Es ist eine Information enthalten, die subtil auf die Psyche einwirkt. Der Besitzer dieses Bildes fühlt sich wohler und gestärkt, wenn er es betrachtet, es ist absolut auf diese eine, einzigartige Seele abgestimmt. Selbst der Wohnraum dieses Menschen profitiert von der Ausstrahlung des Bildes und wirkt wiederum günstig auf den Menschen ein. Was ganz genau da am Werk ist, weiß ich selber nicht. Ich bin zu dieser Art von Malerei gekommen wie die sprichwörtliche Jungfrau zum Kinde.

Es war mehr Zufall, dass ich dieses Talent entdeckt habe. Zuerst fertige ich eine Skizze der Vision an, nachdem ich den Auftraggeber kennengelernt habe. In meinem Atelier übertrage ich dann das alles mit Ölfarben auf eine Leinwand."

Bevor ich etwas antworten konnte, hörte ich, wie die Tür vom Gästezimmer geöffnet wurde. Die Beratung war wohl beendet. Die auffallend gut und teuer gekleidete Kundin kam mit Frau Mertens zusammen ins Wohnzimmer, würdigte mich keines Blickes, sondern ging gleich zur Malerin, gab ihr nach einem kurzen Wortwechsel ihre Visitenkarte und Geld und wurde dann zur Tür hinausbegleitet. Jetzt erst konnte ich Frau Mertens richtig begrüßen. Wir umarmten uns herzlich, als wären wir beste Freundinnen.

„Sagen Sie bitte Mira zu mir! Das ist doch viel angenehmer und nicht so steif. Klara, sei ein gutes Kind und hole die Torte aus dem Kühlschrank."

Mira zwinkerte mir verschwörerisch zu. „Ich bin die Einzige, die zu ihr Kind sagen darf", flüsterte sie.

Die Torte entpuppte sich als ein wahres Prachtstück. Eine dreistöckige, zweifarbige Buttercremetorte prangte auf dem Tisch. Klara holte auch noch den duftenden Kaffee herein und dann saßen wir einträchtig beisammen, schmausten und plauderten. Die Vanille- und Schokocreme war überaus gut gelungen. Nicht zu süß, aber süß genug! Nicht zu fettig, aber gehaltvoll genug! Das aufwändige Muster auf der Torte war mit einem Spritzbeutel gemacht. Und mit Hingabe. Und eindeutig ohne Angst vor Kalorien! Nach unserem Kaffeekränzchen nahm Klara ihre Skizze und verabschiedete sich von uns. Leider konnte ich darauf keinen Blick mehr werfen.

Mira und ich räumten einträchtig das Geschirr in die Küche. Der Rest der Torte kam in den Kühlschrank. Wir nahmen uns jede einen Becher Kaffee mit in den Garten hinaus. Diesmal kam ich ohne Zwischenfälle bei der Gartenbank an und betrachtete dort zuerst Thaddäus. „Guck mal, du Drache, meine Beule!“ Spaßeshalber neigte ich sogar meinen Kopf zu ihm hin, damit er das Malheur deutlich sehen konnte. Mira und ich lachten uns an. Ich nahm meinen Mut zusammen und sagte: „Mira, ich habe das Buch zum größten Teil gelesen. Ich möchte Ihnen aufrichtig danken, dass ich es lesen darf. Es ist das Erschütterndste, was ich je über eine Familie gelesen habe.“ Mehr konnte ich nicht sagen, aber ich griff nach ihrer Hand und drückte sie kurz, um meinem Mitgefühl wortlos Ausdruck zu verleihen.

Sie lächelte mich wissend an und erwiderte den Händedruck. „Melissa, wissen Sie, es ist schon so lange her, so viele, viele Jahre. Dennoch sind die Ereignisse immer noch in mir lebendig. Aber sie haben nicht mehr die Macht, mich zu überwältigen. Wir leben einträchtig miteinander, die Erinnerungen und ich. Es musste so sein damals. Es musste sein.“ Sie schaute nun sehr ernst und schlug dann die Augen nieder, so, als hätte sie zu viel von sich preisgegeben. „Aber lassen Sie uns heute nicht davon reden. Ich will lieber den Garten in dieser frühen Abendstunde mit Ihnen gemeinsam genießen. Sie sehen viel besser aus, meine Liebe. Sie scheinen sich erholt zu haben?“

Das konnte ich nur bestätigen.

„In der nächsten Ausgabe von „FRiZ“ wird das Interview erscheinen. Die Reportage heißt: „Die weisen Frauen der Zeitenwende“. Sie erhalten natürlich ein kostenloses Belegexemplar.“

Mit einem Mal ging mit Mira eine Veränderung vor sich. Mir kribbelte es auf der Haut. Sie sah plötzlich jünger aus und hatte strahlende Augen wie ein junges Mädchen, das mit unendlicher Vorfreude zum ersten Sommerball geht.

Sie legte mir ihre Hand auf den Arm und sagte leise: „Melissa, er ist hier! Hier bei uns.“

„Wer?“ Ich schaute verständnislos drein.

„Mein Engel!“

Vor vier Tagen noch wäre mir in diesem Moment eine respektlose Anmerkung durch den Kopf gegangen, aber inzwischen kannte ich die alte Frau zu gut. Ich wusste nicht, wen oder was sie sah, aber dass sie „sah“, das merkte ich deutlich.

Mira lauschte nach innen und begann leise zu sprechen:

„Mein Engel hat jemanden mitgebracht. Dieses Geistwesen zeigt sich als ein kleines Kind, ein Knabe von etwa drei Jahren. Er hält einen zerbrochenen Becher oder Kelch in der Hand, aus dem eine kleine Schlange kriecht. Wie ungewöhnlich! Er hat lockiges Haar, das so wie Ihres ist. Ein schönes Kind, mit einem ganz warmherzigen Lachen. Der Junge verzieht jetzt schmerzlich das Gesichtchen und drückt seine Hände auf die Herzgegend. Mein Engel sagt, er wäre Ihr Schutzgeist, sie hätten nicht nur Ihren Schutzengel von Geburt an, diese Seele würde sie zusätzlich mit großer

Liebe begleiten. Er würde Ihnen auch helfen, wenn Sie auf der Brücke stehen. Der Junge versucht jetzt, mir seinen Namen zu nennen, ich kann es nicht genau empfangen, es klingt so ähnlich wie Benny. Ja, Ben oder Benny. Mein Engel gibt jetzt Energie hinzu, damit ich die Kraft der Konzentration nicht verliere. Er sagt, das alles sei wichtig für Sie! Nun ändert sich das Bild. Der Junge kniet jetzt spielend auf einer Sommerwiese. Weiße Wolken ziehen am Himmel über ihn hinweg. Er hält etwas im Arm. Es ist ein weißer Hase. Oh, jetzt runzelt er die Stirn, das stimmt wohl so nicht. Er sagt lächelnd: Das müsstest du doch besser wissen! Ich sehe nun einen Gartenzwerg. Oh, jetzt verstehe ich! Es ist ein Zwerg-Kaninchen. Der Knabe hält also ein weißes Zwergkaninchen im Arm. Jetzt schwebt eine kleine, weiße Wolke vom Himmel herab und hüllt die beiden ein. Sie nimmt sie hinweg und sie entfernen sich."

Mira atmete tief ein und dann geräuschvoll aus. Sie lehnte sich zurück, schloss die Augen und schwieg einige Minuten lang. Ich hatte immer noch Gänsehaut.

„Alles in Ordnung?", fragte ich.

„Oh ja, danke, es geht gleich wieder. Das war eine kraftvolle Vision. Die habe ich selten. Es war eine ganz hohe, feine Schwingung, das war schön für mich. Haben Sie sich alles merken können? Die Botschaft war direkt an Sie gerichtet! Das ist ein großes Geschenk aus dem Himmel."

Sie bat mich aufgeregt, alles niederzuschreiben, jedes Wort, jede Einzelheit. Wir gingen dafür ins Haus zurück.

„Mira, ich muss Ihnen leider sagen, ich kann nichts damit anfangen, ich verstehe diese Botschaft nicht.

Warum habe ich einen Dreikäsehoch als Schutzgeist? Und wieso sollte ich auf einer Brücke stehen?“

Sie schaute mich seltsam an. „Am besten fahren Sie jetzt nach Hause und schlafen mal drüber. Vielleicht träumen Sie davon, Melissa, und erlangen so mehr Klarheit. Die Vision war machtvoll. Sie ist wichtig für Sie. Mehr kann ich dazu nicht sagen.“

Bevor ich Mira zum Abschied umarmte, steckte ich gewissenhaft meine Notizen in die Handtasche. Vielleicht war es ja doch etwas Wichtiges. Die alte Dame drückte mir zuletzt noch ein Kuchenpaket in die Hand, was ich nur allzu gern mitnahm.

Ich startete den Motor und fuhr nach Hause. Nach ungefähr zehn Kilometern Landstraße machte ich eine Vollbremsung, mitten auf der Straße. Mir fiel es wie Schuppen von den Augen.

Wölkchen! Ich hatte als kleines Mädchen ein weißes Zwergkaninchen namens Wölkchen gehabt. Dass mir das nicht gleich eingefallen war!

Hinter mir ging ein Autofahrer in die Eisen und konnte meinem stehenden Wagen gerade noch ausweichen. Er fuhr langsam und wütend gestikulierend an mir vorbei und gab dann wieder Gas. Das konnte ich ihm nun wirklich nicht übel nehmen. Was war nur in mich gefahren? So ein Leichtsinn!

Fast wäre ich umgedreht und zu Mira zurückgefahren, aber ich war schon fast zuhause. Mit klopfendem Herzen fuhr ich weiter. Erinnerungen fielen wie Sternschnuppen in mein Bewusstsein. Mit dem Unterschied, dass sie nicht vom Himmel fielen, sondern gleichsam aus meiner Vergangenheit leuchtend aufstiegen wie ein Feuerwerk.

Wölkchen, mein liebes Wölkchen, ich war so glücklich mit dir. Wir hatten acht herrliche Jahre miteinander. Mir fiel auf, wie lange ich nicht mehr an mein weißes Zwergkaninchen gedacht hatte, seit ich erwachsen war. Wölkchen war meine beste Freundin, als ich noch ein kleines Mädchen war. Immer wenn meine Mutter ihre seltsamen Zustände hatte, konnte ich meinem „Ninchen" alles erzählen, was mir auf der Seele lag. Sie hörte immer zu und kuschelte mit mir. Meine Mutter hatte mir das Tier geschenkt, kurz nachdem mein Vater so unerwartet früh gestorben war.

Ich merkte, wie sich alte Trauer unter meine Erinnerungen mischte und meine Konzentration als Autofahrerin erheblich störte. Nur gut, dass ich schon fast zuhause war. Mit Willenskraft schob ich die Vergangenheit zurück und machte meinen Geist frei für die Gegenwart.

Was für ein Tag heute, was für eine Woche! Ich war so richtig geschafft.

Mein Parkplatz vor dem Haus war angenehmerweise frei. Ich griff nach meiner Handtasche auf dem Beifahrersitz, doch da war sie nicht! Ich schaute mich suchend im Auto um und dann sah ich die Bescherung: Das Kuchenpaket und die Tasche lagen vor dem Sitz im Fußraum! Das hatte ich nun von meinem idiotischen Bremsmanöver: matschige Torte und verschmierte Buttercreme auf der Handtasche!

Sei froh, dass du keinen matschigen Kopf hast, schimpfte ich leise mit mir.

Am nächsten Morgen konnte ich mich nicht an einen Traum erinnern, da war wie fast immer gähnende Leere. Die Arbeit in der Redaktion nahm dann meine ganze Konzentration in Anspruch. Die seltsame Vision von Mira schob ich weit von mir. Vielleicht war ja alles doch nur eine Art Neuronengewitter im Hirn einer Alten mit beginnender Demenz. Möglich wäre es. Ja, es war denkbar! Also belastete ich mich nicht länger damit.

Anfang August bekam ich eine Postkarte aus Sylt, sie war von meiner Mutter, die ihre Heimreise ankündigte und mich gern am kommenden Sonntag besuchen wollte. Ich hatte nichts dagegen einzuwenden, denn seit Hardy sich von mir getrennt hatte, verbrachte ich meine Sonntage fast ohne Ausnahme faul und trübsinnig im Bett. Das musste mal aufhören! Und ein mütterlicher Besuch war durchaus geeignet, mir meinen Schlendrian auszutreiben, denn ich hatte auch das Putzen und Aufräumen weitgehend eingestellt. Asche auf mein Haupt! Am Tag vorher stürzte ich mich also in ein beherztes Großreinemachen und buk sogar einen Kuchen. Ich konnte genau eine Art Kuchen backen, nämlich: Fertigbackmischung. Mutter brachte mir von einer Sylter Schokoladenmanufaktur eine Sorte mit, die ich noch nicht kannte: Orange-Basilikum-rosa Pfeffer. Zusätzlich noch eine „Friesenmischung" von der Tee Company. Ich freute mich wirklich sehr darüber und nahm Mutter lange in den Arm. Seit der Trennung war ich so unglaublich anlehnungsbedürftig.

„Wie geht es Tante Ursula denn so?"

Mutter winkte lachend ab. „Ach, du kennst sie ja. Wie immer tatkräftig und lustig. Mir wurde das jetzt zu viel, darum bin ich zurückgekommen. Ich liebe meine Schwester von Herzen, aber ich bin ihrem Unternehmungsgeist auf Dauer nicht gewachsen."

Dann folgte ein zwanzig Minuten andauernder Bericht über die Sylter Prominenz, über das Wetter und die Lokalpolitik und natürlich, wie könnte man ihn unerwähnt lassen, über Onkel Walther. Mit „h". Das betonte er bei jeder sich bietenden Gelegenheit. Onkel Walther war ein Frühpensionär und Hypochonder, wie er im Buche steht. Er hatte die schillerndsten Krankheiten aufzuweisen. Ich war jedes Mal fasziniert von seinem unfreiwilligen Einfallsreichtum.

„Woran leidet Onkel Walther denn zurzeit?"

„Oh, diesmal ganz was Besonderes: Chikungunya-Fieber!"

„Bitte, was für ein Fieber?"

„Schii-kun-gung-jah-Fieber. Er klagt über Kopfweh, Muskel- und Gelenkschmerzen und anderes mehr. Der Nachbar war in Urlaub auf Malaysia. Und nun glaubt Onkel Walther, dass er über die Flugzeugluft oder in seinem Gepäck Stechmücken aus Malaysia mitgebracht hat, die dieses Fieber übertragen."

„Alle Achtung, Onkelchen übertrifft sich selbst. Und was sagt Tante Ursula dazu?"

„Sie sagt, dass er eine ganz gewöhnliche, leichte Sommergrippe hat, und dass die roten Flecken auf seiner Haut eher vom neuen Waschpulver kämen."

Ich musste herzhaft lachen und sah die beiden im Geiste vor mir. Als Kind hatte ich ein paar Jahre lang immer einige Sommertage in den großen Ferien bei ihnen verbracht. Das war eine tolle Zeit gewesen. Ich mochte die beiden sehr.

Mutter nahm sich noch ein Stück Nusskuchen und fragte mich dann vorsichtig nach Hardy. Ich erzählte ihr vom Einschreiben, aber nicht, wie sehr mich die Trennung belastete. Um von diesem Thema wegzukommen, erzählte ich lieber von Mira, meinem kleinen Unfall mit dem Steindrachen und dem Kaffeetrinken mit der Seelenbildmalerin.

„Du lernst durch deinen Beruf wirklich interessante Leute kennen, Melli. Ich hatte mich schon gewundert über deine Stirn, du hast da noch einen grünblauen Fleck."

„Ja, da hat mich Thaddäus geküsst."

„Wie, hast du schon einen neuen Freund?"

Ich musste lachen. „Nein, der Steindrache heißt Thaddäus. Übrigens, als Mira und ich auf der Gartenbank bei Thaddäus saßen – das war, als es mir besser ging, beim zweiten Besuch – da ist etwas Seltsames geschehen. Ich sagte dir ja, dass die Mira Teil meiner Reportage über Frauen mit besonderen Fähigkeiten ist. Also, als wir da so saßen, da hatte sie eine Art Vision. Und angeblich war die für mich bestimmt! Warte mal, ich habe das in Stichpunkten aufgeschrieben. Ich hol' eben den Zettel." Ich wühlte in meiner Schublade auf der Flurkommode. Weil ich gestern bei meiner heroischen Aufräumaktion dort einiges wahllos hineingestopft hatte, dauerte es ein Weilchen, bis ich den nunmehr zerknüllten Zettel in der Hand hielt.

„Bin gespannt, was du dazu sagst. Ich lese es dir vor: *Miras Engel spricht von einem Schutzgeist für mich, zusätzlich zu meinem Geburtsschutzengel. Sie beschreibt einen kleinen Jungen, etwa 3 Jahre alt, lockiges Haar, in der Farbe wie meines. Er hält einen kaputten Becher in der Hand, aus dem eine Schlange rauskriecht. Name Benny oder so ähnlich. Irgendwas noch mit einer Brücke und dass er mich liebt und mir helfen wird. Dann sieht sie ihn mit einem weißen Kaninchen auf einer Wolke.*

„Weißt du, und auf der Rückfahrt im Auto ist mir dann Wölkchen eingefallen und ... Mama, was hast du?" Meine Mutter war kalkweiß im Gesicht. Sie sah total geschockt aus. Stand ein Einbrecher hinter mir oder was? „Mama, was ist los mit dir? Du bist auf einmal so blass."

Sie erwachte aus ihrer Erstarrung und wollte urplötzlich nach Hause, murmelte was von Unwohlsein und dass sie sich vielleicht bei Onkel Walther angesteckt hätte, sie müsse jetzt gehen. Ich merkte aber, dass sie log. Ich kannte schließlich meine Mutter! Enttäuscht und verwirrt verabschiedete ich mich von ihr. Verdammt, was war mit meinen Leuten los? Der eine verlässt mich Knall auf Fall, meine neue Freundin hat seltsame Erscheinungen, Onkelchen fiebert exotisch und meine Mutter ist auf der Flucht! Als ich die Teller und Tassen in die Küche trug, dachte ich verstört: Sie sah wirklich aus wie ein Mensch auf der Flucht. Aber wovor?

Die Antwort auf diese Frage bekam ich ungefähr zwei Wochen später. Ich saß gerade mit einem weiteren Teller ‚Spaghetti speciale' vor den Abendnachrichten im

Fernsehen, nach einem langen, harten Tag in der Redaktion, als es an der Tür klingelte. Leicht verärgert über diese Unterbrechung meines Feierabends, ging ich in den Flur, um zu öffnen. Ich staunte nicht schlecht, dass meine Mutter dort stand. Sie kam sonst nie unangekündigt!

„Hallo, Mama! Komm rein." Ich sah, dass sie geweint hatte. Ihre Frisur saß nicht, sie hatte offenbar seit Tagen nicht ihre Haare gewaschen. Was war da los? Irgendwas Ernstes musste passiert sein „Möchtest du vielleicht ein Glas Wein oder auch einen Teller mit Spaghetti?"

Sie schüttelte den Kopf, murmelte „Nein, danke, ich mag nichts." und ließ sich aufs Sofa plumpsen.

Ich runzelte die Stirn. Lallte sie etwa? Ich schnupperte unauffällig in ihre Richtung und nahm tatsächlich einen leichten Weinbrandgeruch wahr. Meine Mutter – betrunken? Ich setzte mich zu ihr aufs Sofa und schaltete mit der Fernbedienung den Fernseher aus.

„Was ist los, Mama?"

Sie holte tief Luft und wollte antworten, brach dann aber überwältigt in Tränen aus.

„Ist Tante Ursula gestorben? Oder Onkel Walther? Hat er etwa Recht gehabt mit dem Fieber und den Stechmücken?"

Sie schüttelte schluchzend ihre rotbraunen Locken, die kräftig von grauen Haaren durchzogen waren. Das Nachtönen hatte sie offenbar aufgegeben.

„Melli. Ich muss dir heute etwas sagen. Ich bin ein schrecklicher Mensch. Ich habe euch alle angelogen. All die Jahre. Und es ist meine Schuld gewesen. Meine!"

„Mama, du machst mir Angst. Wovon sprichst du?“

Sie atmete tief ein und aus. Eine Branntweinwolke entströmte ihrem Atem. Dann kullerten wieder die Tränen. Diskret schob ich eine Packung Papiertaschentücher in ihre Reichweite. Ich war ja viel von meiner Mutter gewohnt, kannte ihre Neigung zu intensiven depressiven Phasen nur allzu gut. Aber dieses offene Weinen war neu. Ich hatte sie nie derart aufgelöst erlebt. Und nie so bereit zum Reden.

„Melli, du bist nicht mein einziges Kind.“ Jetzt schlug sie die Hände vor ihr Gesicht und ihre Schultern bebten. Es dauerte einige Minuten, ehe sie weitersprechen konnte. „Du hast einen Bruder. Also, du hattest einen Bruder. Aber du hast ihn nie kennengelernt. Lange bevor du auf die Welt kamst, hatte ich ein uneheliches Kind. Er war so ein lieber Junge! Ich habe ihn allein aufgezogen, ganz allein.“

„Warum denn? Was war mit dem Vater, Mama?“ Ich runzelte verwirrt die Stirn. „War Papa der Vater? Vor eurer Hochzeit?“

„Nein, nein, nein. Du verstehst nicht. Papa weiß nichts davon. Ich habe ihm dieses Kind verschwiegen. Ich habe deinen Vater erst Jahre danach kennengelernt.“

„Warum hast du ihm nichts gesagt? Ich verstehe das alles nicht.“

„Melli. Das Kind ist gestorben. Ich war schuld und ich habe mich dafür so geschämt. Ich dachte, wenn ich es deinem Vater erzähle, dann liebt er mich nicht mehr und verlässt mich. Aber ich habe ihn doch so sehr gebraucht. Ich habe so sehr einen Menschen gebraucht, der mich liebt! Das musst du verstehen. Verstehst du mich?“

Ich nickte, obwohl ich dachte: *Nein, ich verstehe grad überhaupt nichts mehr*. „Mama, erzähl. Was ist damals passiert? Ich kann nicht glauben, dass du, ausgerechnet du, Schuld am Tod eines Kindes haben sollst. Du bist mir doch immer eine so vorsichtige Mutter gewesen, nie ist mir etwas Ernstes passiert."

Sie starrte tränenblind vor sich hin und die Minuten verstrichen in qualvoller Spannung, ehe sie weitersprach. Ihr Blick verweilte so tief in der Vergangenheit, das hatte ich noch nie bei ihr erlebt. Sie sprach jetzt wie losgelöst von der Realität.

„Dein Bruder war drei Jahre alt. Genau drei. Er hatte Geburtstag gehabt. Genau an diesem Tag. An diesem schrecklichen Tag. Ich arbeitete damals als Pflegerin in einem Altenheim. Sie riefen mich an, ich solle die Nachtwache übernehmen, weil die Kollegin krank geworden war und die andere im Urlaub sei. Sie wussten, dass ich ein kleines Kind hatte. Ich wollte erst nicht. Wirklich nicht. Ich wollte ihn nicht allein lassen. Aber sie setzten mich unter Druck. Sie wussten genau, dass ich auf den Verdienst angewiesen war, dass ich alleinerziehend war. Wenn ich heute Nacht nicht käme, sagten sie, müssten sie sich jemand anders suchen, der flexibler sei. Das machte mir Angst. Ich musste doch auch den Tages-Hort bezahlen. Ich willigte also ein, die Nachtwache zu übernehmen, für diese eine Nacht. Bevor ich ging, brachte ich Benito ins Bettchen. Er war etwas warm, aber ich dachte, das wäre von der Aufregung der Geburtstagsfeier. Er hatte sich so sehr über den Bagger gefreut, er nahm ihn sogar mit ins Bett. Die Nachbarin sollte nachts nach ihm sehen, ich bat sie darum und bot ihr auch Geld dafür an."

Meine Mutter fiel in ein düsteres Schweigen. Ihr Gesicht war nun grau und verzerrt. Als sie weitersprach, konnte ich es kaum mit anhören, ihre Stimme klang so furchtbar gequält.

„Als ich um 7 Uhr am Morgen wieder nach Hause kam, da lag er wie tot im Bett. Die Nachbarin hatte mein Geld genommen und ging dann aber schlafen. Ich rief den Notarzt. Er kam zu spät, mein Kleiner war tatsächlich tot. Ich brach zusammen, meine ganze Welt brach zusammen. Wenn ich ihn nicht allein gelassen hätte, dann würde er heute noch leben. Ich verlor völlig den Verstand und versuchte, meine Nachbarin zu erschlagen. Ich hasste sie so sehr! Warum nur war sie so pflichtvergessen gewesen? Warum nur war ich selbst so pflichtvergessen gewesen? Ich hätte mein Kind nicht über Nacht alleine lassen dürfen. Was ist schon ein fester Job gegen ein Kind? Ich hätte besser Arbeitslosigkeit und Armut auf mich genommen. Aber mein Blick für die Welt war so verengt gewesen, ich hatte so viele Ängste. Sie wiesen mich in eine Nervenklinik ein. Als ich entlassen werden konnte, war Benito längst beerdigt. Tante Ursula hatte sich um alles gekümmert. Nach der Entlassung lebte ich einige Monate bei Ursula und Walther auf Sylt. Dort lernte ich dann auch einige Jahre später deinen Vater kennen, Melli."

„Mama, das ist ja furchtbar. Es tut mir so leid für dich." Ich nahm meine Mutter in die Arme. Wenn ich es gekonnt hätte, so hätte ich all ihren Schmerz auf mich genommen. Doch ich konnte nur Anteil nehmen und sie halten.

„Tante Ursula hatte mir wirklich alles abgenommen. Die Polizei hatte, auch wegen meines tätlichen Angriffes auf die Nachbarin, eine Obduktion angeordnet. Ich stand im Verdacht, das Kind selber getötet zu haben. Kannst du dir das vorstellen? Aber er hatte einen bisher unerkannten Herzfehler, und das Fieber war durch eine akute Meningitis gekommen. Es war einfach zu viel für sein krankes, kleines Herz!"

„Warum hast du mir das nie erzählt?"

Meine Mutter lachte bitter auf. „Wozu denn? Damit du mich verachtest? Es ist meine Schuld, verstehst du nicht? Ich hätte ihn nicht allein lassen dürfen! Ich hätte doch einen Arzt geholt oder ihn gleich ins Krankenhaus gebracht, wenn ich sein hohes Fieber bemerkt hätte. Aber stattdessen habe ich alten Menschen den Hintern gewaschen und um meinen Job gebangt."

„Und Papa wusste von all dem nichts?"

Sie schüttelte heftig den Kopf.

„Was ist eigentlich mit dem Vater des Kindes? Hatte er dich im Stich gelassen?"

Ihr Hals war trocken geworden vom Weinen und Reden, ich gab ihr erst mal ein Glas Apfelsaft.

„Er wusste nichts von der Schwangerschaft."

„Was? Wieso hast du ihm das verschwiegen? Ein Mann hat ein Recht darauf zu erfahren, dass er ein Kind gezeugt hat und Vater wird!"

„Ich wollte es ihm ja sagen. Aber er hatte mir auch etwas zu sagen. Ich sagte: Du zuerst! Und dann sprach er davon, dass ein Ruf an ihn ergangen sei. Ein Ruf! Das ich nicht lache. Ein Träumer war er! Er glaubte, Gott selber hätte ihn zum Mönch berufen. Es sagte, er würde mich aufrichtig lieben und ehren, aber Gott wäre ihm wichtiger und er würde sich in ein monastisches Leben zurückziehen wollen. Das sagte er mit tiefem Ernst und einer fast kindlich anmutenden Vorfreude. Seine Augen glänzten. Er träumte von einem wahrhaft spirituellen Leben. Wie hätte ich ihm da noch sagen können, dass ich von ihm schwanger war? Er schrieb mir dann einige Monate später aus einem Kloster, er war dort Novize. Ein überaus glücklicher Novize, der es nicht erwarten konnte, seine Profess abzulegen. Und darum verschwieg ich ihm weiterhin die Schwangerschaft."

„Jetzt brauche ich ein Glas Wein. Willst du auch ein Glas haben, Mama?"

Sie nickte. „Je mehr, umso besser. Weißt du, Melli. Ich hatte das alles so tief in mir vergraben, dass es zu einem anderen Leben, zu einer anderen Frau zu gehören schien. Und dann kommst du neulich und erzählst von dieser Mira, wie sie in deinem Beisein eine Vision hat. Melli, ist dir jetzt klar, dass sie meinen Benito gesehen hat? Nicht Benny, Benito! Er hatte solche Locken wie du und ich und er war ein kleiner Junge, als er starb. Ein so liebenswerter kleiner Engel."

Sie fing wieder an zu weinen, so trostlos, dass ich es nicht aushalten konnte und mein Glas Rotwein leerte, schneller als es für mich gut war. Ich rief mir die Vision ins Gedächtnis: Miras Engel spricht von einem Schutzgeist für mich, zusätzlich zu meinem Geburtsschutzengel. Sie beschreibt einen kleinen Jungen, etwa drei Jahre alt, lockiges Haar, in der Farbe wie meines. Er hält einen kaputten Becher in der Hand, aus dem eine Schlange herauskriecht. Name Benny oder so ähnlich. Irgendwas noch mit einer Brücke und dass er mich liebt und mir helfen wird. Dann sieht sie ihn mit einem weißen Kaninchen auf einer Wolke. Dann fiel mir noch mehr ein: Er hatte Schmerzen gezeigt. Oh mein Gott! Er hatte seine Händchen auf die Herzgegend gedrückt!

„Mama? Mir ist noch was zu der Vision eingefallen. Mira sagte, er hätte seine Hände aufs Herz gedrückt und Schmerzen gezeigt. Ich glaube jetzt, er wollte damit ausdrücken, dass er wegen seines Herzens gestorben ist. Ich fasse es nicht! Dann ist das alles also wahr. Die Vision ist echt gewesen!"

Wir schauten uns in die Augen. Und fielen beide nun in ein nachdenkliches Schweigen. Eine Weile später schlief meine Mutter auf dem Sofa ein. Ich deckte sie warm zu und zog mich in mein Schlafzimmer zurück. Obwohl ich erschöpft war, konnte ich lange nicht einschlafen. Als ich meine Mutter zudeckte, murmelte sie leise: „Sein Todestag ist dein Geburtstag, Melli. Gott hat einen grausamen Humor."

Gegen Morgen dann träumte ich verworren von einer Schlange mit Mönchstonsur.

5

Gottes Gästezimmer

Mira Mertens saß in ihrer Küche und wälzte ihre Koch- und Backbücher. Sie hatte erstmalig in diesem Sommer am frühen Morgen die Deckenlampe anmachen müssen, es war noch dunkel. Regenschwere Wolken zogen über das Haus. Das große Engelfest im September stand bevor. Dieses Mal war sie die Gastgeberin der Gruppe. Es war Brauch, dass alle Mitglieder etwas Gutes zu essen mitbrachten, aber dennoch würde sie ihrer Meinung nach die Hauptverantwortliche sein und einiges selbst auf den Tisch bringen. Sie wollte, dass gerade dieses Fest etwas Besonderes würde.

Plötzlich lachte sie leise auf. „Wenn du meinst. Dann mal los!“

Es war kein Selbstgespräch. Ihr Engel war wieder da und hatte ihr ein mediales Spiel vorgeschlagen. Er würde ihr Düfte und Hinweise senden und sie sollte dann die Speisen erkennen. Da er als Engel unter Engeln ein weitumfassendes Bewusstsein hatte, wusste er genau, welche Speisen sich Miras Freunde und Gäste offen oder insgeheim wünschten.

Als erstes roch sie etwas Fruchtiges, was sie an Sonne und Karibik erinnerte. Hm, Ananas und Kokos. Dazu eine leichte Schärfe auf der Zunge. Ja! Kürbissuppe mit Ingwer, Ananaspüree und Kokosflocken. Sie notierte es.

„Weiter!"

Wieder fühlte sie eine leichte Schärfe auf der Zunge, aber ohne den fruchtigen Aspekt. Zusätzlich sah sie weiße und schwarze Pünktchen, die spiralförmig um eine imaginäre Längsachse wirbelten. Was sollte das denn sein? Mira hörte auch ein leises Knuspern. Leider kam ihr immer noch kein Geistesblitz, das ärgerte sie so richtig. War sie denn schon so verkalkt? Mira spürte, wie ihr Engel sie sanft rügte, wegen der Selbstvorwürfe. Dann fügte er einen Duft nach geschmolzenem Käse hinzu. „Oh ja, jetzt weiß ich es! Ich weiß es!" Erfreut schrieb sie Blätterteigstangen auf ihr Notizblatt. Manfred, der Aurafotograf, mochte sie so gerne, und die waren so schnell gemacht. Bevor das Spiel weitergehen konnte, wurden sie unterbrochen. Es klingelte jemand ungeduldig an der Tür. Wer mochte so früh vorbeikommen? Es war erst halb sieben! Ächzend stand sie auf und schob den Stuhl vom Tisch zurück, stützte sich mit einer Hand auf der Lehne kurz ab und ging dann langsam über die Diele zur Tür. Diese Morgensteifigkeit! Dieses Rheuma! Es war nicht leicht, alt zu sein. Als sie zur Türklinke griff, wusste sie schon, dass Melissa vor der Tür stand, sie fühlte es. Auch, dass Melissa jemanden mitgebracht hatte, dessen Not groß war.

Ich parkte vor dem Gartentor und sandte ein Stoßgebet zum Himmel, dass Mira zu Hause sein möge. In meiner Aufregung hatte ich ganz vergessen anzurufen und war einfach drauflos gefahren. Zu meinem Leidwesen regnete es auch noch. Mühsam dirigierte ich meine Mutter zum Hauseingang und klingelte Sturm, bis geöffnet wurde.

„Mira! Sie sind da! Gott sei Dank. Ich wusste nicht, wohin ich sonst hätte gehen können." Ich hatte meine Mutter im Arm, die wieder sturzbetrunken war. Es war mir abgrundtief peinlich, aber ich wurde mit der Situation nicht alleine fertig.

Frau Mertens erfasste die Lage mit einem Blick. „Kommt rein, alle beide."

„Danke. Mira, darf ich vorstellen, das ist meine Mutter, Frau Johanna Fink. Mama, das ist Frau Mertens!"

„Ah ja", lallte sie. „Deine Sssigeunerhexe, richtig?"

„MAMA!"

„Es tut mir leid, Mira, sie ist heute nicht sie selbst. Ich bitte um Entschuldigung."

„Schon gut, Kleines." An meine Mutter gewandt, sagte sie freundlich: „Frau Fink, ich lade Sie zu einer Tasse Kaffee ein, was halten Sie davon?"

Immerhin widersprach meine Mutter nicht, sie nickte müde und hatte Mühe, ihre Augen offen zu halten. Ich führte sie in die Küche. Heute Morgen, in aller Herrgottsfrühe, hatte ich sie dabei erwischt, wie sie auf dem Badewannenrand mit einer Flasche Weinbrand ihren Kummer runterspülte. Sie weinte unaufhörlich und brabbelte immer: „Ich halte das nicht aus, ich halte das nicht mehr aus!" Ich wusste nicht mehr ein noch aus, war völlig kopflos gewesen, dachte nur fieberhaft: *Wer kann helfen? Wer kann helfen?* Meine einzige Antwort war: Mira. Aber jetzt, da ich hier war bei dieser lieben, alten Dame, da wurde mir bewusst, was ich ihr alles mit uns aufbürdete. Wie kam ich nur dazu? Dazu hatte ich nicht das Recht.

„Mira, es tut mir so leid, mir wird jetzt klar, dass ich Sie nicht mit hineinziehen sollte in die Probleme meiner Mutter. Aber ich wusste nicht, wohin mit ihr. Ich muss doch in die Redaktion, heute ist ein wichtiger Tag auf der Arbeit. Mutter steht völlig neben sich. Und einen Arzt hat sie abgelehnt."

„Geh mir weg mit Ärzten! Die sperren mich ja doch nur ein", fauchte meine Mutter und nippte dann wieder an ihrem Kaffee.

Mira schaute mich ernst an. „Melissa, Sie können beruhigt zur Arbeit fahren. Mein Engel hat mich eben Einblick nehmen lassen in die Ereignisse von heute Morgen und gestern Abend. Er sagt, er hätte sie beide hierhergeführt, mit der Hilfe und dem Einverständnis Ihrer eigenen Geistführer und Schutzengel. Ihre Mutter ist hier sicher. Wir wissen, was zu tun ist."

Ich schaute zweifelnd. „Wirklich?"

„Wenn Frau Fink einverstanden ist?" Mira schaute meiner Mutter in ihre rot unterlaufenen Augen, die seelenwund und stumm Antwort gaben. Ein kaum sichtbares Nicken mit dem Kopf bestätigte das „Ja".

„Wo sollte ich auch schon hin? Sylt ist weit und mein Zuhause, das sind nur leere Räume. Selbst meine eigene Tochter schiebt mich ab. Bring mich doch gleich auf den Friedhof!"

„Mutter! Nun sei doch nicht so gemein. Ich tue mein Bestes. Dein Selbstmitleid hilft uns nun auch nicht weiter." Meine Nerven waren bis aufs Äußerste angespannt.

„Gehen Sie nur, Melissa. Holen Sie Ihre Mutter heute Abend wieder ab. Ich bin sicher, sie hat sich bis dahin wieder gefangen."

Bevor ich ging, gab ich Mira noch meine Handynummer und bat sie, falls meine Mutter sich nun gar nicht beeinflussen ließe oder Ärger machte, doch einen Notarzt zu rufen oder auch die Polizei. Von mir aus auch die Heilsarmee. Herrje! Andererseits hatte ich jetzt hier bei Mira ganz irrational das Gefühl, alles würde tatsächlich gut. Ich schickte ein weiteres Stoßgebet in den Himmel und konnte nicht wirklich verstehen, dass ich die beiden Frauen alleine zurückließ. Aber ich tat es mit unverhohlener Erleichterung. Doch sie waren ja gar nicht alleine, wurde mir klar. Ihre Engel und Schutzgeister waren anwesend. Beruhigt, getröstet und voller Vertrauen fuhr ich mit Vollgas in die Redaktion.

„Frau Fink? Haben Sie heute schon etwas gegessen? Wie wäre es mit einem Butterbrötchen zum Kaffee?"

Johanna nickte langsam. Sie hatte abscheuliche Kopfschmerzen. Aber in diesem Kaffee war etwas, das ihre Aufmerksamkeit geweckt hatte. Der Duft war würzig und tat einfach gut. Sie schnupperte über der Tasse und entspannte dabei ein klein wenig, was Mira sofort bemerkte, denn sie beobachtete gründlich, aber unauffällig, ihr Gegenüber. Jede noch so kleine Information und Beobachtung konnte wichtig sein. Sie musste unbedingt einen Zugang zu Melissas Mutter finden, um ihr helfen zu können.

„Kardamom und Zimt."

„Wie bitte?"

„Ich würze den Kaffee mit einer Prise Kardamom und Zimt. Gelegentlich ersetze ich den Zimt durch etwas gemahlene Galgantwurzel."

„Schmeckt gut. Danke für das Frühstück, Frau Mertens. Ich fürchte, ich habe mich vorhin unhöflich gezeigt. Tut mir leid."

„Schwamm drüber, ich habe ein dickes Fell."

„Und Engel und Geister!"

Mira lachte. „Ja, das ist wahr. Ein dickes Fell, Engel und Geister. Was hat Melissa denn davon erzählt?"

Johanna musterte Mira misstrauisch. „Dass mein Benito bei Ihnen im Kopf gewesen ist. Ist das wahr?"

„Benito also? Nicht Benny, aha. Ich hatte Schwierigkeiten, den Namen richtig zu verstehen. Ihr Benito? Mein Engel hat ihn als Schutzgeist von Melissa vorgestellt. Dieses Geistwesen hatte sicherlich einen Grund, sich als Kleinkind zu zeigen. Wissen Sie warum, Johanna?"

Melissas Mutter zuckte mit den Schultern und zögerte mit der Antwort. „Woher weiß ich, dass Sie sich das alles nicht ausgedacht haben? Warum haben Sie Melissa das erzählt?"

Mira ließ sich mit der Antwort Zeit und betrachtete in aller Ruhe Johannas Gesicht. Deutlich sah sie die Ähnlichkeit mit Melissa und auch mit dem Antlitz des schützenden Geistwesens, das sich als kleiner, springlebendiger Lockenkopf gezeigt hatte. Mira vermutete, dass das Geistwesen die Gestalt des leider so früh verstorbenen Benitos angenommen hatte, um Johanna aufzurütteln und um einen wichtigen Schritt in die Wege zu leiten. Oder es war tatsächlich das verstorbene Kind von Johanna. Sie war sich nicht ganz sicher. Beides war denkbar. Melissa war vor allem die Überbringerin der Nachricht gewesen, weniger die Adressatin.

„Johanna, darf ich Sie beim Vornamen nennen? Sagen Sie bitte auch Mira zu mir, so spricht es sich doch leichter miteinander. Was wissen Sie über die jenseitige Welt, was denken Sie über Gott und seine Boten, die Engel?"

Die Antwort war mehr ein Flüstern: „Wenn es einen Gott gibt, dann treibt er ein seltsames Spielchen mit mir. Drei geliebte Menschen hat er mir noch genommen, nachdem ich meine Eltern verloren hatte. Womit habe ich das verdient? War ich ihm nicht katholisch genug? Er muss mich wohl hassen, dass er mich so hart bestraft."

Mira war bestürzt ob dieser Trostlosigkeit und Selbstverachtung. Es würde schwierig werden, für diese Frau ein Lichtbringer zu sein. So viele Jahre hatte sie mit einer Schuld gelebt, die nicht die ihre war. Einer Schuld, die im Grunde gar nicht existierte! So viel Leid, so viel Bitterkeit. So viel Trauer! Mira spürte ein starkes Mitgefühl.

„Liebe Johanna, ich möchte Sie von Herzen bitten, mir einfach einen Vertrauensvorschuss zu geben. Bitte hören Sie mir zu, die geistige Welt ist jetzt bei uns und gibt mir den Auftrag zu sprechen. Ihnen soll nun geholfen werden, die Zeit ist reif. Ich spüre viele gute Seelen, die Sie lieben. Hohe Lichtwesen und auch Engel hüllen uns in ihre Liebe ein und geben Schutz. Ich kann sie fühlen und verstehen. Werden Sie, Johanna, mir auch zuhören und Ihr Herz öffnen?", fragte Mira feierlich.

Melissas Mutter machte zwar ein verschlossenes Gesicht, aber sie nickte stumm. Sie hatte die Arme um sich gelegt, als ob sie frieren würde. In ihren geröteten Augen erwachte ein winziger Funken Interesse, begleitet von einem Hauch Hoffnung.

Mira überließ sich nun ganz dem Moment der Begegnung mit allen, die erschienen waren, um zu helfen, einen Ausweg aus Johannas Seelennot zu zeigen, den Weg zurück in das Licht der Lebensfreude.

„Johanna, ich bekomme Bilder gesandt, Gefühle und auch Worte. Ich kann Ihnen nicht alles eins zu eins übermitteln, ich werde es in meinen eigenen Worten mitteilen müssen. Das Lichtwesen, das die Aufgabe des Geistführers für ihre jetzige Inkarnation ausübt, zeigt mir gerade viele andere Erdenleben von Ihnen. Ihre Seele hat die Tendenz, sich zu viel Verantwortung aufzuladen. Immer wieder schafft sie sich ausweglose Situationen und will alles allein aus eigener Kraft bewältigen. Aber wir Menschen sind nicht dazu geschaffen. Wir alle brauchen Gottes Hilfe und Unterstützung und die Führung durch seine Engel. Viele Menschen lehnen dies innerlich ab. Sie wollen „eigenmächtig" sein. Damit überfordern sie sich aber. Johanna, mir wird auch gezeigt, dass Ihre Seele als Ausweg manchmal sogar den Freitod gewählt hat, wenn sie an einem Punkt im Leben ankam, wo es für sie unerträglich wurde. Heute Morgen erst, war es fast wieder so weit. Sie haben still in Erwägung gezogen, ihr kostbares Leben wegzuwerfen. Aber solange sie keinen besseren

Weg wählen, werden Sie immer und immer wieder, Leben für Leben, genau in dieselbe Situation geführt, bis Sie lernen, Hilfe anzunehmen und vor allem lernen, sich selber zu verzeihen und nicht mehr mit Schuld beladen, die nicht die Ihre ist! Doch dieses Mal, für diese Inkarnation, haben Sie vor Ihrer Geburt zugestimmt, dass Ihnen unmissverständlich Hilfe zuteilwerden darf, wenn Sie erneut an den Punkt kommen, sich der Verzweiflung hinzugeben. Bisher hatte ihre Seele dies stets entschieden abgelehnt, weil sie der Überzeugung war, diese Entwicklungsphase unbedingt alleine durchstehen zu wollen. Zu viel Ehrgeiz, zu viel Stolz!

Dieses Mal ist es also anders. Den ersten Schritt aus dieser Sackgasse haben Sie bereits getan, weil Sie dieses Mal Hilfe zulassen wollen. Daher ist Melissa rechtzeitig aufgewacht. Sie wurde gezielt von der geistigen Welt aufgeweckt und konnte Ihnen den Alkohol wegnehmen. Das war die erste Hilfe. Die zweite war, dass Melissa sie zu mir brachte, anstatt ärztliche Hilfe zu suchen. Dieses sollte nicht falsch verstanden werden. Es ist nur vernünftig, einen verzweifelten, lebensmüden Menschen in fachärztliche Obhut zu geben. Aber durch Ihre Erfahrungen mit der Psychiatrie in ganz jungen Jahren, sind sie blockiert und lehnen ärztliche Hilfe ab. Also bekommen Sie jetzt Hilfe aus der geistigen Welt. Ich selbst bin nur das Sprachrohr.

Johanna, jetzt wird mir die Nacht gezeigt, in der Benito starb. Sie beide haben das so vor Ihrer Menschwerdung verabredet. Benito ist eine sehr erfahrene Seele, die kurz davor steht, keine menschlichen Inkarnationen mehr zu brauchen auf ihrem Weg der Entfaltung, hin zu Gott. Seine Selbsterfahrung als Mensch ist fast vollständig. Sein kurzes Leben als Klein-Benito war so von ihm gewollt. Er inkarnierte aus Liebe zu Ihnen! Um eine erneute Lernsituation mit Ihnen gemeinsam zu kreieren. Sie sind seit vielen Leben miteinander in tiefer Liebe verbunden.

Der Herzfehler des Kindes war so gewollt! Johanna, im Moment der Geburt ist auch der Moment des Todes ins Buch des Lebens geschrieben. Sie als Mutter hätten rein gar nichts gegen den frühen Tod tun können. Wären Sie in dieser Nacht zuhause geblieben, hätte Benito die Welt kurz danach auf andere Weise verlassen. Es war sein Lebensplan und es war auch Gottes Wille. Niemand, kein Mensch, hat allein die Macht über Leben und Tod. Das steht uns nicht zu. Es ist immer eine Sache zwischen Gott und der Seele eines Lebewesens. Es ist ein Mysterium, das wir nicht durchschauen. Noch mal: Es trifft Sie keine Schuld, keine Schuld!“

Mira machte eine kurze Pause. Sie legte ihre Hände offen auf den Tisch und Johanna legte leise weinend ihre kalten Hände hinein, denn sie brauchte jetzt menschliche Wärme und greifbaren Halt.

„Möchten Sie eine Pause machen, Johanna?“

„Ja, bitte. Es wird mir zu viel, ich habe solche Kopfschmerzen.“

„Gut, dann werden wir später weitermachen. Mein Engel stimmt zu. Er sagt, Sie sollten jetzt ruhig schlafen. Es würden alle warten, die sich Ihnen mitteilen wollen, diese hätten ja „alle Zeit der Welt“. Er sagt das mit einem Augenzwinkern, denn in der geistigen Welt gibt es ja keine Zeit, wie wir Irdischen sie kennen. Aber viel Humor und Liebe! Ich bringe Sie jetzt zum Gästezimmer. Sie können dort so lange ruhen, wie Sie möchten. Die Engel werden Ihren Schlaf bewachen."

Johanna folgte Mira ins Gästezimmer. Sie war erschöpft, so grenzenlos erschöpft und von ihren Gefühlen überwältigt.

„Übrigens hat Ihre Melissa hier auch schon geschlafen. Sie ist eine liebenswerte junge Frau. Ich freue mich, dass ihr Lebensweg sie zu mir geführt hat. Und nun darf ich auch noch ihre Mutter beherbergen. Im Grunde ist es Gottes Gästezimmer, nicht meines. Nun ja, ich komme ins Schwätzen. Sie aber brauchen Schlaf. Ich bin im Haus, falls Sie etwas brauchen."

Mira zog sich zurück und Johanna fiel fast augenblicklich in einen tiefen Schlaf.

Als ich in der Redaktion war, hielt meine entspannte Zuversicht leider nicht sehr lange an. Meine Gedanken kreisten nur um meine Mutter. Ich konnte es nicht fassen, dass sie sich dermaßen zugeschüttet hatte. So kannte ich sie nicht! Oder hatte sie all die Jahre heimlich getrunken und ich hatte es nie bemerkt? War sie etwa eine Alkoholikerin?

„Melissa, was ist? Träumst du?" Erika schaute mich streng an. „Wir müssen den Artikel in einer halben Stunde fertig haben. Du weißt doch, wie Linda in letzter Zeit ist. Sie macht uns die Hölle heiß, wenn wir nicht schnell genug sind."

Soll Linda doch selbst zur Hölle fahren, dachte ich. *Meine Welt bricht zusammen: Erst werde ich von Hardy in die Wüste geschickt, und dann versucht meine Mutter, sich mit Alkohol zu trösten*. Meine Versuche, eine passende Wohnung zu finden, waren bisher im Sande verlaufen. Mein Privatleben beeinträchtigte wirklich meinen Job, das musste ich zugeben. Ich war nie gut darin gewesen, meine privaten Probleme zuhause zu lassen. Das zeichnete aber eine gute Journalistin aus, dass sie sich stets auf das Naheliegende konzentrieren konnte. Der Konkurrenzdruck war groß! Die Erwartungshaltung der Redaktionsleitung auch. Es herrschte ein harter Kampf ums Überleben auf dem Magazinmarkt, das konnte niemand leugnen. *Wie es Mutter jetzt wohl geht? Kommt Mira mit ihr klar? Was habe ich nur getan, indem ich die beiden allein ließ?* Wieder schweiften meine Gedanken ab. Gegen Mittag ging ich unauffällig in den leeren Meeting-Raum und nahm heimlich mein Handy mit. Ich drückte den Kurzwahlknopf für „Mira M." und wartete ungeduldig darauf, dass sie den Hörer abnahm. Ich musste mich einfach vergewissern, dass alles unter Kontrolle war.

„Hier Mertens."

„Mira, ich bin es, Melissa! Wie sieht es aus, alles soweit in Ordnung? Ich mache mir Vorwürfe, dass ich meine Mutter einfach bei Ihnen abgeladen habe."

„Oh, Schätzchen, machen Sie sich keine Sorgen. Ihre Mutter schläft seit drei Stunden. Sie braucht etwas Ruhe. Der Himmel wacht über uns."

„Wenn ich doch nur Ihre Zuversicht teilen könnte, Mira! Mir wird jetzt erst so richtig bewusst, in welcher

Gefahr meine Mutter ist. Warum hat sie sich das nur angetan? Ist sie etwa dem Alkohol verfallen?" Ich fing an zu weinen, meine Nerven flatterten.

„Liebes, alles wird gut! Davon bin ich überzeugt. Wenn Sie Ihre Mutter nach Feierabend abholen, wird es ihr besser gehen. Die geistige Welt hat mir viele Bilder und Worte für Ihre Mutter geschickt, die ich an sie weitergeben werde. Glauben Sie mir ruhig, es ist alles innerhalb der göttlichen Ordnung heute, Sie haben richtig gehandelt. Wir können immer nur das tun, was auch in unserer Macht steht. Alles andere soll nicht unsere Sorge sein. Das Übergroße sollten wir Größeren als wir es sind überlassen. Wir dürfen das und müssen nicht alles allein durchstehen. Ja, ich glaube ‚dürfen' ist jetzt eine gute Wortwahl."

„Mira, danke. Für alles. Ich muss jetzt Schluss machen. Es kommt jemand." Ich wischte mir die Tränen vom Gesicht und huschte in die angrenzende kleine Teeküche, als die Tür zum Meeting-Raum geöffnet wurde. Konnte man hier denn nicht eine Sekunde mal allein sein? Ich hatte keine Zeit mehr, die Küchentür fest zu schließen, das hätte man gehört. Immerhin war hier eine Küchenrolle, von der ich mir sofort vorsichtig ein Blatt abriss, um meine Nase damit ganz leise zu schnäuzen. Wer auch immer im Meeting-Raum war, er kam hoffentlich nicht in die Küche rein! Am liebsten hätte ich mich im Schrank verkrochen. Doch dann schlich ich zur Tür und lauschte konzentriert, denn was ich unfreiwillig hörte, ließ Ungutes erahnen.

Als Johanna um die Mittagszeit aus ihrem Schlaf erwachte, hatte sie einen appetitanregenden Duft in der Nase. Es roch nach frisch gebackenem Kuchen und da merkte sie erst, wie hungrig sie war und wie viel Kraft ihr der Morgen abverlangt hatte. Wenigstens hatten die Kopfschmerzen etwas nachgelassen und ihr Nacken war auch nicht mehr gar so verspannt. Aber sie hatte einen ganz furchtbaren Geschmack im Mund. Die letzten zwei Wochen, von dem Nachmittag an, an dem Melissa ihr von der Vision erzählt hatte, waren sehr schlimm für sie gewesen. Sie hatte Alpträume erlitten, in denen Benito seine Ärmchen nach ihr ausstreckte, aber er glitt immer weiter zurück, je mehr sie ihn zu erreichen versuchte. Anstelle des Kindes erschien ihr dann ihr Geliebter, sein Vater in seiner Mönchskutte, beschimpfte sie und schwang drohend ein kleines Kreuz, an das sie selbst genagelt war. Es war im Grunde immer derselbe Traum, aber in unterschiedlichen Versionen, eine schmerzlicher als die andere. Die Träume hatten erst nachgelassen, nachdem sie begonnen hatte, sich mit Alkohol zu betäuben. Sie hatte es einfach nicht mehr ertragen können. Diese Schuldgefühle, diese Trauer, diese Scham und die Ausweglosigkeit. Könnte sie doch nur die Zeit zurückdrehen! Sie versuchte, sich an die genauen Worte zu erinnern, die die alte Frau heute Morgen zu ihr über die Schuld gesagt hatte. *„Niemand, kein Mensch hat allein die Macht über Leben und Tod. Das steht uns nicht zu. Es ist immer eine Sache zwischen Gott und der Seele eines Lebewesens. Es ist ein Mysterium, das wir nicht durchschauen. Noch mal: Es trifft Sie keine Schuld, keine Schuld!"*

Keine Schuld, keine Schuld … es ist ein Mysterium. Johanna fasste den Entschluss, mehr hören zu wollen. Sie ging auf wackligen Beinen in die Küche, die sie nicht lange suchen musste, denn dafür brauchte sie nur ihrer Nase zu folgen.

Mira hatte ihre geliebte Rüschenschürze mit Rosenmuster umgebunden. Sie sah aus wie das Gestalt gewordene, lebende Klischee einer perfekten Großmutter. Sie werkelte in der Küche und hörte nicht, wie ihr Gast die Küche betrat. Konzentriert nahm sie die dunkelroten, gehäkelten Baumwolltopflappen in die Hände und holte ein heißes Blech aus dem alten Ofen, der seine besten Tage ganz offensichtlich bereits lange hinter sich gelassen hatte. Auf dem Blech knusperte und dampfte Blätterteiggebäck. Auf dem Küchentisch stand ein großer Teller mit Schnittchen. Der Kaffee tröpfelte noch durch den Filter in die Glaskanne. Es war ein Bild wie aus der guten alten Zeit. Einer Zeit, in der Johanna ein kleines Kind war, das in Liebe und Geborgenheit aufwuchs. Ihr wurde weich und warm ums Herz, als sie an ihre Eltern dachte, die leider viel zu früh gestorben waren. Sie hatte niemanden mehr außer Melissa und Ursula. Und Walther natürlich. Ein Gefühl der Einsamkeit drohte sie zu überwältigen. Aber sie kämpfte dagegen an. Sie wollte jetzt mehr hören, von Engeln und von den Geistern der Vergangenheit. Und was Gott, wenn es ihn denn wirklich gab, von ihr wollte. Das wollte sie die Engel fragen. Sie hatte ein Verlangen nach Klarheit.

„Mira?“

„Ah, Johanna." Mira drehte sich lächelnd zur Küchentür um. „Kommen Sie, ich habe uns eine Kleinigkeit zu essen gemacht."

Johanna beäugte den Berg belegter Brote und das Blech mit zwölf Stücken Kuchen, akkurat in drei Reihen angeordnet. Eine Kleinigkeit?

Mira band ihre Schürze ab und hängte sie sorgfältig an den Messinghaken neben dem Herd. Es war ein Erbstück von ihrer Mutter und sie hegte und pflegte diese Schürze aus altem, wertvollem Leinen.

„Wir sollten uns jetzt stärken. Ich spüre die Gegenwart der Engel und Seelen immer deutlicher. Sie sind bereit für uns. Machen wir uns also auch bereit für sie!"

Johanna griff beherzt zu, ebenso wie Mira. Sie schätzte die alte Dame auf 68 oder 70 Jahre. Ihre Gesundheit schien recht robust zu sein, angesichts der Mengen, die sie verdrückte.

Mira grinste spitzbübisch. „Ich bin 74 Jahre alt! Gucken Sie nicht so erschrocken, nur weil ich weiß, dass Sie über mein Alter nachgedacht haben. Wissen Sie, wenn die Engel so nahe sind, dann kann ich manchmal auch ein wenig Gedanken lesen. Es fliegt mir einfach so zu! Noch eine Tasse Kaffee?"

Johanna nickte lachend. „Sie stecken ja voller Überraschungen."

Es war das erste Mal, dass sie sich zuversichtlich und einigermaßen entspannt fühlte, seit sie dieses Haus betreten hatte. Nachdem die beiden Frauen sich am Brot satt gegessen hatten, nahmen sie auch noch vom Gebäck. Es war gefüllter Blätterteig, noch ofenwarm, der gleichzeitig fruchtig und nach Schokolade und Mandeln schmeckte. Er war einfach traumhaft gut!

„Was ist da drin?", fragte Johanna interessiert.

„Ich nenne es Aprikosenglück! Nicht nur, weil Aprikosen drin sind, sondern auch weil diese Teilchen einfach glücklich machen. Das kommt auch vom Marzipannougat, das ich dazugebe. Es ist ein eigenes Rezept, das ich seit über dreißig Jahren backe." Sie schenkte nochmals Kaffee nach. „Wissen Sie, Johanna, ich weiß nicht, wie andere Medien arbeiten, aber ich muss gut geerdet sein. Ich brauche eine anständige Mahlzeit vorher, die mir Kraft gibt. Ich bin ja auch nicht mehr die Jüngste. Und ich kann mich nun mal am besten konzentrieren, wenn mein Bauch gut gefüllt ist. Wollen wir?"

Mira wartete die Antwort nicht ab, sondern stand vom Tisch auf, winkte ab, als Johanna die Teller abräumen wollte und ging voran ins Wohnzimmer. Sie entzündete eine weiße Kerze auf dem Kamin, setzte sich in ihren bequemen Fernsehsessel und bat Johanna, sich ebenfalls zu setzen. Für eine Weile schloss sie ihre Augen, um sich einzustimmen. Sie sprach ein kleines Gebet und war dann bereit. Mira fokussierte ihren Blick zwischen der Kerze und Johanna und begann zu sprechen: „Ich bekomme ein Bild gezeigt. Ein Mönch hält Ihnen einen üppigen Strauß roter Rosen entgegen. Er lächelt und schickt mir ein Gefühl der Freiheit und Dankbarkeit. Sie seien für immer in seinem Herzen, sagt er. Jetzt macht er Platz für einen kleinen Jungen, es ist Benito. Er krabbelt auf Ihren Schoß, Johanna, und legt seine Ärmchen um Ihren Hals. Vielleicht können Sie ihn sogar fühlen?“

Johanna konnte kaum atmen vor Aufregung. Eine wahre Tränenflut benetzte ihr Gesicht. Sie fühlte solch eine Sehnsucht, dass sie es kaum ertragen konnte. Um ihre Schultern herum fühlte sie tatsächlich eine Wärme, fast wie ein Streicheln. Es war unsagbar schön. Sie neigte etwas den Kopf für Mira, als Antwort. Sprechen konnte sie nicht.

„Nun verblasst dieses Bild. Ich nehme jetzt wieder die Anwesenheit Ihres Geistführers wahr. Er bringt, wie alle hohen Lichtwesen, einen wunderbaren Duft mit sich, etwa so wie eine Meeresbrise bei Sonnenaufgang, ganz klar und rein und belebend. Ich sehe ein helles Blau mit silbernen Funken darin. Er möchte wissen, ob Sie jetzt Fragen haben.“

„Bitte fragen Sie ihn, warum mir so viele geliebte Menschen von Gott genommen worden sind. Bin ich damit bestraft worden?“

„Nein, oh nein. Es gibt keine Strafe, Gott straft nicht. Die Lebenspläne der Menschen greifen ineinander, alles ist mit allem verwoben. Was Sie, liebe Johanna, erlebt haben, ist der natürliche Lauf des Lebens und die Basis für Ihre seelische Entwicklung. Es sind die Probleme und Seelennöte, die uns am schnellsten lernen und reifen lassen. Es sind „Beschleuniger“. Das Wort ist jetzt nicht völlig stimmig, ich habe leichte Schwierigkeiten, das Bild in Sprache zu übersetzen. Stellen Sie es sich vor wie polierte Kufen eines Schlittens, im Gegensatz zu rauen, abgenutzten Kufen. Mit welchem Gefährt kommen Sie schneller voran?“

„Werde ich denn auch in den Himmel kommen, wenn ich sterbe?"

„Sie möchten wissen, ob Sie zu Benito kommen! Ja, er wird da sein. Viele Seelen werden kommen, um Sie in Empfang zu nehmen und den Beginn Ihres neuen Lebens im Jenseits zu feiern. Aber erst – Ihr Geistführer schickt jetzt einen strengen Blick – bitte erst, wenn die Zeit dafür gekommen ist!"

„Wer ist der Mönch mit den Rosen, es ist doch nicht etwa ...?"

Mira bedauerte, das Unausgesprochene bestätigen zu müssen. „Doch ja, es ist ihr Geliebter, der Vater von Benito. Er lässt sagen, er danke Ihnen für diesen wundervollen Sohn, auch wenn er erst nach seinem Lebensende von ihm erfahren habe. Er dankt Ihnen vor allem dafür, dass Sie ihm so selbstlos seine Freiheit gelassen haben. Sein Leben als Mönch war sehr erfüllend für ihn. Er ist kürzlich bei einem Unfall ums Leben gekommen, als er einen Mitbruder retten wollte, der ins Wasser gefallen war. Auch sein Herz hatte einen Fehler. Er ist nicht ertrunken, sondern starb durch Herzstillstand, bedingt durch die Kälte des Wassers. Er sagt, dieser Herzfehler sei sein Tor in die wahre Heimat gewesen. Auch möchte er Ihnen sagen, dass er in Ihre Träume gekommen sei, um Sie zu trösten und zu stärken, aber leider konnte er nicht richtig zu ihrer Psyche vordringen, weil Sie so mit Schuldgefühlen belastet sind. Daher die verzerrten Bilder. Die kommenden Nächte würden aber ruhiger werden. Lange kann ich die Konzentration nicht mehr halten, Johanna. Mein Engel gibt schon seit einer Weile Energie hinzu. Es sind noch mehr Seelen versammelt, die ich nicht einzeln wahrnehmen kann. Sie senden Liebe und Herzensgrüße und Ermunterung. Alle wollen Ihnen helfen. Sie werden sehr geliebt!"

Dann schwieg Mira. Es war vorbei. Das Fenster zum Himmel war wieder geschlossen. Sie blies die Kerze aus und schaute ihren Gast prüfend an. Was brauchte Johanna jetzt?

„Wie geht es Ihnen, Johanna? Möchten Sie vielleicht etwas allein sein?"

„Nein, ich möchte gern etwas frische Luft haben.

„Da hätte ich eine Idee! Ich wollte heute die letzten grünen Bohnen ernten. Etwas tatkräftige Hilfe im Garten würde mir gut tun. Was meinen Sie?"

Kurz darauf konnte man beide Frauen einträchtig nebeneinander im Garten arbeiten sehen. Die Sonne hatte mittlerweile dafür gesorgt, dass man das Gemüsebeet betreten konnte, ohne gleich im Matsch einzusinken. Im Vergleich zum Morgen war es jetzt richtig schön draußen. Da es die letzte Bohnenernte war, grub Mira die drei Reihen Bohnen mitsamt den Wurzeln aus und Johanna unterstützte sie dabei nach Kräften. Sie schob die Schubkarre auf Miras Geheiß zur Gartenbank unter die Sommerlinde. Dort pflückten sie im Sitzen die Bohnen restlos ab, zerkleinerten anschließend mit einer Gartenschere die Pflanzenreste und Johanna brachte sie zum Komposthaufen. Nebenher sprachen sie über die Mitteilungen aus der Lichtwelt und welche Bedeutung darin für Johanna lag. Sie war immer noch aufgewühlt, aber auch getröstet. Und es war ihr leichter ums Herz, eine physisch fühlbare

Erleichterung war das. Wundervoll. Lange, viel zu lange, war sie nicht mehr so entspannt gewesen.

Ich erkannte dann im nächsten Moment, wer im Meeting-Raum war. Ahnungslos, dass sie belauscht wurde, hantierte Linda an ihrem Handy. Sie hatte, ähnlich wie Erika, eine beklagenswerte Neigung, sich im Übermaß mit Parfüm zu schmücken. Wenigstens war es ein Duft, den ich gut leiden konnte.

„Inka? Hi, hier ist Linda. Ich wollte dich fragen, ob es schon Neues gibt. Hm. Ja?"

Inka? Das war doch ihre alte Freundin aus Studientagen, die Assistentin der Verlagsleitung eines Konkurrenzunternehmens?

„Wirklich, schon so bald? Wann ist der Deal über die Bühne gegangen? Und es ist felsenfest, dass FRiZ eingestampft wird? Zum Jahresende hin schon? Das wird hier vielleicht einen Aufruhr geben! Inka, ich bin dir so dankbar, dass du mir den Termin für das Bewerbungsgespräch bei euch besorgt hast. Nach mir die Sintflut, kann ich nur sagen. Danke, Inka, ich werde es dir nie vergessen!"

Linda verließ den Raum. Ich stand wie vom Donner gerührt in der Küche. In mir brodelte es. Diese alte Schlange! Unschlüssig, ob ich diese schlechte Nachricht brühwarm weitererzählen sollte oder nicht, schlich ich mich hinaus auf den Flur, ging zurück an meinen Schreibtisch und versuchte trotz allem, noch etwas Vernünftiges zustande zu bringen. Als ich endlich Feierabend hatte, war meine Wut auf Gott und die Welt immens angewachsen. Ich schnappte mir mein Netbook, die Handtasche und ging an Linda grußlos vorbei zum Fahrstuhl. Mochte sie doch von mir denken, was sie wollte. Frustriert und entnervt fuhr ich über die Landstraße ins Dorf zu Miras Haus. Nur Gott allein wusste, in welchem Zustand ich meine Mutter vorfinden würde! Ich wusste nicht, welches meiner Probleme das größte unter allen war: 1. unfreiwillig zum Single geworden, 2. Wohnungskündigung, 3. meine Mutter ist ein seelisches Wrack, 4. drohender Jobverlust! Ich malte mir, hungrig und müde wie ich war, und bis obenhin angefüllt mit Selbstmitleid, das Schlimmste aus: *Vor Miras Haus ein Notarztwagen, der Arzt kommt mit betrübter Miene auf mich zu, legt mir mitfühlend, aber professionell, die Hand auf meine bebende Schulter und sagt, er hätte sein Bestes gegeben, aber leider müsse er meine Mutter sofort in eine geschlossene Entzugsklinik bringen, zu ihrem eigenen Schutz.* Ich erging mich immer noch in trüben, melodramatischen Fantasien, als ich vor dem Tor mit den weißen und roten Rosen parkte. Als auf mein Klingeln niemand öffnete, bekam ich es dann wirklich mit der Angst zu tun. Was war hier geschehen? Mein Herz raste und ich polterte gegen die Haustür, bis ich dann ein leises Lachen und Kichern hörte. Es kam aus dem Garten hinter dem Haus. Ich ging den schmalen Weg ums Haus herum, der von duftendem Lavendel gesäumt war, und blieb dann verblüfft stehen. Ich muss wohl ein ziemlich dummes Gesicht gemacht haben.

Da saßen die beiden doch vergnügt neben Thaddäus auf der Gartenbank mit einem Likörglas in der Hand und steckten kichernd die Köpfe zusammen! Während ich mir das Schlimmste ausgemalt hatte! Sind denn jetzt alle verrückt geworden?

„Was ist hier los? Mama! Mira! Was gibt es denn zu lachen?“ Meine Stimme kippte leicht ins Hysterische und Vorwurfsvolle, ehrlich gesagt.

„Melli-Liebes, komm zu uns! Schön, dass du da bist“, rief meine Mutter. Sie war wie verwandelt. War das wirklich dieselbe Mutter, die ich im Morgengrauen - ja, es war ein grauenvoller Morgen gewesen! - hierher gebracht hatte?

Mira sagte lächelnd, ich solle mir einen Gartenstuhl heranziehen und mich dazusetzen, sie könnten noch zwei weitere fleißige Hände gebrauchen. Vor ihnen standen große Schalen mit geschnippelten grünen Bohnen und anderem Gemüse.

„Auch ein Glas Löwenzahnlikör? Und dazu etwas Aprikosenglück?“ Mira hob fragend die Flasche an und deutete gleichzeitig auf einen Teller mit Blätterteiggebäck.

„Ja. Danke. Unbedingt.“ Ich stellte meine Taschen neben mir ab, nahm das Glas dankbar in die Hand und nippte gleich daran. Beherzt und hungrig griff ich auch zu den Stückchen und landete damit sofort im siebten Kuchenhimmel. Meine Güte, konnte diese Frau backen!

Meine Mutter sah etwas erschöpft aus, aber sie lächelte mich an. „Melli, ich bin dir für alles so dankbar! Das war heute wohl der wichtigste Tag in meinem Leben. Ich kann nun verstehen, was passiert ist und warum. Und eines verspreche ich dir, Melli, bei allem was mir heilig ist, nie wieder werde ich versuchen, meinen Schmerz mit Alkohol zu betäuben. Nie wieder!“

Ich atmete erleichtert auf. „Also waren die Engel wieder da, ja? Und was haben sie gesagt?“

„Melli, bitte verstehe, dass ich jetzt nicht darüber sprechen möchte. Ich muss es noch verarbeiten. Aber das Wichtigste ist: Ich hatte keine Schuld an Benitos Tod! Und diese Gewissheit, die lässt mich jetzt wieder froh sein, bei aller Trauer, die immer noch in mir ist.“

„Wie schön, Mama. Ich bin froh, das zu hören. Hauptsache, es geht dir wieder besser. Ich hatte solche Angst um dich, es war ein schrecklicher Tag für mich.“

„Das tut mir von Herzen leid, mein Kind. Ich schäme mich wirklich für mein Verhalten.“

Ich hielt Mira mein Glas hin für einen zweiten Löwenzahnlikör. „Was mich aber jetzt wirklich interessiert, kam der Becher mit der Schlange noch mal zur Sprachc? Und dic Brückc?“

Mira verneinte bedauernd, das hätte sie zwar auch interessiert, aber nein. Davon sei nicht mehr die Rede gewesen. Einer Eingebung folgend, holte ich mein Netbook aus seiner Schutzhülle und schaltete es ein. Ich recherchierte bei Google mit den Suchworten „zerbrochener Becher, Schlange“. Binnen 0,64 Sekunden erschienen 224.000 Ergebnisse!

„Mama, sag, deine erste Liebe, der Vater von Benito, er war doch ins Kloster gegangen. Weißt du in welches? Also, welcher Orden?“

„Ja, er wurde Mitglied eines Benediktinerordens. Warum?“

Als Antwort drehte ich mein Netbook auf meinen Knien zu ihr um. Der Bildschirm zeigte das Heiligenlexikon.de: *Benedikt von Nursia*. Die ihm zugeordneten Attribute waren: zersprungener Becher oder Kelch, aus dem eine kleine Schlange entweicht; Regelbuch, Pelikan, Rabe, Dornen, Kugel.

Als ich am späten Abend dann meine Mutter vor ihrer Haustür absetzte, fragte ich sie: „Weißt du eigentlich, dass Mira auch ein schweres Schicksal hatte?"

„Oh, nein. Davon hat sie mir nichts gesagt", entgegnete meine Mutter nachdenklich. „Sie hat aber mit dir darüber gesprochen?"

„Nein, nicht direkt. Als ich krank war und bei ihr übernachtete, da fiel mir ein Buch von ihr in die Hände. Ich durfte es lesen. Es war die Lebensgeschichte ihres mehrfach behinderten jüngsten Sohnes. Ich habe es noch nicht ganz durch, aber ich kann dir versichern, es war wirklich oft schlimm. Sie ist übrigens auch Witwe. Aber sie hat noch einen Sohn, ich glaube, von Beruf ist er Dozent oder Professor für Informatik, irgendwas mit Informationstechnologie. Er ist viel unterwegs und sie ist fast ständig allein. Mal abgesehen von ihrer Kundschaft und ihren Engelfreunden. Das ist eine Gruppe, die sich der Arbeit am Nächsten verschrieben hat", fügte ich erklärend hinzu. „Jeder tut auf seine Weise, was er kann."

„Danke, dass du mir das gesagt hast, Melli. Gib mir doch bitte bei Gelegenheit ihre Telefonnummer und Adresse, damit ich mich noch mal richtig bedanken kann." Mutter schaute mich liebevoll an. „Du siehst müde aus, mein Kind. Ich habe dir heute sehr zugesetzt. Das tut mir sehr leid."

„Schon gut, Mama. Ich muss jetzt fahren, höchste Zeit, dass ich ins Bett komme."

„Gute Nacht!"

6

Auf zu neuen Ufern!?

Mira Mertens war tagelang sehr, sehr müde. Die Fink-Frauen lagen ihr am Herzen und sie hatte sie sehr gern bemuttert. Aber alles hatte seine Grenzen, und nun hatte sie die ihren wieder einmal überschritten. Seit sie die Siebzig hinter sich gelassen hatte, nahmen die altersbedingten Beschwerden kontinuierlich zu. Es war nicht klug, sich so intensiv um andere, gar jüngere Menschen zu kümmern, aber Gott wusste, wie gerne sie das tat. Melissa und ihre Mutter Johanna, die beiden würden die letzten Mitmenschen gewesen sein, denen sie ihre intensive Fürsorge schenken konnte. Das spürte sie in ihren Knochen. Sie war einfach zu alt für diese Arbeit geworden. Das stand ihr klar vor Augen, sie musste es akzeptieren.

Etwa vor drei Jahren hatte es angefangen. Leichte Stiche in der Herzgegend, wenn sie sich zu schnell bewegte oder etwas Schweres hob. Mehr als drei, vier Kilo konnte sie nicht mehr heben. Es war nicht schön, einen so alten Körper zu haben. Doch für trübsinnige Gedanken war ihr ihre Zeit doch zu schade, das erlaubte sie sich nicht. Wie immer, wenn sie sich schwach und kränklich fühlte, nahm sie sich ausgiebig Zeit zur

Betrachtung ihres eigenen Seelenbildes, das Klara ihr gemalt hatte und seinen festen Platz im Schlafzimmer hatte, so platziert, dass sie es auch vom Bett aus betrachten konnte. Violette und silberne Strukturen und Farbtöne überwogen. Ihrer Meinung nach stellte es ein toskanisches Lavendelfeld dar, welches vom Mondlicht silbern erhellt wurde. Klara hatte sogar winzige Amethystsplitter in die Farbe eingearbeitet. Mira liebte dieses Bild sehr.

Als sie sich daran satt gesehen hatte, ging sie in ihre Küche und führte die Planung für das Engelfest fort. Auf ihrem Zettel standen bis jetzt die Kürbissuppe, die Blätterteigstangen und - oh, nichts „und". Das war ja schon alles! Sie dachte angestrengt nach. Vielleicht sollte sie noch die Suflaki-Schnitzelchen einplanen, den griechischen Kartoffelsalat und auch ganz was Einfaches, wie Cocktailwürstchen im Blätterteig. Fingerfutter, wie man das heutzutage nannte. Sie machte sich noch einige Notizen, schrieb einen Einkaufszettel und war danach vorerst zufrieden. Gottlob bot die Kirchengemeinde einen Einkaufsdienst für Senioren an.

Es war einige Zeit vergangen, seit dem „Morgen-Grauen". Eines musste ich meiner Mutter lassen: Sie konnte mich immer noch positiv überraschen! Gestern hatte ich meinen Max zur Wartung in die Werkstatt gebracht. Praktischerweise war die Wohnung meiner Mutter nur zwei Bushaltestellen entfernt. Also hatten wir reichlich Zeit für Tee, belegte Brötchen und ein nettes Schwätzchen.

„Melli, ich will dir etwas sagen. Ich habe eine Entscheidung getroffen, die eine Veränderung für uns beide mit sich bringt."

Da ich gerade einen großen Happen vom Käsebrötchen im Mund hatte, konnte ich nichts sagen, sondern hörte nur mit großen Augen zu.

„Ich werde diesen Herbst noch nach Sylt umziehen, und zwar in die Ferienwohnung von Ursula und Walther! Damit werden zwei Fliegen mit einer Klappe geschlagen. Meine Schwester hat auf die Art beständige Mieteinnahmen und ich bin immer in deren Nähe. Wir können uns gegenseitig besuchen und bei Bedarf unterstützen, so wie wir es brauchen und wollen. Na, was sagst du dazu?"

Mutter schaute mich erwartungsvoll an. Ich schluckte und sagte: „Ich bin überrascht! Sehr sogar. Woher der Sinneswandel? Du hattest doch immer gesagt, du willst in dieser Wohnung alt werden, weil du hier mit Papa glücklich warst."

„Ja, schon. Aber ich bin zu viel allein. Das geht nicht gegen dich, Melli! Du hast deine Arbeit und dein eigenes Leben. Es ist schon in Ordnung, dass wir uns nur alle paar Wochen mal getroffen haben. Doch seit ich bei Mira war, habe ich mich verändert. Ich will mehr vom Leben, verstehst du? Mehr als nur hier in Ruhe alt werden. So denke ich jetzt nicht mehr. Ich will mir etwas Neues gönnen, eine andere, aktivere Art zu leben ausprobieren. Ich brauche mehr als nur einen Tapetenwechsel. Und ich habe überlegt – nur, falls du selbst noch nichts für dich gefunden hast – ob du nicht hier Nachmieterin werden möchtest."

„Oh! Gar keine schlechte Idee. Ich habe tatsächlich noch nichts gefunden. Ehrlich gesagt, habe ich das auch zu sehr auf die lange Bank geschoben."

Meine Mutter strahlte mich an. „Melli, das wäre wunderbar! Ich würde dir auch die Einbauküche hierlassen, weil ich in der Ferienwohnung ja mit allem versorgt bin, was ich an Möbeln brauche. Ich würde nur mein eigenes Bett mitnehmen wollen und einige kleinere Möbelstücke, meine Pflanzen und Bilder natürlich, und die alte Stehlampe. Um ganz ehrlich zu sein, ich habe sogar schon mit meinem Vermieter gesprochen. Die Wohnungsbaugenossenschaft würde dich als Mietnachfolger annehmen. Wir müssen nur noch einen Termin im Büro machen und unterschreiben."

Ich war baff. Seit wann hatte meine Mutter so viel Energie und Entscheidungsfreudigkeit? So kannte ich sie ja gar nicht. „Dann lass uns da gleich mal anrufen", sagte ich. „Machen wir Nägel mit Köpfen."

„Ja, und dann trinken wir ein Glas Sekt darauf! Das muss doch gefeiert werden, meinst du nicht auch?"

Ich nickte lebhaft und griff mir die Tageszeitung, während meine Mutter auf dem Flur die Nummer ihrer WBG „Neue Heimat" wählte. Ich blätterte vor bis zu den Stellenanzeigen. Zwar wusste ich nicht mit letzter Sicherheit, dass ich meinen Job bei FRiZ verlieren würde, doch es konnte nicht schaden, die Möglichkeiten des aktuellen Arbeitsmarktes für Journalisten auszuloten. Hier war schon mal etwas Interessantes für mich:

Mitarbeiter/in Öffentlichkeitsarbeit. Oder das hier: Informationsmanagerin - Ihre Aufgabe: Issues Management, Monitoring von Print- und Online-Medien, Erstellung des Pressespiegels, Betreuung von Internet-Seiten. Wenn selbst in der Zeitung gute Stellenangebote standen, dann würde ich wohl mit etwas Glück und Hartnäckigkeit auch in den Jobbörsen des Internets etwas Passendes finden. Ich nahm mir vor, ab heute konsequent die Augen offen zu halten.

Meine Mutter kam schwungvoll mit zwei Sektgläsern in die Küche. „Nächste Woche gehen wir zur WBG und machen den Mietvertrag für dich klar."

Mira war gerade auf dem Weg zum Kräuterbeet, als ihr Telefon klingelte. Das war heute schon der vierte Anruf, den sie erhielt. Der erste Anruf kam von der Praxis Dr. Wülfing, denn sie hatte ihren Termin zur Blutentnahme vergessen. Der zweite Anrufer war ein Mitarbeiter des Hospizes gewesen, es ging um das Manuskript, welches vom Leben und Sterben ihres Sohnes erzählte. Er wollte wissen, ob er es für Unterrichtszwecke im Seminar verwenden dürfe. Der dritte Anrufer war falsch verbunden. Und nun musste sie zum vierten Mal zum Telefon gehen, es wurde langsam lästig! Nicht zu vergessen, dieser aufdringliche Staubsaugervertreter, der sie heute Morgen schon heimgesucht hatte. Lauter Störungen. Hatte man denn nie Ruhe in diesem Haus? Mira war mittlerweile richtig unleidlich geworden. Missmutig nahm sie den Hörer ab.

„Ja?"

„Mira? Sind Sie am Apparat? Hier ist Melissa."

„Ah, Melissa. Hallo."

„Mira, ich habe mir da was überlegt. Ich würde mir gern von Ihnen die Tarotkarten legen lassen."

„Sie wollen sich in meinen Vorgarten legen lassen?" Mira runzelte die Stirn.

„Die TA-ROT-KAR-TEN legen lassen, Mira. Gegen Bezahlung natürlich."

„Oh, die Karten legen! Ja, ja. Ich hör so schlecht am Telefon. Ja, die Karten. Von mir aus."

„Schön! Wann darf ich denn kommen? Abends oder doch lieber an einem Wochenende?"

Mira überlegte kurz. „Lieber am Wochenende, und zwar Samstagnachmittag, gegen 15 Uhr."

„Schön, ich werde pünktlich sein. Ich bin schon gespannt und freue mich, Sie wiederzusehen, Mira. Bis dann also!"

„Ja, bis dann." Mira legte auf und notierte sich gewissenhaft den Termin. *Hm, was wollte ich eigentlich gerade machen? In den Garten gehen? Ja. Aber warum?* Sie bemerkte die Schere in ihrer Schürzentasche und da fiel es ihr wieder ein: Rosmarin schneiden! Richtig, heute wollte sie für sich Rosmarinkartöffelchen im Ofen machen. Mit viel Olivenöl! Sehr viel Öl. Gut für ihre alten Nerven.

Samstagvormittag saß ich in der Fußgängerzone. Ich war mit Erika zum Frühstück im „Café Füllhorn" verabredet. Ich wollte ihr von dem belauschten Telefonat berichten. Besser hier auf neutralem Boden, dachte ich mir. Nicht, dass die Lauscher belauscht werden! Ausnahmsweise war ich mal die Pünktliche und Erika ließ ziemlich auf sich warten. Gerade als ich mir schon vorweg einen Café Brûlot bestellen wollte, kam Erika schnaufend um die Hausecke angewatschelt. Sie ging tatsächlich ein wenig wie eine Ente.

„Entschuldige Lissa, ich habe verschlafen! Und dann musste ich auch noch so weit weg parken. Seit die hier die Fußgängerzone eingerichtet haben, kann man ja nirgends mehr parken. Und ins Parkhaus wollte ich nicht, du weißt ja!"

Erika hatte Angst vor Parkhäusern, seit sie dort vor ein paar Monaten einen heftigen Unfall gebaut hatte. Sie hatte sich geschworen, nie wieder ein Parkhaus zu befahren oder zu betreten.

„Hey, schon in Ordnung, Erika, sonst bin ich ja immer diejenige welche. Zuspätkommen ist mein zweiter Vorname. Sag, wollen wir reingehen oder draußen sitzen? Ich finde, es ist etwas kühl für einen Septembertag."

„Ich schwitze zwar wie ein Pferd, aber lass uns ruhig reingehen. Der Wetterbericht ist nicht so toll, es soll sich heute Vormittag noch bewölken, eventuell gibt es Schauer."

Wir hatten Glück und fanden einen Fensterplatz. Das war in diesem sehr beliebten Café ein Glücksfall. Es gab hier über dreißig verschiedene Kaffeespezialitäten aus aller Herren Länder. Der Kuchen war hier nicht so mein Fall, aber die sieben Sorten Frühstück waren ohne Ausnahme richtig gut. Heute wählte ich „Orientalisches Omelette Layla", mit Fladenbrot und Schafskäse. *Das hätte Mira mit ihrer Vorliebe für Gewürze und Kräuter auch geschmeckt*, dachte ich im Stillen und nahm mir vor, sie hierher mal einzuladen. Am besten noch mit Mutter zusammen, bevor sie nach Sylt zog.

Erika bestellte für sich das Diätfrühstück „Feentanz" und schaute mich dann erwartungsvoll an. „Was gibt es denn nun zu sagen über FRiZ?"

„Neulich habe ich unfreiwillig Linda belauscht. Sie hat mit Inka telefoniert, du weißt schon, die Schnepfe aus der Chefetage." Erika schaute mich verständnislos an. „Ihre Freundin, die wir mal kennengelernt haben, als wir den beiden im Prinzregententheater begegnet sind", ergänzte ich.

„Ach ja, das war als wir in München beim Open-Air-Festival waren. Weißt du noch, was die für blöde Stöckelschuhe trug? Und der Rock war auch viel zu kurz!"

Ich seufzte im Stillen. Die Frau hatte einfach umwerfend gut ausgesehen! Aber Erika war zu neidisch auf schöne Frauen, als dass sie das gute Aussehen anerkennen würde. Vor allem, wenn sie im selben Alter wie Erika waren. „Ja, genau die! Also ..." Ich wollte gerade loslegen, als uns das Frühstück serviert wurde. Weil ich einen Bärenhunger hatte, aß ich erst einmal das köstliche Omelette zur Hälfte auf, heiß schmeckte es ohnehin am besten. Ich nahm noch einen Schluck vom Granatapfelsaft und erzählte Erika dann, was Linda gesagt hatte, als sie glaubte, im Meeting-Raum allein zu sein, und was ich mir diesbezüglich zusammenreimte. Ich war kaum fertig mit meinem Bericht, da hatte sie ihr

Frühstück schon vollständig aufgegessen und winkte die Kellnerin zu sich heran.

„Bitte bringen Sie mir noch ein Müslibrötchen und ein Sahnehörnchen. Möchtest du auch noch etwas essen, Lissa?"

Ich deutete auf meinen halbvollen Teller und verneinte entschieden.

„Was sagst du nun?" Erwartungsvoll schaute ich Erika an.

„Och, das weiß ich schon länger."

„Was?"

Erika nickte und kümmerte sich hingebungsvoll um ihren Joghurt, der mit frischen Erdbeeren und einem Hauch Minze versehen war.

„Und du hast mir nichts gesagt? Warum nicht?"

Sie zuckte mit den Schultern. „Ich wollte dich nicht damit belasten, du warst so unausgeglichen in letzter Zeit", und sah mir dabei nicht in die Augen.

Weil wir am Fenster saßen und gutes Licht hatten, konnte ich genau sehen, dass sie bei diesen Worten leicht errötete, und da wusste ich, dass sie log. Meine Erika log mich an!

„Woher hast du es gewusst? Wussten alle das, nur ich nicht?"

Erika schüttelte den Kopf und nahm den Teller mit dem Sahnehörnchen und dem großen Müslibrötchen von der Bedienung huldvoll entgegen. „Sonst keiner. Ich weiß es von Nobby. Er ist mit Inka früher mal befreundet gewesen. Sie waren als Jugendliche Nachbarn. Und weil Nobby mir noch etwas schuldete, hat er mich gewarnt."

„Soso.“ Langsam kochte in mir die Wut hoch. „Und? Bist du schon auf Jobsuche?“

„Nein. Ich habe schon einen neuen Job. Am 1. November steige ich in die Firma meiner Schwester ein, ich mache PR.“

Mir war jetzt der Appetit vergangen, ich war so enttäuscht von Erika. Wütend knüllte ich meine Serviette zusammen und warf sie auf meinen Teller. „Und wann wolltest du mir das sagen? Ach, vergiss es. Ich muss jetzt gehen. War nett mit dir zu plaudern, Erika“, fauchte ich sie an. Ich schnappte mir meine Handtasche, ging zur Theke, um meine Rechnung zu begleichen und ließ eine perplexe Erika zurück. Von wegen Feentanz, dachte ich. Ententanz!

Es war noch zu früh, um mich auf den Weg zu Mira zu machen. Ich hatte noch gut zwei Stunden Zeit, ehe ich losfahren musste. Was macht eine frustrierte Frau, die genug Geld in der Tasche und Zeit hat? Richtig, sie geht shoppen. Da ich eh in der Einkaufsmeile war, passte alles vorzüglich zusammen. Außerdem war es dringend nötig, mir selber was Gutes zu tun, nach all dem, was in den letzten Wochen passiert war. Mit diesem Gedanken schob ich die letzten Vorbehalte weit von mir und tauchte ein in einen kleinen Kaufrausch.

Exakt ein und eine halbe Stunde später saß ich hochzufrieden auf einer Bank im Einkaufszentrum und begutachtete meine Beute. Je eine Ajourjacke in Rouge und Lavendel, dazu passende Tops aus Seide, gemischt mit Baumwolle, eine hochwertige, anthrazitfarbene

Jeans und passende Pumps von Donna Lina, geradezu ein Schnäppchen! Von 139,90 € auf 89,90 € herabgesetzt, das wollte ich mir nicht durch die Lappen gehen lassen. Und natürlich zwei Packungen Schichtnougat, mein Lieblingsleckerli. Ich öffnete eine sogleich und genoss schamlos ein Nougatstückchen nach dem anderen, bis ich den Zucker in meinem Blut rauschen fühlte.

„Hallo! Wie geht es denn Ihrem Kopf?" Vor mir stand plötzlich ein Mann und grinste mich frech, aber nicht uncharmant an.

„Kennen wir uns?" Er kam mir in der Tat irgendwie bekannt vor, aber ich wusste ihn nicht einzuordnen.

„Könnte man so sagen. Ich bin der, der es Frau Mertens erspart hat, Sie wie einen nassen Sandsack ins Gästebett zu schleifen." Sein Grinsen wurde immer breiter, und ich musste innerlich zugeben, dass sein lachendes Gesicht mit diesen entzückenden Grübchen in den Wangen ein ausgesprochen erfreulicher Anblick war. Ehrlich gesagt, beschleunigte seine Gegenwart meinen Puls, er war sehr attraktiv – wenn man großzügig über seine schlampige und abgetragene Kleidung hinwegsah.

„Ah, jetzt weiß ich, wer Sie sind. Sie sind Miras Postbote! Der Mann, der mich ins Bett getragen hat." Oje, jetzt wurde ich rot, so hatte ich das nicht gemeint, wie es sich vielleicht angehört hatte. Die ältliche Frau, die seit ein paar Minuten neben mir auf der Bank saß, guckte mich empört an und sah dann gleich wieder weg. „Ja also, meinem Kopf geht es wieder gut, danke. Ich hatte in der Tat eine leichte Gehirnerschütterung. Mira hat mich wieder auf die Beine gebracht. Mögen Sie Schichtnougat? Ich hatte ja noch keine Gelegenheit, mich bei Ihnen für Ihre tatkräftige Hilfe zu bedanken."

Ich hielt ihm die Schachtel hin, die bis auf drei Stücke geleert war. Ein magerer Dank, aber immerhin war es ein echtes Naschkatzenopfer. Er setzte sich neben mich auf die Bank, so, dass die Moralapostelin gezwungen war, etwas zur Seite zu rutschen. Wieder schaute sie empört drein und wich nicht mehr als wenige Zentimeter. Mir zuzwinkernd nahm er ein Nougatstück und dann gleich noch die restlichen.

„Köstlich! An Nougat komme ich nie vorbei. Das Zeug macht mich willenlos. Übrigens bin ich jetzt nicht mehr Miras Postbote. Ich war auch ihr Aushilfsgärtner, wussten Sie das?"

Ich schüttelte meinen Kopf. „Was sind Sie denn jetzt, wenn Sie nicht Miras Helfershelfer sind?", fragte ich neugierig.

„Ich habe ein Jahr und einen Sommer lang gejobbt und gespart, um auf die Uni gehen zu können. Ab Februar 2011 bin ich stolzer Student der Meeresbiologie."

„Meeresbiologe? Wow. Ich dachte, das kann man in Deutschland nicht studieren?"

Er schüttelte den Kopf. „Nein, kann man auch nicht wirklich. Hier muss man erst Biologe werden, bevor man sich dann spezialisiert. Aber ich studiere nicht hier, sondern an der James Cook University in Australien."

Meine Augen wurden groß. Ich gaffte ihn ungeniert und voller Bewunderung an. „Das ist das Interessanteste, was ich an Berufsplänen jemals gehört habe."

„Und was machen Sie, Melissa? Wenn Sie nicht gerade bei alten Damen im Garten in Ohnmacht fallen?"

„Oh, Sie sind unfair im Vorteil, ich kenne Ihren Namen nicht!"

„Ich bitte zutiefst zerknirscht um Entschuldigung." Er lächelte und verbeugte sich leicht. „Ich heiße Valerius Mergenthaler."

Was für ein wunderbar altmodischer und durchaus männlicher Name, dachte ich im Stillen. „Also, Valerius, wenn ich nicht gerade in Ohnmacht falle, falle ich anderen Leuten auf die Nerven. Ich bin Journalistin, interviewe interessante Menschen und schreibe dann eine Reportage oder einen Artikel. Ich bin beim Magazin „FRiZ" angestellt."

Valerius suchte in meiner Schachtel nach mehr Nougat, musste sich aber geschlagen geben. „Kenn' ich", murmelte er. „Frauen in der Zeitenwende". Meine Mutter und meine Schwestern lesen das Blatt."

„Ich bin entzückt! Und wie finden Sie FRiZ?", fragte ich gespannt.

„Nie gelesen." Er grinste mich wieder entwaffnend offen an. „Nicht meine Welt. Ich muss jetzt leider weiter. Es war schön, Sie bei vollem Bewusstsein ein zweites Mal kennenzulernen, Melissa."

„War auch schön, Sie kennenzulernen, Valerius. Nochmals tausend Dank. Und guten Flug nach Australien! Grüßen Sie die Kängurus von mir."

Er lachte nur und verschwand in der Menge. Ich sah ihm noch ein Weilchen nach, und dachte dann über den missglückten Vormittag nach. *Ob ich Erika gegenüber unfair gewesen war?* Ich überdachte meinen unbeherrschten Abgang im Café. Vielleicht hatte ich ja überreagiert. Sei' s drum, ich konnte es nicht mehr ändern. Ich blieb noch eine Weile sitzen, bis es Zeit wurde, zu Max zu gehen und meine Einkäufe zu verstauen. Für Mira hatte ich als Mitbringsel eine CD mit „Engelmusik" ausgewählt. Ich hoffte, die würde ihr gefallen.

Weil Max den Weg inzwischen gut kannte, erlaubte ich mir, meinen Gedanken nachzuhängen. Was erhoffte ich mir eigentlich von der Kartenlegung? Ich war einem Impuls gefolgt, als ich mir den Termin dazu geben ließ. Früher, also vor der Begegnung mit Mira und ihren erstaunlichen Visionen, wäre ich dafür nicht offen gewesen. Mein Weltbild hatte sich geändert, erweitert. Das Wetter besserte sich zusehends. Die angekündigten Schauer waren ausgeblieben, zumindest hier in der Region. So war das Fahren sehr angenehm und ich kam exakt um 14.57 Uhr bei Mira an. Inzwischen blühten deutlich weniger Rosen am Gartentor, aber es war immer noch schön, durch dieses prachtvolle Tor zu gehen. Bevor ich an der Tür schellte, nahm ich die hübsch verpackte CD in die linke Hand. Die restlichen Einkäufe hatte ich sicher im Kofferraum verstaut. Es dauerte ein paar Minuten, ehe Mira die Tür öffnete.

„Guten Tag, Melissa. Schön Sie zu sehen. Kommen Sie doch bitte rein und gehen Sie gleich durch ins Gästezimmer."

Ihre hübschen, fast vollständig weißen Löckchen hingen heute etwas schlaff herunter. Sie sah müde aus, gar nicht so frisch, wie ich sie von unserer letzten Begegnung in Erinnerung hatte. Ich ging vor ins

Gästezimmer, nahm in der kleinen Sitzgruppe am Fenster Platz und legte das kleine Geschenk ab. Auch heute stand ein frischer Blumenstrauß auf dem Tisch und verbreitete einen sanften Duft.

„Ich habe Ihnen eine Kleinigkeit mitgebracht, Mira." Lächelnd schob ich die kleine Gabe über den Tisch zu ihr. Sie nahm das Päckchen erfreut auf und bedankte sich herzlich. „Ich werde es später auspacken. Jetzt möchte ich mich zuerst auf die Karten konzentrieren. Melissa, was führt Sie heute zu mir?"

„Ach, ich weiß nicht so recht. Irgendwie ist bei mir alles in der Schwebe. Ich fühle mich orientierungslos. Mein Leben schien in festen Bahnen zu sein, doch in den letzten Wochen ist so viel geschehen, was mich verunsichert. Ich möchte so gern wissen, wie es jetzt weitergehen kann, was auf mich zukommt. Habe ich denn irgendwas falsch gemacht?" Ich musste tief seufzen, und ich fühlte die Last der Ungewissheit auf meinen Schultern. „Darf ich das Aufnahmegerät benutzen?"

Mira nickte. „Sicher doch. Melissa, ich muss Ihnen sagen, dass die Karten nicht exakt die tatsächlich kommende Zukunft zeigen können. Die Zukunft ist abhängig von Ihren Entscheidungen, vom Tun oder Nichttun in der Gegenwart, auch von Ihren Gedanken, den Wünschen Ihrer Seele, die Ihnen nicht bewusst sind und anderen Einflüssen von außen. Nicht nur der Lebensplan hat Einfluss auf Ihr Leben. Was ich mithilfe der Karten machen kann ist, dass ich Ihnen aufzeige, welche Themen zurzeit bei Ihnen anliegen, wie die Tendenzen sind, welche Entwicklungen wahrscheinlich sind. Wissen Sie, ich bin keine Wahrsagerin, mehr eine Übersetzerin, die die Bilder deutet und die innere Sprache der Bilder versteht und dann dem Fragenden die Botschaft offenbart. Auf ernste Fragen gibt es ernst zu nehmende Antworten, auf belanglose Fragen ebenso belanglose Antworten."

Mira breitete nun die achtundsiebzig Tarotkarten fächerförmig vor mir aus. Sie forderte mich auf, mich auf meine Fragen zu konzentrieren und dann mit der linken Hand fünf verdeckte Karten spontan zu ziehen. Nach anfänglichem Zögern griff ich beherzt zu und traf fünf Mal meine Wahl.

„Decken Sie sie auf", ermunterte sie mich.

Eine Karte nach der anderen drehte ich um. Vor uns lagen: „Die Mäßigkeit", „Das Ass der Stäbe", „Das Ass der Kelche", „Der Mond" und „Die Liebenden".

Mira nahm die Karten zu sich und ließ sich Zeit, ehe sie sprach.

„Ich sehe allgemein, dass Sie jetzt die große Chance haben, Ihrem Leben eine Wende zu geben. Es will etwas Neues beginnen. Seien Sie offen dafür! Großes Glück und Zufriedenheit liegen vor Ihnen. Wenn Sie den Mut und wahrhaftig den brennenden Wunsch in sich haben, sich selbst zu entfalten und die volle Verantwortung für sich und Ihr Leben zu übernehmen, dann steht Ihrem Schicksal nichts im Wege. Es ist wichtig, dass Sie auch mit Gelassenheit die Ereignisse willkommen heißen. Es kommt einiges auf Sie zu! Handeln Sie maßvoll aus Ihrer Mitte heraus, gehen Sie in Harmonie mit den kosmischen Energien. Zügeln Sie ihre Wut. Diese Energie kann umgeleitet werden und Ihnen Kraft geben etwas aufzubauen, anstatt im Wutanfall etwas zu zerstören. Sie müssen lernen, diese Wut in Ihnen besser zu kanalisieren, Melissa. Sie stehen jetzt an einer wichtigen Schwelle. Die Frage ist, schaffen Sie es, sich von der Angst und Unsicherheit zu lösen und Ihrer Intuition zu vertrauen? Was sagt Ihnen Ihr Instinkt? Wenn Sie dann vor großen Entscheidungen stehen, und die werden kommen, dann hören Sie bitte vor allem auf Ihren Instinkt.

Was die Liebe angeht, so sehe ich für die Gegenwart ungestillte Sehnsüchte, auch Angst, und Sie glauben, ganz im Dunkeln zu stehen. Doch es zeichnet sich auch hier schon die Wende ab. Glückliche Zeiten erwarten Sie, oh ja, die große Liebe ist zum Greifen nahe! Und das sage ich nicht, um Sie zu trösten wegen Hardy, dieser treulosen Tomate. Nein, ich sehe – und das sehe ich jetzt nicht in den Karten, Melissa, sondern es schiebt sich meine mediale Sicht dazwischen - also ich fühle eine männliche Präsenz und ich sehe die Farben Grün und Blau. Das ist seltsam. Mir werden ganz deutlich diese beiden Farben als Kreise gezeigt. Dieser Mann, der in der nahen Zukunft auf Sie wartet, er wird Sie bedingungslos lieben und förmlich auf Händen tragen. Doch bevor es soweit ist, müssen Sie noch eine Prüfung bestehen, bevor Sie zu ihm gelangen. Ich sehe, wie Sie mit Entschiedenheit auf ihn zugehen, aber es ist noch eine Art Abgrund zwischen Ihnen. Bauen Sie eine Brücke, Melissa! Und wählen Sie gut.

Was Ihre berufliche Situation angeht: Sie haben, wie nur wenige Menschen es haben, wirklich die Chance, langfristig Ihrer Berufung zu folgen und Erfüllung zu finden. Nicht nur in der Liebe, auch im Beruf. Sie werden noch viel Lampenfieber aushalten müssen und einen schwierigen, aber bedeutsamen Schritt tun müssen. Sobald Sie auf dem richtigen Weg und auch mit dem ganzen Herzen bei Ihrer Aufgabe sind, steht dem Erfolg nichts im Wege. Ich sehe viele Möglichkeiten, viel Dynamik und Unternehmenslust. Und auch hier schimmern die Farben Blau und Grün durch. Sie untermalen förmlich ihre Zukunft."

Mira lehnte sich zurück. „Das ist alles, was ich dazu sagen kann."

Ich schaltete mein Aufnahmegerät aus. „Grün und Blau? Was bedeutet das?"

„Ich weiß es nicht, Melissa. Ich weiß nur, dass es ein wichtiger Hinweis ist, sonst wäre es mir nicht gezeigt worden. Behalten Sie diese spezielle Information einfach im Hinterkopf. Das ist, was ich Ihnen raten kann. Meistens fällt es einem wie Schuppen von den Augen, wenn man auf Ereignisse Rückblick nimmt und sieht, wie sich alles entwickelt hat. Dann weiß man auf einmal, was gemeint war."

„Warum werden die Informationen aus der geistigen Welt so verschlüsselt? Wäre es nicht besser, man bekäme klipp und klar gesagt, was Sache ist?"

Mira schüttelte entschieden ihren Kopf. „Nein, nein. Auf keinen Fall. Wir bekommen nie gesagt: Tu dies, tu das. Die geistige Welt achtet immer unseren freien Willen und nimmt uns vor allem keine Entscheidungen ab. Das wäre fatal, es würde unsere seelisch-geistige Entwicklung und Souveränität untergraben. Wir Menschen müssen unser Leben selbstverantwortlich gestalten. Auch auf die Gefahr hin, Fehler zu machen. So ist das nun mal."

„Mira, das ist so unglaublich. Eine neue Liebe? Die wahre Liebe sogar? Wo soll dieses Wunder von Mann denn auf einmal herkommen? Nein, ich denke, von der Liebe habe ich erstmal genug, schönen Dank auch. Und was soll das denn für eine Prüfung sein? Ob ich für ihn gut genug bin? Ob ich es wert bin, die große Liebe zu erfahren? Ich kann mir einfach nichts darunter vorstellen. Entschuldigen Sie bitte, wenn ich das so offen sage." Ich schüttelte zweifelnd meinen Kopf. Mit den Vorhersagen für meine berufliche Laufbahn konnte ich viel leichter konform gehen. Dass ein Wechsel bevorstand, war mir ja selber schon aufgefallen. „Okay, dann werde ich mir die Aufnahme zuhause nochmals anhören und mir Notizen machen. Mira, haben Sie vielen Dank für Ihre Arbeit, was bin ich Ihnen dafür schuldig?"

Sie schaute mich ein wenig irritiert an und meinte: „Auf der Fensterbank steht ein Sparschwein, das dürfen Sie füttern. Die Höhe des Betrages überlasse ich jedem selbst. Wie geht es denn Ihrer Mutter?"

„Oh. Besser als sonst. Sie ist momentan ganz aufgekratzt. Sie wird nach Sylt ziehen, in die Nähe ihrer Schwester. Ich habe sie lange nicht mehr so energiegeladen erlebt. Es ist mir fast unheimlich, sie so zu erleben. Übrigens kann ich ihre Wohnung übernehmen, das erste meiner Probleme hat sich also zur rechten Zeit in Wohlgefallen aufgelöst."

„Das freut mich zu hören. Umbruchzeiten im Leben sind immer so anstrengend, aber auch lohnend."

„Was ich Ihnen noch sagen wollte, wegen Ihrer Mutter, ich denke, dass sie hin und wieder noch in kleine Löcher fallen wird. Langjährige Depressionen verschwinden nicht so plötzlich vollständig. Seien Sie einfach darauf vorbereitet, und seien Sie dann bitte besonders lieb zu ihr. Johanna hat ihre Trauer nie richtig verarbeitet. Das ist ein langer, schwerer Prozess. Eine Ärztin hat zu mir selbst vor vielen Jahren einmal gesagt, trauern sei so schwer wie Bergwerksarbeit. Ich kann Ihnen versichern, ich habe jahrelang schwer geschuftet, um aus dem Dunkel der Trauer wieder ans Licht zu kommen. Es war hart."

Mira ließ die Mundwinkel hängen und sackte bei der Erinnerung ein klein wenig zusammen. Ich sah förmlich die Last der Vergangenheit, die sie niederzudrücken drohte. Dieser Anblick verunsicherte mich. So kannte ich Mira gar nicht. Um ihre Aufmerksamkeit in die Gegenwart zu lenken, wechselte ich das Thema mit dem Erstbesten, was mir einfiel.

„Heute habe ich den Postboten getroffen!"

Mira schaute verwirrt drein.

„Ihren Postboten, Mira. Ich meine den Mann, der mich ins Haus getragen hat, als ich damals mit Thaddäus kollidierte. Wir haben uns nett unterhalten im Einkaufszentrum."

Ihr Gesicht hellte sich auf. „Ach, Valerius! Ein prima Junge, ich mag ihn sehr. Er ist freundlich, fleißig und tüchtig." Lächelnd erzählte Mira, dass er seinen Namen Valerius nicht wirklich mochte, er fühle sich damit uralt, hätte er ihr gesagt.

„Valerius will im Ausland studieren, er hat sogar ein Stipendium bekommen. Ich habe ihn stundenweise als Gärtner beschäftigt, damit sein finanzielles Polster dicker wird. Er ist wirklich ein tüchtiger junger Mann und auch ein sehr zielstrebiger! Ich habe ihn immer als sehr zuverlässig erlebt."

„Oh ja, er geht nach Australien! Er hat es mir gesagt. Meeresbiologie! Das finde ich sehr interessant. Damals, als ich mein Studium plante, da musste ich mich entscheiden. Ich wollte gerne journalistisch arbeiten, aber das Thema Umweltschutz hat mich auch sehr gereizt. Tja, jetzt bin ich wieder in der Situation, eine Entscheidung treffen zu müssen. Ich habe erfahren, dass das FRiZ-Magazin wohl zum Jahresende eingestellt wird. Es steht noch nicht fest, ob wir alle entlassen werden oder wie es überhaupt weitergeht. Bisher sind nur Gerüchte im Umlauf, aber sehr konkrete Gerüchte! Ich denke, dass wir bald vor vollendete Tatsachen gestellt werden."

„Du meine Güte. Da haben Sie aber wirklich viel zu bewältigen, Melissa. Ich hoffe, der Einblick in Ihre Karten wird Ihnen behilflich sein. Das Magazin werde ich auf jeden Fall vermissen, ich habe es immer gerne gelesen. Leider muss ich jetzt unsere Sitzung beenden. Ich habe einen weiteren Termin vergeben für diesen Nachmittag."

„Natürlich. Ich bin sofort weg." Ich fütterte das Sparschwein mit einem 50 € Schein, steckte mein Aufnahmegerät ein und stand auf.

„Für den Fall, dass Ihre Mutter unter Tage geraten sollte, Sie wissen was ich damit meine, dann sagen Sie mir bitte Bescheid, ich habe da noch etwas, was ihr weiterhelfen könnte, falls sie Hilfe wünscht. Es ist ein Büchlein."

Wir verabschiedeten uns mit dem Versprechen, in Kontakt zu bleiben. Nachdenklich fuhr ich nach Hause. In der Wohnung, die ich noch für kurze Zeit bewohnte, betrachtete ich erfreut das Ergebnis meines kleinen Kaufrausches. Insgesamt war ich mit dem Tag doch recht zufrieden. Ich schnitt die Preise von meiner neuen Kleidung ab und steckte sie gleich in die Waschmaschine. Als ich die Nougat-Schachteln aus der Einkaufstüte nahm und die leere entsorgen wollte, entdeckte ich in ihr einen Zettel mit einer Handynummer. Er war unterschrieben mit einem schwungvollen *V. M.* Ich lächelte und dachte: *Valerius Mergenthaler klingt doch stimmig.* Ich speicherte die Nummer unter „Val. M." ab und fragte mich, ob ich den Mut haben würde, ihn anzurufen. Warum hatte er mir seine Nummer zugesteckt? Ob er ein Auge auf mich geworfen hatte? Der Gedanke war mir angenehm. Es kribbelte so schön in meinen Adern.

Jetzt, wo es Mutter wieder gut ging und ich abends genug Muße und Ruhe fand, nahm ich Miras Buch wieder zur Hand und las weiter. Ich erfuhr, dass eines Morgens, als Frau Mertens ihrem Sohn noch vor der Schule schnell die Haare schnitt, sie bemerkte, dass eine Pupille größer war als die andere. Da sie als junge Frau eine Arzthelferinnenausbildung gemacht hatte, wusste sie, dass dies ein ernst zunehmendes neurologisches

Symptom war. Am nächsten Tag schon konnten sie beim Neurologen vorstellig werden. Die Diagnose war niederschmetternd! Martin hatte einen Hirntumor in der Pinealisregion. Dieser hatte auch den übergroßen Hunger verursacht. Die Erkrankung nahm schnell einen dramatischen Verlauf, weil der Abfluss des Hirnwassers gestört war und der Druck aufs Hirn immer mehr zunahm und furchtbare Kopfschmerzen und Übelkeit verursachte. Daher wurde der Junge noch am Wochenende notoperiert und ein Shunt gelegt, damit das Hirnwasser in den Bauchraum abfließen konnte. Erst vierzehn Tage später hatte er sich soweit erholt, dass der Tumor operativ entfernt werden konnte. Die feingewebliche Untersuchung ergab ein gutartiges Teratom. Nach insgesamt vier Wochen wurde er mit guter Prognose und Nachsorgeterminen nach Hause entlassen.

Aber der Schein trog, wie Frau Mertens schrieb:

Ab Januar durfte Martin wieder zu Schule. Den Herbst über sollte er zuhause ruhen. Der nächste Arztbesuch sollte im Februar gemacht werden. Der Herbst ging, der Winter kam, und mit ihm kam eine Veränderung in Martins Wohlbefinden. Dann und wann drückte wieder der Kopf, er mochte sich nicht hinlegen und er wurde wieder ängstlich. Ich holte mir telefonisch Rat in der neurologischen Praxis. Die Helferin meinte, es könne auch Wetterfühligkeit sein, nach so einer OP wären gelegentliche Beschwerden nicht ungewöhnlich. Der Doktor sei leider über Wochen ausgebucht und ohne eindeutige neurologische Symptome könne sie mir auch keinen Termin geben. Ich ließ mich von ihr abwimmeln, in der

Hoffnung, mein ungutes Gefühl möge unbegründet sein und ich behielt Martin stets wachsam im Auge. Er selber wollte auch lieber bald wieder zur Schule gehen. Ich ahnte aber, was nun kam. Kurz darauf brach er zusammen und wurde als Notfall in die Neurologische Fachklinik gebracht. Die Untersuchung zeigte, was eigentlich extrem unwahrscheinlich gewesen war: Ein neuer Tumor hatte sich gebildet, sehr viel größer als der erste. Und da er so unglaublich schnell gewachsen war, konnte es sich nur um einen bösartigen Tumor handeln.

Bösartig! Großer Gott! Innerlich angespannt las ich, dass die OP sechs Stunden andauerte. Die Ärzte waren fassungslos, denn es war so extrem selten, dass ein gutartiges Teratom doch entartete. Als wäre das allein nicht schlimm genug, hatten sich auch viele Metastasen im Kleinhirn gebildet. Sobald er sich von der großen OP erholt hatte, sollte er in einer anderen Klinik einer Strahlenbehandlung und Chemotherapie unterzogen werden. Wie viel kann ein Mensch ertragen, fragte ich mich erneut. Was ich als nächstes las, überstieg das Maß dessen, was ich ertragen konnte:

Kurz bevor Martin in die Medizinische Hochschule verlegt werden sollte, bekam er Lähmungserscheinungen an der linken Körperseite. Sein Zahnbecher fiel ihm aus der Hand, er hatte wieder stärkere Doppelbilder und leicht erhöhte Temperatur. Niemand konnte es so recht deuten. Am nächsten Tag, als mein Mann, Markus und ich bei Martin zu Besuch waren, geschah etwas Furchtbares.

Die große Narbe am Hinterkopf brach auf. Aus einer kleinen Stelle traten Eiter und Blut aus! Die Krankenschwestern, die Martins Lähmungserscheinun-

gen erst noch abgetan hatten als Hysterie und Wehleidigkeit, liefen plötzlich alarmiert umher und ein Arzt wurde schleunigst herbeigeholt. Allen stand das Entsetzen im Gesicht und Martin wurde abwechselnd blass und rot. Gott sei Dank war gerade der OP frei geworden und er wurde sofort in Narkose versetzt. Wir standen alle unter Schock. Mein Mann und Markus, denen schlecht geworden war, fuhren nach Hause und ich blieb in der Klinik, wartete Stunde um Stunde, bis der Diensthabende zu mir kam und sagte, Martin hätte noch mal Glück im Unglück gehabt, der Schädelknochen sei zwar infiziert, aber die Hirnhaut sei noch intakt. Postoperative Infektionen wären extrem selten, er könne es sich nicht erklären und es täte ihm so leid. Martin würde nun erst einmal auf der Intensivstation bleiben müssen und hochdosierte Antibiotika intravenös bekommen. Da ich an diesem Tag nicht mehr zu ihm durfte, fuhr ich nach Hause.

Geschockt, verbittert, verzweifelt.

Eigentlich wollte ich jetzt das Buch aus der Hand legen und nie wieder anfassen. Aber dann dachte ich mir, die Familie hat das alles erlebt und musste das aushalten. Durch das Lesen war ich zu einem Zeugen geworden und ich wollte nicht feige sein und es aus einem Gefühl der Solidarität heraus auch aushalten, bis zum Ende. Ich ahnte, dass es ein bitteres sein würde. Aufgewühlt las ich weiter:

Die Ärzte hatten Martin in ein künstliches Koma versetzt. Leider war der Professor im Urlaub, aber sein medizinischer Stab hielt telefonisch Kontakt zu ihm. Man erklärte mir, eine infizierte Wunde dürfe nicht ge-

schlossen werden, weil sich sonst die Bakterien unter Luftabschluss wieder vermehren würden. Der Knochen war vereitert, er war nicht mehr zu retten. Jeden Tag fuhr ich mit der Bahn fünfzig Kilometer zu Martin in die benachbarte Stadt, wo das Medizinische Zentrum war. Ich hielt seine fiebrige Hand und streichelte ihn, sprach mit ihm, weinte an seinem Bett. Sein Beutel mit den Heilsteinen, den er seit seiner Erkrankung getragen hatte, hing nun über ihm am Kopfende des Bettes und ich hoffte, sie würden zu seiner Heilung beitragen. Die Schwestern hatten mir geraten, ich solle von Zuhause ein oder zwei von seinen Kuscheltieren mitbringen, damit er etwas Vertrautes im Unterbewusstsein spüren konnte.

Die Tage vergingen. Trotz ausgewählter Antibiotika wollte das Fieber nicht sinken, obwohl die Wunde inzwischen "rein" war. Jeden zweiten Tag hatte man die Wunde chirurgisch gesäubert und langsam wuchs sie zu. Das Fieber widersprach. Eines Nachts dann hatte der Diensthabende ein ungutes Gefühl, er überprüfte Martins Pupillen und fand sie starr. Martin lag im Sterben! Er wurde in den OP gebracht. Es zeigte sich, dass drei große Eiterherde sich zwischen den Hirnhälften gebildet hatten! Die Infektion hatte also doch nicht Halt gemacht vor der Hirnhaut. Sie kam von innen nach außen – nicht umgekehrt! Zwei Eiterherde konnten von den Neurochirurgen entfernt werden, doch der dritte lag tief zwischen den Hirnhälften, ganz tief im Kopf. Nicht mal der Oberarzt traute sich da ran. Der Professor kam aus seinem Urlaub zurück und kümmerte sich um den verbliebenen Eiterherd. Es war eine lebensgefährliche OP, aber nichts tun, wäre noch gefährlicher gewesen.

Martin war noch nicht bereit zum Sterben. Er überlebte es. Nach einiger Zeit, ich weiß gar nicht mehr, nach wie vielen Wochen, konnte er langsam aus dem künstlichen Koma aufgeweckt werden. Er schaffte es, alleine zu atmen. Er konnte nicht mehr schlucken, nicht mehr sprechen und seine linke Körperhälfte war gelähmt. Während des Komas hatte er einen Hirnschaden durch Schlaganfall erlitten, hervorgerufen durch Sauerstoffmangel und absterbendes Gewebe. Aber, bei Gott, er LEBTE!

Solidarität hin und her, jetzt konnte ich nicht mehr! Ich ging weinend vom Balkon in die Wohnung. Nach kurzem Zögern nahm ich mir den Autoschlüssel, flüchtete mich zu Max und fuhr raus aus der Stadt. Mir war egal wohin, Hauptsache raus ins Grüne! Als ich dann am Waldrand auf der riesigen Baumwurzel saß, meinem ganz persönlichen Kraftort, wurde ich gewahr, dass ich das Buch unbewusst mitgenommen hatte. Es lag auf dem Beifahrersitz. Ich fühlte mich gleichermaßen davon abgestoßen und angezogen. Da der Tag sich schon dem Ende zuneigte, beschloss ich weiterzulesen. Schlimmer als es jetzt gewesen war, konnte es ja nicht mehr werden. Obwohl ich diesbezüglich insgeheim meine Zweifel hatte.

Als nächstes berichtete Frau Mertens von Träumen und Vorahnungen:

Langsam lernte er wieder zu schlucken und zu sprechen. Er klagte über seinen Arm und sein Bein, weil er sie nicht spüren konnte, er erzählte von seinen Träumen während des Komas. Sie waren erfüllt von Kampfszenen, Gut gegen Böse, viel Gewalt, Blut und Gefahr. Aber auch

Reisen in andere Länder, sogar nach Japan mit mir zusammen. Wir flogen wie Vögel über das Land. Sein Unterbewusstsein hatte also meine tägliche Gegenwart gespürt. Er sprach auch von einem weißen Schiff und ich erschrak, denn ich assoziierte es mit der Totenbarke alter Mythologien.

Während dieser Zeit fingen meine „Träume" an, nein, eigentlich schon lange vorher. Mein direkter Kontakt mit dem Jenseits begann an dem Morgen als ich im Moment zwischen Aufwachen und vollem Tagesbewusstsein eine männliche Stimme hörte, die mir sagte: "Martin hat einen Gehirntumor". Das war noch bevor er erste neurologische Symptome gezeigt hatte, also im Juli des Vorjahres.

Jetzt erinnerte ich mich wieder daran. Ja, ich wusste es wieder. Ich hatte nach diesem Erlebnis gedacht: „Meine Güte, was machst du dir jetzt schon wieder für unnötige Sorgen, wovon träumst du denn bloß?" Und dann verdrängte ich gleich die warnende Stimme und schimpfte innerlich mit mir, wegen meiner Ängstlichkeit und „Schwarzseherei". Ich konnte ja damals nicht wissen, dass Jenseitskontakte etwas Reales sind, dass wir Menschen tatsächlich von helfenden, liebenden Geistwesen begleitet werden.

Ich erinnere mich auch an etwas, das kein Traum war, sondern während des Tages geschah, während eines meiner vielen Aufenthalte im neurochirurgischen Krankenhaus. Ich schob Martin im Rollstuhl über den Hof des Krankenhauses. Mein Herz war so schwer, ich war unerträglich traurig. Auf einmal spürte ich die Anwesenheit mehrerer Geistwesen um mich herum. Sie waren vor mir, hinter mir, neben mir, mindestens fünf oder sieben verschiedene Geistwesen. Von ihnen ging eine Welle des Mitgefühls und der Unterstützung aus. Der, der hinter mir ging, trat in mich hinein, legte seine Hände unter mein Herz und hob es an. Ich fühlte förmlich, wie mein Herz leichter wurde. Das ist eine so schöne Erinnerung, ein helles Licht in meiner dunkelsten Lebenszeit.

„Von allen Seiten umgibst du mich und hältst deine Hand über mir." Psalm 139,5

Während Martins Gehirn vom Eiter vergiftet wurde, hatte ich einen Traum von einer brennenden, schwelenden Stadt mit lauter Totengeistern mit blanken Gesichtsknochen. In diesem Traum versuchte ich verzweifelt, Rohre zu legen, um das Wasser zum Löschen holen zu können, aber sie fielen mir immer auseinander. Dann, gegen Morgen, fiel Regen vom Himmel und die Totenkopfgeister verschwanden. Ich hatte in der folgenden Zeit mehrmals Träume, die mir die Lebensgefahr zeigten, wie zum Beispiel brennende Meteoriten, die genau neben seiner Kinderkarre niederdonnerten, aber auch, dass der Tod abgewehrt wurde. Ich sah ihn in diesen Träumen seltsamerweise als Kleinkind.

Mittlerweile waren dunkle Wolken aufgezogen und ich fröstelte, wie ich da auf der Baumwurzel saß und las. Aber das lag nicht nur am Wetter. Die Ärzte hatten den Eltern die vollständige Diagnose mitgeteilt. Teratom, Germinom und embryonales Rhabdomyosarkom. Ich verstand die Worte nicht, aber sie hatten einen bösen Klang. Die Ärzte hatten den Eltern auch gesagt, die Anlagen dazu mussten sich schon vor der Geburt in einem ganz frühen embryonalen Stadium manifestiert haben.

Martin war nun ein Pflegefall. Die Familie war rund um die Uhr eingespannt. Die meiste Last der Pflege trug aber Frau Mertens allein. Sie verschmolz förmlich mit den Bedürfnissen des Jungen und plünderte ihre letzten Kraftreserven. Sie schrieb:

Die monatelange Chemotherapie war sehr anstrengend, nicht nur für Martin. Nach einer Woche Therapie durfte er für zwei, drei Wochen nach Hause, bis das Blutbild sich gebessert hatte. In dieser Zeit war er rund um die Uhr auf Pflege angewiesen. Allein schon durch die restliche linksseitige Lähmung, durch den Hirnschaden und die Schwäche. Sein Magen war so ruiniert, dass er quasi wie ein Baby ernährt werden musste. Oft hatte er Appetit auf was "Kräftiges", doch er erbrach es immer wieder, auch kleine Portionen. Insgesamt nahm er 20 kg ab. Die Narben an seinem Körper, so um die Zwanzig mittlerweile, leuchteten tiefrot. Sein Hinterkopf hatte eine große Delle nach innen, weil der Knochen fehlte. Das Druckventil vom Shunt lag unter der Kopfhaut oben rechts, und er hatte keine Haare mehr. Er hatte sich sehr verändert. Nicht nur äußerlich. Martin war auch ein anderer Mensch geworden.

Nach der ersten OP war er noch das aspergertypische Kind gewesen. Ungeduldig, egozentrisch, gierig. Mittlerweile war er ruhig und abgeklärt, dankbar, mitfühlend, demütig und weise. Eine ganz typische Entwicklung bei Krebskindern, sagte man mir. So angenehm es auch für uns war, es machte mir auch Angst. Er war so fertig in seiner Persönlichkeitsentwicklung. So vollendet.

Die Chemotherapie bewirkte letztlich außer einer Schwächung seiner Lebenskraft gar nichts. Wenigstens wuchs der große Tumorrest nicht weiter, aber die kleinen Metastasen taten es! Im Kleinhirn wuchs ein neues Problem heran, welches ihm erhebliche motorische Schwierigkeiten und Gleichgewichtsprobleme verursachte. Er war fast vollständig auf den Rollstuhl angewiesen.

Jeden Tag rieb ich ihn mit einem Aura-Soma-Öl ein: Rot-Weiß / Der Christus.

Martin hatte es selber ausgewählt, ohne um die nähere Bedeutung zu wissen. Es duftete herrlich nach Zitrusfrüchten und er genoss die Zuwendung und Streicheleinheiten. Auch sein Beutelchen mit den verschiedenen Heilsteinen lag immer unter dem Kopfkissen, oder er trug es dicht am Körper. Gegen Ende des Jahres begann dann die Strahlentherapie. Nicht nur das Gehirn, auch die Wirbelsäule wurde bestrahlt. Wir fuhren nun täglich Montag bis Freitag von zuhause mit dem Taxi in die benachbarte Stadt ins Medizinische Zentrum. Das war sehr anstrengend. Nach einigen Wochen musste die Bestrahlungsserie unterbrochen werden, weil die Thrombozytenzahl so tief abgesunken war, dass innere Blutungen zu befürchten waren. Ebenso waren die roten und weißen Blutkörperchen stark vermindert und Martin brauchte wieder Bluttransfusionen. Irgendwann während der Chemo-Zeit hatten wir aufgehört, diese mitzuzählen. Wir waren mehr im Krankenhaus als zuhause.

Den Aufzeichnungen von Frau Mertens zufolge feierte er seinen fünfzehnten Geburtstag im Kreise der Familie und einigen Freunden aus der Tagesbildungsstätte der Lebenshilfe. Es war August, und für das kommende Frühjahr, gleich nach Ostern, war eine Kur am Meer für ihn geplant, in einem Spezialtherapiezentrum für Kinder mit neurologischen Schäden. Diese Maßnahme musste nach zwei Wochen abgebrochen werden, weil eine vollständige Lähmung der Blase und des gesamten Unterkörpers auftrat. Er wurde in die neurologische Klinik an den Heimatort zurückverlegt. 200 km Fahrt lagen vor ihm. Das Undenkbare, dieser so überaus seltene Fall, war eingetreten: Er hatte unzählige winzige Tumoren innerhalb des Wirbelkanals. Trotz der Bestrahlung!

Frau Mertens schrieb:

Das konnte doch alles nicht wahr sein! Alles war umsonst gewesen, die ganze Quälerei mit Chemo und Bestrahlung. Ich konnte doch nicht zu meinem Kind gehen und sagen: Es tut mir leid, der Krebs ist wieder da und wir können nichts mehr dagegen tun.

Wir saßen mit dem Professor wie betäubt in diesem Besprechungsraum und rangen mit uns.

Gott, was sollten wir tun? Was sollten wir ihm sagen?

Der Professor meinte, er hätte in seiner langen Laufbahn nie einen so schweren Krankheitsverlauf erlebt.

Wir einigten uns darauf, vorerst nur die halbe Wahrheit zu sagen. Und die war schon grausam genug. Völlig gelähmt, den Rest seines Lebens. Die Krise kam bald. Martin realisierte die ganze Wahrheit, weinte und klagte sein Leid. Ich hielt seine Hand und meine Schwester, die gerade zu Besuch war, die andere. Martin sah im Tod Erlösung und wollte sterben und bat mich um Verzeihung dafür, doch ich sagte ihm: „Es ist gut, mein

Kind, du darfst sterben. Ich verstehe das." Und wir weinten und weinten.

Danach fiel Martin in Schweigen. Und dann war es, als hätte dieses Gespräch nie stattgefunden. Er verdrängte komplett und machte mit der Fernbedienung den Fernseher an. In den Fingern hatte er noch einen Rest Kraft. Genauso wie er hatte auch ich etwas verdrängt. Nämlich einen Traum, der mir seinen Tod unmissverständlich ankündigt hatte. Ich kann nicht mehr sagen, wann er zu mir gekommen war. Sicher lange vor diesem Tag der unausweichlichen Wahrheit.

Ich träumte von einem Weg, der sich gabelte. Nach links ging Markus vor uns Eltern her, dieser Weg hieß Freiheit, Offenheit, Sicherheit. Mein Mann und ich wollten auch dorthin gehen, aber wir merkten, dass Martin fehlte. Sein Weg endete weitab in einer Sackgasse in einem leeren Raum. Wir eilten zu ihm. Da war eine geistige Präsenz, nicht böse - aber fest und unerbittlich, alt und ehrwürdig wie ein archaischer Priester. Sie verkündete wortlos, dass sein Tod beschlossene Sache sei. Er würde sterben, kein Weg würde daran vorbeiführen. Wir standen bei Martin und konnten nichts tun, außer für ihn da zu sein. Dann endete der Traum.

Im Grunde hatte ich tief in meinem Inneren seit langem gewusst, dass Martin an dieser Krankheit sterben würde, aber ich hatte immer gehofft, er könne umkehren und die Sackgasse verlassen.

Das Pflegepersonal im Hospiz, wohin er dann alsbald auf unseren Wunsch hin verlegt wurde, gab sich sehr viel Mühe. Es war für sie schwer zu ertragen, einen Fünfzehnjährigen beim Sterben zu begleiten, denn sie hatten bisher immer nur alte Menschen im Hospiz gehabt. Die Pfleger hatten schon vor unserer Ankunft einen Fernseher für Martin besorgt. Er war sehr zufrieden mit der neuen Umgebung. Zu diesem Zeitpunkt konnte er immer noch seine rechte Hand etwas bewegen. Sie organisierten sogar einen Krankengymnasten, der mit dem rechten Arm trainierte, weil Martin glaubte, dass dieser Arm noch mal kräftig werden würde. Wir ließen ihm diesen Glauben. Ein Mensch darf nicht ohne jegliche Hoffnung sein.

Tag und Nacht blieb ich bei Martin und kümmerte mich um seine Bedürfnisse. Wir richteten ihm das schöne Zimmer mit persönlichen Gegenständen ein. Ich brachte seine Lieblingsmusik mit. Die Tage vergingen, Martin wurde immer hinfälliger und müder und brauchte mehr und mehr schmerzlindernde Medikamente. Sein Dekubitus am rechten Fuß, den er noch aus der Zeit auf der Intensivstation hatte, trocknete langsam ab und verschorfte. Ich lernte viel über die Pflege eines Schwerstkranken.

Meine Freundin sorgte dafür, dass ich nicht vierundzwanzig Stunden am Tag bei Martin im Zimmer blieb. Sie ging mit mir spazieren, lud mich zum Essen ein und fuhr mit mir zu einer Gärtnerei oder in ein Büchergeschäft, damit ich Ablenkung hatte. Auch mein Mann war sehr fürsorglich und lieb und ging mit mir am Wochenende im Wald spazieren, und wir frühstückten manchmal in einem Café. Wochentags musste er arbeiten gehen und sich um Markus und den Haushalt kümmern. Aber es zog mich immer sehr bald zu Martin zurück. Niemand wusste, wie lange er noch leben würde, und ich wollte ihn nicht alleine sterben lassen.

Eines Tages konnte der Blasen-Katheter nicht mehr eingeführt werden und Martin musste per Krankenwagen ins nächste Krankenhaus in die Urologische Abteilung gebracht werden. Er brauchte viel Beruhigungsmittel, dämmerte vor sich hin und zitterte dennoch am ganzen Leib. Man legte ihm durch die Bauchdecke einen Dauerkatheder. In meinem Beisein! Es war nur ein kleiner Eingriff. Aber ich hatte schon miterlebt, wie die Narbe am Hinterkopf sich öffnete und Eiter absonderte, und anderes Belastendes, und nun musste ich auch noch mit ansehen, wie ihm der Bauch aufgeschnitten wurde. Sein Urin spritzte durch die Bauchdecke, wenngleich es nur ein winziger Schnitt war. Woher nahmen Ärzte die Erwartungshaltung an die Mütter oder Väter, dass sie dies alles mit ansehen und ertragen können?

Wo lag meine Grenze des Ertragbaren?

Ich hatte sie schon lange überschritten.

Manches Mal in der Nacht rang ich mit Gott, dem Herrn. Ich reckte ihm im Geiste voller Wut meine Faust entgegen und rief: WAS NOCH? WAS WILLST DU UNS NOCH ALLES ZUMUTEN?

Ich bekam keine Antwort.

Oder doch?

Ich träumte von einem Kalender, ich sah den 15. Mai und verschwommen noch drei weitere Tage. Am 18. Mai war es dann soweit. Martin ging ganz leicht hinüber in die nächste Welt.

Am Tag zuvor hatte meine hellsichtige Freundin Schatten an seinem Bett gesehen, so wie sie während ihrer langen Dienstzeit als Krankenschwester auf der Intensivstation schon immer Schatten bei den Sterbenden gesehen hatte. An diesem Tag lächelte Martin entspannt im Schlaf und es war eine so feierliche Stimmung in seinem Zimmer, so golden und schön, die ich leicht wahrnehmen konnte. Ich bin sicher, "SIE", seine Engel, zeigten ihm schon eine Aussicht in den Himmel.

Wir hielten seine Hände. Ich übergab seine Seele aus meiner Hand an Gottes Hand. So steht es auch auf seinem Grabstein. Nicht: IN Gottes Hand, sondern AN Gottes Hand, so wie ein Kind an der Hand der Eltern geht. Und er war all die Jahre an meiner Mutterhand gegangen, weil er sich oft vor der Welt fürchtete.

Seine letzten Worte waren: „Ich kann nicht mehr."

Die Pflegerin des Hospizes brachte eine Kerze und zündete sie an. Meine Freundin öffnete nach altem Brauch die Terrassentür, „damit die Seele leichter aufsteigen könne". Ich küsste seine Lippen und seine Stirn. Ein allerletztes Mal. Dann zogen wir ihm seine Lieblingskleidung an, hängten seinen Beutel mit den Heilsteinen um seinen Hals und legten in seine Hand eine Engel-Figur. Er sollte mit Martin zusammen in den Himmel fliegen.

7

Wenn Engel vor Freude tanzen

Am Vorabend des 23. September waren vier von Miras Freunden im Haus, um das Fest vorzubereiten. Klara war gekommen und Joachim der Harfenist, auch die Zwillingsbrüder Torsten und Torben, beide in der Fachwelt hochgeachtete Astrologen.

Während Mira und Joachim in der Küche Vorbereitungen für das morgige Büffet trafen, bereiteten die Zwillinge und Klara das Wohnzimmer und die Diele vor. Sie putzten zu Ehren des Anlasses Fenster und Fußböden, räumten die Sitzmöbel um und stellten den stabilen Bierzelttisch auf. Er wurde mit schönen Tüchern und gestickten Tischbändern zu einer Festtafel gemacht. In der Diele stellten sie den traditionellen „Tisch der Engel" auf. Dieser Tisch wurde besonders sorgfältig und liebevoll geschmückt. Klara hatte die Aufgabe übernommen, die Blumengirlande zu binden. Miras Garten gab so viel her. Sie wählte die violetten Strauchastern, das Septemberkraut, die letzten Rosen, dann noch die Rispen des Federmohns und viel Sonnenhut. Lavendel, Salbei und Frauenmantel rundeten das Bild ab. Eine etwas eigenwillige Komposition, aber warum nicht? Die Girlande kam dann über Nacht in die Badewanne mit etwas Wasser zum Frischhalten. Klara würde heute Nacht im Gästezimmer schlafen und zum Beginn der Blauen Stunde aufstehen, der Sonnenaufgang würde um 7 Uhr 11 erfolgen. Weil Miras Haustür nach Osten ausgerichtet war, konnte der erste Sonnenstrahl die Girlande segnen und diese den ganzen Tag über an jeden Menschen, der durch diese Tür ein- und ausschritt, den Sonnensegen weitergeben. Am Abend würden sich alle Gruppenmitglieder nach Sonnenuntergang um 19 Uhr 20 vor der Tür versammeln, ein letztes Dankgebet sprechen und die Girlande abnehmen. Im Lauf der Jahre hatten sie ihre kleinen, eigenen Traditionen entwickelt und hielten mit Freude daran fest.

Joachim war Hobbykoch und stand Mira in seinen Fähigkeiten in nichts nach. Während Mira ihren Pfirsich-Mandel-Kuchen buk, bereitete er die Metaxa-Marinade für die „Suflaki-Schnitzelchen" vor. In einem Gefrierbeutel mischte er Olivenöl, Zitronenöl, etwas Chili, frische Thymianzweige, dazu Bergbohnenkraut und einen kräftigen Schuss Metaxa. Dann legte er kleine Schweineschnitzel hinein, verschloss die Tüte mit einem Clip und legte sie über Nacht in den Kühlschrank. Die Pellkartoffeln für den Kartoffelsalat nach griechischer Art waren inzwischen ausgekühlt und ließen sich rasch abpellen. Ein schlichtes Rezept, aber sehr schmackhaft. Weil Klara unter einer Fruchtzuckerunverträglichkeit litt, würde er ihn mit Reisessig und Zitronensaft abschmecken, denn andere Essigsorten machten sie krank.

Auf dem Plan fürs Büffet standen noch die Kürbissuppe mit Ananas und Ingwer, gedrehte Blätterteigstangen, Würstchen im Blätterteig, in Butter gebratene Austernpilze, mit Sesam panierte und gebratene Räuchertofu-Scheiben, dazu wurde Frühlingsdippsoße und Sojasoße gereicht. Was noch? Joachim schaute auf Miras Notizen. Ach ja, Dönertaschen mit Huhn. Nicht wirklich das klassische Dönerrezept, aber dennoch gut. Die meisten dieser Speisen würde er erst morgen früh mit Mira gemeinsam zubereiten. Die anderen Mitglieder der Gruppe hatten die Aufgabe, auch noch Essen und Kuchen mitbringen, sodass der Tisch reich gedeckt werden konnte. Dieses Jahr war Gretchen an der Reihe, die traditionellen Engelkekse zu backen. Freddy würde für Getränke sorgen, einschließlich Kaffee, und die Zwillinge würden noch mehr Geschirr und Besteck mitbringen. Letztes Jahr waren wirklich viele Dorfbewohner und andere Gäste zum Engelfest gekommen. Der Erlös ihrer Jahresarbeit, die Einnahmen vom Büffet, Spenden und Erträge des kleinen Flohmarktes hatten im Jahr zuvor die stattliche Summe von 4.840 € eingebracht. Der Bürgermeister hatte zum allgemeinen Erstaunen noch tief in seine private Tasche gegriffen und auf 5500 € aufgestockt. Der Scheck ging an eine Behinderteneinrichtung für blinde und sehbehinderte Kinder in der Region. Dieses Jahr sollte die Arbeit der ambulanten Hospizschwestern Unterstützung erhalten.

Mira kam aus der Küche heraus, besah sich die Arbeit von Klara, Torsten und Torben, und ihr Gesicht leuchtete vor Freude. „Gut gemacht, meine Lieben. Sieht alles schön aus. Lasst uns jetzt einen Abendsegen sprechen und dann muss ich schlafen gehen, ich kann nicht mehr lange auf den Beinen sein.“ Joachim kam hinzu und alle ergriffen die Hände ihres Nächsten und bildeten einen Kreis um den Engel-Tisch herum. Mira, als Älteste der Gruppe, übernahm das Amt des Sprechers.

„Herr, wir bitten Dich um Deinen Segen
für unsere Arbeit am Nächsten.
Wir haben dieses Haus vorbereitet
auf die Ankunft deiner Engel.
Wir erbitten ihre Anwesenheit für den morgigen Tag.
Bitte segne alle, die hier ein- und ausgehen
und auch das Werk ihrer Hände
und die Gaben, die sie bringen.
Wir erbitten für ein weiteres Jahr
Kraft und Inspiration
und danken Dir, dass wir diese Arbeit tun dürfen
mit den Gaben, die Du uns in Deiner Liebe
und Weisheit verliehen hast.
Bitte verleihe uns ein tapferes, unermüdliches Herz
und mache alle, die guten Willens sind,
zu einem Kanal deiner Liebe und Güte.
Amen."

Was mir wirklich konkrete Sorgen machte, war die offizielle Mitteilung der Verlagsleitung, die alle bei FRiZ vorgestern erhalten hatten. Ab dem 1. Januar würde ich mich in der Arbeitslosenstatistik wiederfinden, sollte ich bis zum Jahresende keinen neuen Job bekommen. Erika und ich waren auf Distanz gegangen und sprachen nur noch das Nötigste miteinander. Hardy war weg, Mutter würde nun auch bald weg sein. Eine beste

Freundin hatte ich nicht. Genau genommen und bei Licht betrachtet, war ich ziemlich allein. Darum freute ich mich über die bevorstehende Abwechslung. Mira hatte mich eingeladen zum Engelfest. Meine kleine Reportage über die „Dorfheilerinnen in Deutschland" war bei den Lesern gut angekommen. Darum hatte ich den Auftrag erhalten, nochmals zu Mira zu fahren und über das Fest zu berichten. Dieser Artikel sollte im letzten Heft erscheinen, in der Dezemberausgabe.

Am 23. September fuhr ich also um die Mittagszeit nach Strümpfelbach in Begleitung unseres Fotografen Ansgar, ein Unsympath, wie er im Buche stand. Diesmal konnte ich nicht vor dem Gartentor parken, geschweige denn vor dem Haus. Alles belegt! Drei Straßen weiter bekam ich einen Parkplatz und auch nur, weil mein Max klein genug war, um sich zwischen zwei Bäume zu quetschen. Ich nahm meine Handtasche, klemmte das Buch unter den Arm und ging zielstrebig die Straße zurück. Ansgar trottete lustlos hinter mir her. Als wir am Lindenhaus ankamen, ging gerade eine Abordnung des örtlichen Kindergartens durch das Rosentor und stürmte mit fröhlichem Gelächter das Haus. Die Kinder hatten Kartons in ihren Armen mit Engelchen aus Tonpappe, soweit ich das sehen konnte. Ich folgte ihnen und staunte nicht schlecht. Das war ja der reinste Basar hier! Ich sah Tische mit den verschiedensten Angeboten: Selbstgestrickte bunte Strümpfe, Fotobriefkarten mit Umschlag, CDs mit Harfenmusik von Joachim, kleine Körbe mit Halbedelsteinen, sogar Weihnachtsanhängerchen aus Bienenwachs – lauter Engel und Sterne! Die Tonpappen-Engelchen aus Kinderhand fand ich auf den Basartischen wieder. Mit krakeligem Schild: „50 Cent". Auch Bücher wurden angeboten: Alte Gebetsbücher, handgeschriebene Rezeptkarten, gebrauchte und neuwertige aktuelle Engel-Literatur, Lebenshilfebüchlein mit schönen Fotos und Sprüchen und anderes mehr. Eines fiel mir besonders auf: „Über die Trauer" von Mira Mertens. Auf dem Cover war ein sehr schönes Bild eines Segelschiffes am Horizont. Das Wasser glitzerte herrlich. Ich bekam richtig Reiselust beim Betrachten.

Ansgar machte die ersten Bilder von den Tischen. „Vergiss bitte nicht das rosenbewachsene Gartentor und die Girlande aus Blumen über der Haustür", wies ich ihn an.

„Ey, bin ich ein Anfänger, oder was?", knurrte Ansgar mich an.

„Schon gut, schon gut. Knips einfach alles und ich suche dann die brauchbaren Aufnahmen aus. Ich möchte auch Bilder von den Gruppenmitgliedern und vor allem von Frau Mertens." Ansgar schaute mich fragend an: „Von wem?" „Na, von der alten Dame mit den weißen Löckchen, die hier das Sagen hat!"

Ansgar und ich, wir konnten uns vom ersten Tag an nicht leiden. Weiß der Geier, warum. Inzwischen hatten wir gelernt, uns zu nehmen wie wir waren und unsere gegenseitige Abneigung einigermaßen höflich zu überspielen. Am besten beachtete ich ihn erst wieder, wenn es Zeit war, den Auftrag zu beenden.

„Hallo Melissa! Schön, Sie wiederzusehen!" Neben mir stand plötzlich Klara. Sie trug einen wunderschönen tiefroten Pullover aus Merinowolle zu einer schwarzen Jeans.

„Guten Tag, Klara, die Freude ist auf meiner Seite. Hier ist ja ganz schön was los!“

Sie strahlte mich an. „Oh ja, das Fest wird sicher wieder ein ganz besonderes. Von Jahr zu Jahr wird es besser von der Bevölkerung angenommen. Sehen Sie sich überall um! Im Wohnzimmer ist ein kaltwarmes Büffet aufgebaut, hier auf der Diele und auch im Garten hinter dem Haus ist der Flohmarkt aufgebaut – greifen Sie ruhig tief in die Tasche! Und Joachim gibt in einer Stunde ein Konzert.“

„Wo ist Mira?“

In dem Moment als ich fragte, kam sie aus der Küche und trug einen großen Krug mit Kirschsaft und eine Kuchenplatte durch die Diele ins Wohnzimmer.

„Lassen Sie mich helfen, Mira! Das ist doch beides zu schwer für Sie!“ Ich griff beherzt zu, nahm die große Platte mit duftendem Kuchen an mich und trug sie zur Tafel.

„Melissa, danke schön. Sie kommen ja wie gerufen. Mögen Sie ein wenig helfen? Die Kinder vom Waldkindergarten sollen für ihre Basteleien belohnt werden, sie sollen Engelkekse bekommen. Gretchen hat die Kekse. GRETCHEN! Wo bist du? Bring mal deine Kekse her!“

Und schon verschwand eine rotwangige und glückliche Mira in der Menge der Anwesenden. Sie schien in ihrem Element zu sein. Mir wurde jetzt eine große Schachtel mit Keksen in die Hände gedrückt mit den Worten: „Sie wissen ja Bescheid.“ *Das muss wohl besagte Gretchen sein,* dachte ich mir. Eine stämmige Frau jenseits der Fünfzig, mit einer energischen Ausstrahlung. Welche Gabe sie wohl in Miras Engelarbeitsgruppe einbrachte? Ich grinste in mich hinein, denn ich sah in meiner Fantasie eine Gretchen, die in Feldwebelmanier kleine, freche Teufelchen in einen gruseligen, feurigen Höllenschlund zurückschickte: „Im Gleichschritt! Marsch, Marsch!", befahl sie ihnen.

Ich brauchte nicht lange nach den Kindergartenkindern zu suchen, denn die hatten die Kekse erspäht und kamen auf mich zu gerannt, reckten ihre Ärmchen hoch und zogen kreischend an meiner Kleidung. „Hey, mal langsam, ihr bekommt alle einen Keks", rief ich lachend. „Aber nur wenn ihr aufhört, an mir herumzuzerren!" Die Kekse aus Mürbeteig in Engelform waren groß, dufteten nach Butter und Orange und waren mit kleinen silbernen Zuckerperlen verziert. Als die Raubtiere gefüttert waren, also die Kinderchen ihren Obolus bekommen hatten, ging ich weiter durch das Haus und in den Garten hinaus. Überall tummelten sich Besucher. Die Stimmung war heiter, alle fühlten sich wohl. Plötzlich zupfte jemand an meinem Rock. Ich beugte mich hinunter und sah einen Dreikäsehoch, der mich angrinste und ein Tonpappen-Engelchen in die Höhe reckte. „Hier, für dich. Ich mag dich." Dann verschwand er flink wie ein kleines Wiesel, weil die Erzieherin ihre Schützlinge zusammenrief, um wieder in den Kindergarten zurückzugehen. Ich war so überrascht, dass ich mich gar nicht bedanken konnte. Das Engelchen war aber auch niedlich, meine Güte. Es hatte Haare aus Lametta und ein süßes Gesichtchen, mit ungelenker Hand gemalt und dadurch sehr, sehr charmant. Ich beschloss spontan, es an meinen Rückspiegel zu hängen, als Schutzengel für meine oftmals rasanten Autofahrten. Sicher ist sicher!

Klara kam erneut auf mich zu. „Mira hat mir gesagt, Sie sind in Ihrer Funktion als Reporterin hier und ich soll Sie mit den anderen Mitgliedern der Gruppe bekanntmachen."

Ich nickte. „Aber nicht nur als Reporterin, auch als Freundin komme ich her."

Klara machte mich zuerst mit Torben und Torsten bekannt, ein rothaariges Zwillingspaar. Ich mochte die beiden sofort und ließ mir gern über ihre Arbeit als Astrologen berichten. Das war interessant für mich, da ich bisher nur Horoskope aus Zeitschriften kannte, und die waren ja, gelinde gesagt, austauschbar und willkürlich. Es war für mich erhellend, Einblicke in tiefere Ebenen zu erhalten. Bisher waren mir z.B. die Begriffe „Zeitqualität" und „Zeitquantität" nicht geläufig gewesen. Die Brüder erklärten mir eloquent, was ein Horoskop aussagen konnte und was nicht. Auch den Unterschied zwischen Sternbildern und Sternkreiszeichen erläuterten sie mir, warum die Präzession für die Astrologen nicht von Bedeutung ist und andere Sachverhalte mehr. Oft begann der eine Zwilling einen Satz und sein Bruder beendete ihn.

In Klaras Arbeit hatte ich ja damals schon Einblick nehmen können, als wir gemeinsam mit Mira Buttercremetorte gegessen hatten. Ich überlegte ernsthaft, ob ich nicht meiner Mutter ein Seelenbild zu Weihnachten schenken sollte. Mit Gretchen, die eigentlich Margarete hieß, unterhielt ich mich beim Essen über ihre Arbeit. Wir nahmen unsere Teller mit in den Garten hinaus und setzten uns auf die Bank. Thaddäus zwinkerte mir zur Begrüßung zu. Okay, ich gebe es zu, nur in meiner Fantasie – in Wahrheit habe ich ihm zugezwinkert.

Ich genoss „Suflaki-Schnitzelchen“ und griechischen Kartoffelsalat. Aßen die Griechen eigentlich Kartoffelsalat? Ich glaube nicht. Egal. Ich aß ihn jetzt und er war lecker mit all den Oliven und Zwiebeln. Margarete hatte in Butter gebratene Austernpilze und goldbraunen Sesamtofu auf dem Teller. Sollte ich noch ein freies Plätzchen in meinem Magen finden, dann würde ich diese Speisen auch gerne noch probieren.

Ansgar kam näher und fing an, Fotos von uns zu machen. Der Idiot!

„Ansgar, doch nicht beim Essen! Warte gefälligst, bis wir fertig sind.“

Er trollte sich und machte Fotos von den Gästen.

„Sie sind also Geistheilerin, Margareta? Ich darf Sie doch Margareta nennen? Bitte erzählen Sie mir mehr über Ihre Arbeit.“ Ich schaltete mein Aufnahmegerät ein.

Sie nickte und begann mit einer Einführung in Grundlegendes. „Zunächst sollten Sie dieses wissen: Alles, was uns umgibt, was wir wahrnehmen durch all unsere Sinne, das besteht im Grunde aus reiner Energie verschiedenster Schwingungsmuster. Diese Schwingungen geben unserer Welt ihre Form und sie haben auch bestimmte Rhythmen, ihre eigenen physikalischen Gesetze. Die Schöpfung tanzt und singt und klingt in alle Ewigkeit, sage ich immer. Lebensenergie durchwebt alles, was existiert. Sie ist erfahrbar und immer in Wandlung begriffen, immer in Bewegung. Sogar der Mensch besteht aus Informationen, wird als Energie in Bewegung beschrieben. Das unsichtbare und doch alles bestimmende Element der Schöpfung, ist die Lebensenergie, die absolute Intelligenz, lebendig und lichtvoll. Die Religionen und die moderneren Strömungen haben für die Lebensenergie unterschiedliche Namen. Aber alles bezeichnet ein und dasselbe göttliche Phänomen. Selbst viele Physiker erkennen inzwischen das mystische Element ihrer Forschungen. Es heißt, der erste Schluck aus dem Becher der Naturwissenschaft mache atheistisch, aber auf dem Grund des Bechers warte Gott. Das hat Werner Heisenberg gesagt, ein Nobelpreisträger. Heisenberg war einer der bedeutendsten Physiker.

Und wir Geistheiler, wir sind in der Lage, Blockierungen dieser Energie im Körper des Leidenden oder auch in seiner Aura aufzuspüren. Wir beseitigen diese Blockaden nicht, wir bringen sie in Fluss, wir lösen sie. Alles fließt, Panta rhei. Alles fließt und nichts bleibt; es gibt nur ein ewiges Werden und Wandeln. Das sind Worte von Heraklit. Es ist meiner Meinung nach ein Fehler, Krankheiten und Blockaden bekämpfen zu wollen. Kampf und Aggression führt nur zu noch mehr Kampf."

„Faszinierend. Erzählen Sie bitte noch etwas über sich als Person. Wie sind Sie zu dieser Arbeit gekommen, und was führte Sie zu Mira?"

Margareta lächelte und deutete mit ihrer Hand etwa 1,20 m über den Boden. „So klein war ich, als ich meine ersten Geistheilungen vornahm. Bloß wusste ich als kleines Mädchen nicht, was ich tat. Mein Omchen, also meine Großmutter, hatte immer so wehe Knie, vor allem im Winter. Und wenn ich meine Patschhändchen auf ihre Knie legte, dann wurden diese warm und Omchen lehnte sich entspannt zurück und genoss die nachfolgende Schmerzfreiheit. So fing das mit mir an. Ich dachte, das würden alle Leute so machen. Mir war nicht bewusst, dass ich eine echte Gabe hatte. Später, nachdem ich die Schule beendet hatte, wurde ich Tierpflegerin in der Wilhelma. Sie kennen doch den Zoo in Stuttgart?“

„Natürlich! Ich liebe dort besonders den Maurischen Garten zur Zeit der Magnolienblüte. Ich bin oft im Zoo gewesen, ich komme hier aus der Gegend.“

„Also, als ich dann Tierpflegerin war, hatte ich natürlich auch mit kranken Tieren zu tun und mit Neugeborenen, die von der Mutter nicht angenommen wurden. Ich legte ihnen immer die Hände auf, es war mir ja ganz natürlich. Irgendwann wurde dann der Tierarzt auf mich aufmerksam, weil die Tiere, die in meiner Obhut waren, außerordentlich gut gediehen. Er meinte mal in einer stillen Stunde, dass ich das auch bei Menschen anwenden solle. Sein Großonkel hatte auch die Gabe der Heilenden Hände, er kannte das. Naja, und als mir die Arbeit als Tierpflegerin zu anstrengend wurde, nach meinem Unfall damals, da machte ich dann notgedrungen eine Praxis für Geistheilung auf. Und zu Mira kam ich, weil eine Freundin mir einen Gutschein für eine Tarotkarten-Legung geschenkt hatte. Zwischen Mira und mir hat es gleich gefunkt. Seit dem Tag arbeiten wir zusammen und weisen uns gegenseitig die Menschen zu, die Hilfe suchen. Das machen wir seit, lassen Sie mich überlegen, seit gut acht Jahren so."

Klara winkte uns zu und rief, dass Joachim jetzt sein Konzert geben wolle. Ich dankte Margarete für das schöne Gespräch, schaltete mein Diktiergerät aus und folgte ihr ins Haus. Was wir dann zu hören bekamen, war bezaubernd schön. Joachim webte einen wahrhaft himmlischen Klangteppich in den zartesten Tönen. Meine Güte, ich wurde richtig poetisch und weich. Aber ich konnte nicht leugnen, dass sein Harfenspiel wirklich mein Herz berührte. Und als ich mich in den Reihen der Gäste umblickte, sah ich, dass es vielen kaum anders als mir erging. Ich schloss dann einfach meine Augen und ließ mich tagträumend davontragen. Als der letzte Klang verhallte, und ich langsam wieder im Hier und Jetzt ankam, fühlte ich mich verändert. Mir war so leicht ums Herz, ich fühlte Heiterkeit und Dankbarkeit für alle Schönheit dieser Welt. Ein Hauch von Euphorie überkam mich.

„Das war wirklich beeindruckend harmonisch, finden Sie nicht auch, Melissa?", sagte ein Mann hinter mir.

Ich kannte diese Stimme! Erfreut drehte ich mich zu ihm um. „Valerius! Wo kommen Sie denn her?"

„Von drauß´, vom Walde komm ich her." Er grinste mich frech an, woraufhin ich Valerius lächelnd einen angedeuteten Tritt vor das Schienbein gab. „Aber ich komme tatsächlich aus dem Wald. Ich habe dort eine Wanderung unternommen und nach essbaren Pilzen gesucht."

Und dann geschah es.

Wir blickten uns in die Augen und mein Herz raste von einem Moment auf den anderen. Seine Augen! Jetzt erst sah ich es! Eines war blau, das andere grün. Was hatte Mira gesagt? *... ich fühle eine männliche Präsenz und ich sehe die Farben Grün und Blau. Und auch hier schimmern die Farben Blau und Grün durch. Sie untermalen förmlich ihre Zukunft.*

War das möglich? War dieser Mann der, der auf mich in der nahen Zukunft wartete? Würde er mich bedingungslos lieben und förmlich auf Händen tragen? Meine Hände wurden kalt, ich war jetzt befangen und blickte woanders hin. Valerius schien von meiner Verwirrung nichts mitbekommen zu haben. Er plauderte weiter: „Mit Pilzen kenne ich mich aus! Was ich gesammelt habe, kann getrost auf einem Teller landen. Mein Großvater hat mich früher jeden Herbst in den Wald mitgenommen. Er kannte gute Plätze, die anderen verborgen blieben. Er hat so viel über den Wald gewusst! Meine Schwestern haben die Pilze unter der Anleitung meiner Großmutter gesäubert, auf Fäden aufgezogen und über dem Herd trocknen lassen. Ehrlich gesagt, waren meine Großeltern richtige Ökofreaks. Die konnten, wenn sie wollten, auch ohne Strom und fließend Wasser überleben."

„Ach, dann ist dieser Korb mit Pilzen also von Ihnen?" Ich deutete auf den Tisch in der Ecke, wo mehrere Naturalien angeboten wurden.

„Ja, ich wollte natürlich eine Engelgabe mitbringen, so wie andere auch. Mira sammelt ja schon seit einer Weile Spenden."

Das war mir jetzt echt peinlich, daran hatte ich nicht gedacht und ich war mit leeren Händen gekommen. „Ich bin heute in erster Linie beruflich hier. Ich schreibe einen Artikel über Miras Wohltätigkeits-Fest für FRiZ, aufbauend auf meinem ersten Bericht über die „Dorfheilerin Mira Mertens". Ich hatte noch gar keine Gelegenheit, heute richtig mit ihr zu sprechen, sie wirbelt überall herum. Erstaunlich, wie sie das in ihrem Alter aushält."

Valerius nahm mich beim Arm und zog mich sanft hinüber zum Gästezimmer. „Kommen Sie, dort werden Aurafotos gemacht, ich habe mich in die Liste eingetragen und bin gleich dran. Wollen Sie nicht auch eines machen lassen? Kostet nur 30 €."

Ich dachte kurz nach, und entschied mich dafür. „Ja klar, das Geld geht heute ja in die Engelkasse, dann trage ich eben so mein Scherflein bei. Ich muss den Aurafotograf ohnehin noch interviewen."

Eine dreiviertel Stunde später hatte ich mein Aurafoto in der Hand und das Interview mit Manfred Müller im Aufnahmegerät. Nun hatte ich endlich auch Gelegenheit, den Engel-Tisch näher zu betrachten, der im Mittelpunkt des Festes stand. Es war ein großer, runder Tisch in der Diele, mit einem langen, weißen Damasttischtuch bedeckt, auf dem eine sehr detailreich geschnitzte Engelstatue aus Holz stand, die einen sehr alten Eindruck machte. Sie war über einen Meter hoch und überaus kunstvoll gearbeitet. Soweit ich das beurteilen konnte, sogar meisterhaft. Neben ihr stand auf dem Tisch eine große Schale für die Einnahmen aus dem Verkauf. In ihr schienen schon mehrere Hundert

Euro zu liegen. *Mira muss ein sehr vertrauensvoller Mensch sein,* dachte ich bei mir. Aber wer würde schon im Angesicht dieses Engels stehlen? Ich hoffte um Miras Willen inbrünstig, niemand! Unter der Schale waren schöne Seidentücher in Regenbogenfarben drapiert. Das Bild wurde abgerundet durch eine Glasschale mit Wasser, in der Rosenquarze und Bergkristalle lagen und einige Schwimmkerzen brannten, die einen zarten Duft verbreiteten. Auf dem Tischtuch waren Rosenblätter und Lavendelblüten verstreut, gemischt mit kleinen Amethysten.

Ich winkte Ansgar herbei: „Hast du diesen Tisch aufgenommen? Ich will auf jeden Fall mehrere Detailaufnahmen haben."

Mittlerweile war es schon später Nachmittag. Ich sehnte mich nach Kaffee und Kuchen und Mira. Ich fand sie tatsächlich im Wohnzimmer in ihrem plüschigen Sessel sitzend, mit einem Kuchenteller auf dem Schoß und gesellte mich dazu, ebenfalls gut mit Kuchen versorgt und natürlich einem Becher voll duftendem „Mira-Kaffee". Ich lächelte ihr zu und wollte gern mehr über den Engel aus Holz wissen, und schaltete mein Aufnahmegerät ein.

„Oh, der Engel, ja, ja. Der ist schon seit langem in Familienbesitz. Angeblich ist er in Asien aus Buchsbaumholz geschnitzt worden. Mein Ururgroßvater war ein Missionar in China. Ich bin mir aber nicht sicher, ob es nicht eher eine Legende ist. Dieser Ururopa ist der Überlieferung zufolge auch ein begnadeter Geschichtenerzähler gewesen, mit einem ausgeprägten Hang zum Fabulieren. Die Engelstatue soll auch viele Jahre an einem Wallfahrtsort gestanden und Wunder gewirkt haben. Aber wenn es tatsächlich Wunderheilungen und Ähnliches gegeben hat, dann eher weil die Menschen einen festen Glauben hatten. Holz wirkt keine Wunder. Der Glaube kann aber Berge versetzen! Wobei ich nicht denke, dass echte Gebirge gemeint sind. Jesus hat oft, wenn nicht immer, gleichnishaft gesprochen: *"Wenn ihr Glauben habt wie ein Senfkorn, so könntet ihr sagen zu diesem Berg: Hebe dich dorthin, so wird er sich heben; und euch wird nichts unmöglich sein."* Berge versetzen können, bedeutet hier, nach meinem Verständnis, Übermenschliches leisten. Hier ist ein ganz bestimmter Glaube gemeint. Bei Jesus ist Glaube das Urvertrauen, das Grundvertrauen. Die innere Wahrheit des *„Ich bin geborgen in den Händen des himmlischen Vaters."* Und dieser Glaube ist es, der Berge versetzt, uns also Hindernisse aus dem Weg räumt."

„Das ist wirklich schön erzählt, Mira. Auch die Harfenmusik vorhin hat mich sehr angerührt. Dann steht der Engel also Jahr für Jahr im Mittelpunkt des Festes? Und aus der Schale ist hoffentlich noch nie Geld entwendet worden?"

Mira runzelte die Stirn. „Nein, natürlich nicht. Wie kommen Sie denn auf so was?" Sie schien aufrichtig verblüfft zu sein. Mir war meine Frage nun etwas unangenehm, aber ausgesprochen ist nun mal ausgesprochen. Ich lenkte daher mit einer Frage ab, nämlich nach dem Kuchen mit den bunten, fruchtigen Stückchen.

„Meine Schietwetter-Schnitten. Allerdings ist das Wetter heute gut, aber sie schmecken trotzdem. An kalten, verregneten Tagen schmecken sie einem aber noch besser und spenden Trost. Ich muss ja ehrlicherweise zugeben, dass ich eine Trost-Essen-Liebhaberin bin."

Ich wollte ihr gerade von meinen ‚Spaghetti speciale' erzählen, als der Bürgermeister die gute Stube betrat und Miras Aufmerksamkeit in Anspruch nahm. Ansgar schoss Bilder von den beiden, und dann gesellte sich auch noch der Abgeordnete der Evangelischen Diakonie hinzu. Als ich genug gehört hatte, ging ich raus in den Garten, in der Hoffnung, Valerius zu finden. Ich wollte mit ihm über unsere Aurafotos plaudern. Naja, das war der Vorwand, den ich mir ausgedacht hatte. In Wahrheit vermisste ich seine Nähe. Ich fand ihn heute noch attraktiver als bei unserer ersten Begegnung im Einkaufszentrum. Außerdem wollte ich unbedingt noch einmal in seine Augen schauen. Ich fand ihn mit einem Berg Blätterteiggebäck auf der Gartenbank bei Thaddäus und setzte mich zu ihm.

„Auch was?" Valerius hielt mir eine Käsestange von seinem Teller entgegen. „Oder lieber Würstchen im Blätterteig?"

„Nein, danke. Ich bin bis obenhin randvoll mit Kuchen. Würden Sie mir ein paar Fragen beantworten, für meine Reportage?"

„Schießen Sie los, Melissa." Valerius schaute mich konzentriert an.

„Glauben Sie an Engel?"

Er schwieg eine Weile und sagte dann leise: „Ja. Neben mir sitzt einer."

Damit hatte ich nun wirklich nicht gerechnet. Mir verschlug es die Sprache, und ich versank in seinen gefühlvollen Augen, im grünen wie im blauen. Immer tiefer, bis ich das Gefühl hatte, direkt in sein Herz und seine Seele zu schauen. Unsere Lippen näherten sich einander zögernd, fragend. Ich spürte schon seinen warmen Atem und ...

„Ey, Finksche. Es erfolgt gleich die feierliche Geldübergabe an die Hospiztussi. Wollen Sie dabei sein?"

Ansgar! Oh, wie ich ihn in diesem Moment verabscheute und direkt in die Hölle wünschte! Valerius schien ebenso zu empfinden, denn er schaute Ansgar finster an und zerbröselte die Käsestange in seiner Hand zu Krümeln auf molekularer Größe. Ich vermute, lieber hätte er Ansgar zerkrümelt.

„Gehen Sie vor und machen Sie Ihren Job, Ansgar. Ich komme gleich hinterher."

Der Zauber des Momentes war gebrochen.

8

Mein Haus, mein Drache, mein Buch

Es war später Abend geworden, Ruhe kehrte im Lindenhaus ein. Miras Freunde waren nach dem Aufräumen und einem letzten gemeinsamen Dankgebet nach Hause gefahren. Dieses Jahr hatte das Fest, einschließlich des gespendeten Anteiles ihrer Jahreseinnahmen die stattliche Summe von 3.930 € eingebracht. Die Leiterin des Hospizes, die mittlerweile auch eingetroffen war, hatte diese „Gabe der Engel“ mit Dank und Freude entgegengenommen und in einer kleinen Rede die unermüdliche Arbeit dieser Gruppe gewürdigt. Der Bürgermeister sprach ein paar Worte zur ehrenamtlichen Arbeit und ging schließlich heim mit einem Beutel voll Engelkeksen für seine Enkelkinder. Dieses Jahr hatte er die Summe nur auf 4.000 € aufgestockt, mit einem dezenten Hinweis auf die Wirtschaftskrise. Die Presse, nicht nur vertreten durch Melissa und Ansgar, hatte sich bald darauf verabschiedet und dann war Mira ganz allein im Haus.

Sie war erschöpft und blass und fühlte eine starke innere Unruhe. Mira nahm sich eine warme Jacke aus ihrem Schrank, griff nach ihrer Kniedecke und ging in ihren Garten. Es war Vollmond. Sie nahm auf ihrer Bank Platz, wo vor kurzem noch Melissa und Valerius gesessen hatten. Mira lächelte versonnen, sie hatte nämlich zufällig durch das Fenster des Gästezimmers gesehen, dass die jungen Leute sich hatten küssen wollen, doch leider war dieser unmögliche Fotograf dazwischen geplatzt. Es war schon etwas kühl, und sie wickelte die Decke fester um ihre Beine.

„Thaddäus, nun ist es wieder vorbei. Für mich ist unser Engelfest schöner als Weihnachten, kannst du das verstehen?"

Der Steindrache nickte sanft.

„Weißt du, was mich traurig macht?"

Thaddäus legte seinen Kopf schief und sah seine Mira bekümmert an.

„Dass mein Ältester wieder keine Zeit hatte, beim Fest dabei zu sein. Immer geht seine Arbeit vor, immer, immer. Ich glaube fast, er hat mich vergessen. Sein letzter Besuch ist über ein Jahr her! E-Mails sind kein Ersatz für echte Augenblicke. Ich wünschte, er wäre hier."

Mira fing leise zu weinen an. Wolken zogen in rascher Folge über den Vollmond und verdunkelten ihn. Die Abendkälte nahm zu und die alte Frau beschloss, wieder ins Haus zu gehen und sich dort noch einen Likör als Schlummertrunk zu genehmigen. Doch auch der Schlehenlikör reichte nicht aus, sie fror immer noch. Langsam, mit schleppenden Schritten zog sie sich die Treppe ins Obergeschoss hoch zum Schlafzimmer. Sie spürte ihr Alter in jeder Faser ihres Körpers und war zutiefst dankbar, als sie endlich gewaschen war, ihr dickes Nachthemd angezogen hatte und im Bett lag. Ruhe! Und Wärme. Mehr brauchte sie jetzt nicht. Sie verzog ihr Gesicht, als ein Stechen in der Herzgegend ihr unmissverständlich klarmachte, dass sie heute ihr Kräftekonto weit überzogen hatte. Erst nach mehr als einer Stunde konnte sie einschlafen.

Sie träumte.

Mira nahm einen intensiven Lavendelduft wahr. Sie fühlte sich nicht wohl, Schmerzen in den Beinen quälten sie, auch das Atmen fiel ihr schwer. Sie wollte nach Hause, aber wo war ihr Zuhause? Als würde ihr der Traum antworten, sah sie, kaum, dass sie die Frage gestellt hatte, ein Haus vor sich auftauchen. Es stand im Zentrum einer riesigen Lavendelplantage. Ein riesiger, silbriger Mond beschien die Szenerie. Es war ergreifend schön. Im nächsten Moment war sie direkt vor dem Haus. Ihr war nun voll bewusst, dass sie träumte. Sie sah, dies war ihr Haus und doch nicht ihr Haus. Sie wusste, dass Häuser, echte Häuser der Erde, nicht so wunderlich und zum Niederknien schön von innen heraus leuchteten. Mit Belustigung sah sie, dass ihr Gartendrache Thaddäus wie ein kleiner Hund vor dem Haus umher lief, er schnüffelte mal hier, mal da und hatte offensichtlich seinen Spaß. Im nächsten Moment befand Mira sich im Inneren des Hauses. Dort lag ein großes, altes Buch auf einem Pult aus Rosenholz. Es war dabei, sich zu schließen. Nur noch wenige Zentimeter, dann Millimeter, dann schloss sich das Buch lautlos.

Als die letzte Seite zum Liegen kam, konnte Mira ein Bild von Melissa sehen, wie sie unter dem Lindenbaum saß und zufrieden zeichnete und schrieb. Dann fühlte Mira eine große Last von sich abfallen. Sie konnte ihre Beine wieder leicht bewegen, ihr Atem wurde kraftvoll. Mira hörte innerlich eine Stimme: „Das ist das Buch deiner Berufung. Es hat sich geschlossen. Den letzten Dienst als Lichtbringer leistest du an Melissa. Aber das Buch deines Lebens hat noch unbeschriebene Seiten, die von dir gefüllt werden wollen."

Thaddäus war plötzlich bei ihr und fing an, von innen heraus zu glühen, bis er ein funkelnder Lichtball war, der Freude versprühte. Dann wachte Mira in ihrem Lindenhaus auf. Sie fühlte sich wohl und warm und sprach ein kleines Dankgebet. Nun hatte sie die Gewissheit, dass es noch nicht so weit war, das Zeitliche zu segnen. Sie hatte damals ihren Engel falsch verstanden! Wieder weinte sie leise, aber diesmal vor Freude.

Vertraue, raunte es in ihr und um sie herum.

Lavendelduft hing im Schlafzimmer.

9

Briefe

Mira lag am nächsten Morgen noch lange im warmen Bett und genoss die Erinnerung an diesen bedeutsamen Traum. Und sie dachte nach. Ihr war bewusst, dass sich nicht wie von Zauberhand eine Lösung für ihr Problem mit der Mieterhöhung finden würde, ohne dass sie selbst etwas dafür tat. Sie vertraute fest darauf, dass es diese Lösung gab und dass der Herrgott, ihm sei gedankt, etwas für sie bereitet hatte. Aber wenn sie nicht danach Ausschau hielt und nichts in Bewegung brachte, ihre Chancen nicht ergriff, dann würde sie schlimmstenfalls in absehbarer Zeit auf der Straße stehen.

Daher schlug sie mit neu gefundenem Elan die Decke zurück und verließ ihr kuscheliges Bett. Gleich nach dem Frühstück setzte sie sich an ihren Computer, schrieb eine E-Mail an ihren Sohn Markus und schilderte ihm ihre Lage. Dass sie diese Mail schon vor Wochen hatte schreiben wollen, wusste sie nicht mehr. Mira wandte stolz ihre mühevoll erlernten PC-Kenntnisse an, scannte das Schreiben ihres Vermieters ein und schickte es im Anhang mit. Ihr Sohn war ein weitgereister, kluger Mann und würde ihr sicher weiterhelfen können. Außerdem war es ihr ein willkommener Anlass, Nähe und Zuwendung zu erhalten. Hoffentlich kam er bald wieder zu Besuch! Warum sollte eine betagte Frau alle Probleme allein bewältigen, wenn doch Hilfe zur Verfügung steht? Sie wusste, dass ihre Stärke gleichzeitig auch eine ihrer Schwächen war. Nicht nur immer anderen geben, sondern auch nehmen und einfordern! Sonst entstehen auf lange Sicht Ungleichgewichte, die niemandem gut tun. Das hatte sie in ihrem langen Leben aus Erfahrung gelernt, aber leider handelte sie nicht immer sofort danach.

Nachdem sie die untere Etage des Hauses restlos in den Zustand vor dem Fest zurückversetzt und dabei eine fremde Brille hinter dem Sofakissen und einen bunten Seidenschal auf der Fensterbank gefunden hatte, ging sie zum Briefkasten und holte ihre Post und die Tageszeitung herein. Da war die Telefonrechnung, diverse Werbeschreiben und ein Brief von Johanna Fink. Mira setzte sich in ihren roten Sessel und nahm den Brieföffner zur Hand, öffnete vorsichtig den Umschlag und setzte ihre Lesebrille auf.

Liebe Mira,

ich wende mich heute vertrauensvoll an Sie, weil ich nicht mehr ein noch aus weiß. Wenn es nicht zu viel verlangt ist, und Ihre Zeit es erlaubt, möchte ich Sie bitten, mir Gehör zu schenken und aus Ihrer Lebenserfahrung heraus mir zu helfen, mich selber besser zu verstehen.

In der Zeit nach Ihrer liebevollen Beratung in der Gegenwart der Engel, ging es mir so gut wie seit Jahren nicht mehr. Eine Last war von mir genommen und ich blühte auf, machte Pläne, setzte diese auch in die Tat um. So werde ich also nach Sylt umziehen, in die Nähe meiner Schwester und meines Schwagers. Doch jetzt habe ich

Zweifel, denn die Depressionen sind zurück und vor allem: Ich leide unter einer neu entflammten, zermürbenden Trauer um meinen Erstgeborenen, und um meinen Geliebten, der Gottes Gesellschaft der meinen vorzog. Ich kann es nicht verwinden, dass ich ihn quasi durch ihre Vision wiederfand und im selben Moment erneut verlor. Tot! Alle tot! Warum bin ich noch hier?

Liebe Mira, wenn ich Sie mit meinen Klagen nicht allzu sehr belästigt habe, dann würde ich mich sehr freuen, von Ihnen zu hören. Mein Gefühl sagt mir, dass bei Ihnen noch ein Schatz liegt, der gehoben werden kann.

Hochachtungsvoll, und dankbar, dass es Sie gibt,
grüßt Sie
Johanna Fink

Mira setzte ihre Brille ab und legte den Brief auf den Tisch. Sie hatte etwas in der Art von Johanna erwartet, wenn auch nicht so bald. Sie wusste aus eigenem Erleben, dass Trauer in Wellen kommt und geht, und auch wie ein Raubtier hinterrücks zum scheinbar vernichtenden Schlag ausholen kann. Es gab diese Zeiten, in denen man sich sicher wähnte und sich lebendig fühlte, obwohl Teile des Selbst mitgestorben waren. Eine Illusion, und doch keine Illusion. Nur geliehene Zeit zum Erholen, bevor der Tanz mit der Trauer zu einer unhörbaren Musik in Moll weiterging, egal ob man die Kraft zum Tanzen verspürte oder nicht. Den Brief legte sie zur Seite. Sie wollte über ihre Antwort gründlich nachdenken, auch darüber, inwieweit sie sich involvieren lassen wollte.

Um die Mittagszeit überprüfte Mira ihr E-Mail-Programm, ob schon eine Antwort von ihrem Sohn gekommen war. Ja! Sie doppelklickte auf die Zeile in der Vorschau und die E-Mail öffnete sich.

„Liebes Mamchen, keine Sorge – ich kümmere mich sofort darum! Ich bin wieder in Europa und besuche dich sehr bald. Ich rufe dich vorher an.

Dein Markus"

Erleichtert atmete Mira auf. Sie vertraute fest darauf, dass sich nun alles fügen würde. Was Johanna und deren Ansinnen anging, so hatte sie schon eine erste Möglichkeit gefunden.

Mira schrieb:

Liebe Johanna!

Ihr Vertrauen ehrt mich und ich möchte Ihnen dafür danken. Ihre Verzweiflung kann ich gut nachvollziehen, denn in der fernen Vergangenheit habe ich Ähnliches durchlebt. Meine Erfahrungen und Schlussfolgerungen hatte ich vor einigen Jahren in einem Büchlein namens „Über die Trauer" zusammengefasst. Ich schicke es heute mit den besten Wünschen zu Ihnen, in der Hoffnung, dass es Ihnen, liebe Johanna, gangbare Wege aufzeigen möge.

Mit freundlichen Grüßen, Ihre Mira Mertens

Kaum hatte sie den Briefumschlag gefüllt und mit einer Marke versehen, klingelte es an der Haustür. Mira nahm den Brief mit auf dem Weg zur Tür, legte ihn im Flur ab, und öffnete.

„Ramona, schön dich zu sehen! Komm rein, meine Liebe. Was führt dich denn zu mir?"

„Oh, zwei Dinge sind es, mindestens zwei, Mira. Ich glaube, ich habe gestern meine Brille hier liegen lassen. Und ich möchte dir nochmals danken für das Fest, ganz privat. Hier, für dich!"

Sie holte einen Blumenstrauß und eine Schachtel Pralinen aus ihrer Tasche. „Und ich habe noch ein großes Anliegen an dich, offen gesagt."

„Nun, dann lass uns mal in die Küche gehen. Ich setze uns einen Tee auf. Oder magst du lieber einen Kaffee?" Mira ging mit kleinen Schritten Richtung Küche, es war deutlich, dass ihr das Gehen wieder Mühe bereitete.

„Kaffee bitte, ich bin recht müde. Die letzte Nacht habe ich am Bett einer Sterbenden verbracht."

„Wie war ihr Übergang?"

„Sie hat die ganze Nacht dagegen angekämpft, es war hart für uns beide. Gegen Morgen, noch vor Sonnenaufgang, wurde sie ruhiger, sie sprach kurz davon, dass sie jetzt den Weg sehen könne und keine Angst mehr hätte. Bald darauf veränderte sich ihr Atemrhythmus und nach einiger Zeit konnte sie loslassen. Man könnte sagen, sie ist auf den Strahlen der Morgensonne in die nächste Welt gewandert. Weißt du, sie war seit ihrem achten Lebensjahr blind und hat ihr Leben vor allem in Blindenheimen verbracht. Ich bin noch etwas mitgenommen."

Mira legte mitfühlend ihre runzelige, warme Hand auf Ramonas Schulter. „Ich weiß. Es geht an die Nieren. Mir tat es immer besonders leid, wenn keine Angehörigen da waren und die Menschen so einsam gestorben sind, wie sie gelebt haben."

„Wie viele Jahre hattest du die Leitung der Hospizbewegung inne?"

„Lass mich nachdenken, ich glaube neun oder zehn Jahre. Danach habe ich die Leitung an Robert Mühlhausen abgegeben. Er blieb vier Jahre und dann wurdest du seine Nachfolgerin, stimmt´s, Ramona?"

„Ja, und ich mache es jetzt seit drei Jahren."

Mira stellte zwei Becher mit Rosenmuster auf den Holztisch, dazu Zucker, Kaffeesahne und etwas heißes Wasser. Sie war stolz darauf, sich merken zu können, wie jeder Einzelne ihrer Freunde seinen Kaffee trank. „Ach ja, deine Brille. Ich habe heute beim Aufräumen eine gefunden, das wird dann wohl deine sein. Ich hol sie mal eben." Nach einer Weile kam sie zurück mit der Brille und einer Vase für die Blumen. Von der Kaffeemaschine wehte ein würziger Duft herüber. „Magst du auch etwas Kuchen? Es ist noch welcher von gestern übrig geblieben."

„Gern, du kennst mich ja, ich bin die Kuchentante schlechthin, vor allem nach solchen Nächten. Weißt du, der Grund, weshalb ich komme ist dieser: Ich habe mir überlegt, für die neuen Hospizhelfer und Praktikanten einen mehrtägigen Workshop zu veranstalten. Und ich hätte dich gerne dabei."

„Mich?" Mira setzte sich perplex auf den Küchenstuhl.

„Ja, dich! Du hattest uns doch für Lehrzwecke dein Manuskript *‚Lebenslicht – Ein Kinderleben voller Schatten und Licht'* gegeben. Das wurde von unseren Neulingen mit Interesse und Spannung gelesen. Und als sie erfahren haben, dass die Autorin noch lebt, haben sie gefragt, ob es möglich wäre, dir persönliche Fragen zu stellen, vor allem zum letzten Teil des Buches, wo du über deine Trauerverarbeitung schreibst. Da habe ich dann die Idee gehabt, dass du vielleicht beim Workshop dabei sein magst. Natürlich nur, wenn es dir nicht zu viel wird. Ich würde es verstehen, wenn du sagst, ich will die Vergangenheit ruhen lassen."

Mira runzelte ihre Stirn. „Puh. Das kommt ein wenig plötzlich. Und vor allem so dicht nach dem Engelfest, ich bin noch ganz müde vom gestrigen Tag, Ramona. Ich kann das nicht sofort entscheiden, gib mir bitte ein paar Tage Bedenkzeit. Und vor allem: Wie hast du dir meine Mitwirkung vorgestellt? Was genau soll ich denn tun oder sagen?"

„Nun, ich hatte mir das so gedacht, dass ich den Workshop leite, so wie immer, und du beantwortest Fragen zu deinem Manuskript und dem kleinen Buch *‚Über die Trauer'*. Das liegt ja auch bei uns aus. Die Neuen lesen es reihum. Sie haben den Wunsch, mehr in die Tiefe zu gehen. Und du hast doch auch noch diese poetischen Texte über den Herbstspaziergang und die Seelenlandreise. Ich dachte, das könnten wir einflechten, das lockert alles etwas auf. Ich möchte die Neuen dazu anregen, selber zu schreiben oder ein Theaterstück zu konzipieren, falls sie dafür Talent haben. Ich möchte, dass sie kreativ mit dem Thema Leben und Sterben arbeiten. Du müsstest auch nicht die ganze Zeit dabei sein, das würde ich dir nie zumuten. Es reichen ein oder zwei Nachmittage. Lass es dir durch den Kopf gehen und sag mir dann Bescheid, wie du dich entschieden hast. Wir können die Fragestunden auch hier abhalten oder ich schicke jemanden mit dem Auto vorbei, der dich dann in die Schulungsräume fährt und auch wieder nach Hause bringt."

„Ich denke darüber nach. Wann soll das Ganze denn stattfinden?

„Danke, Mira. Bitte sage mir rechtzeitig Bescheid, damit ich das Workshop Konzept darauf abstimmen kann. Ich denke, Ende November wird er stattfinden."

Mira nickte zustimmend und dann kümmerten sich beide Frauen mit Hingabe um die Kuchenreste. Als die letzten Krümel vertilgt waren, verabschiedeten sie sich herzlich voneinander, und Mira machte anschließend einen Spaziergang zum Briefkasten.

10

Wer bist du?

Es war mittlerweile Herbst geworden. Blätter fielen lautlos und bildeten einen bunten, knisternden Teppich auf dem Asphalt.

Von meinem Fenster aus blickte ich an diesem Sonntagnachmittag mutlos hinaus in die Oktoberwelt. Bei mir war die sprichwörtliche Luft raus. Ich hatte immer noch keinen Job gefunden, ich fühlte mich einsam, so wie damals, als ich ein kleines Mädchen war, das um seinen Papa trauerte. In der Redaktion war schlechte Stimmung. Alle waren gereizt, arbeiteten lustlos und Linda führte sich besonders eklig auf. Sie ließ uns wenigstens zweimal am Tag wissen, dass sie einen Vertrag als Medien- und Verlagsfachwirtin in der Tasche hatte und damit in eine höhere Karrierestufe aufsteigen würde.

Ich zog in Erwägung, mir einen Zwerghasen zu kaufen. Aber ließ sich denn die Zeit zurückdrehen? Würde ich dasselbe Trostgefühl verspüren, wie damals bei Wölkchen? „Ach, Kinderkram“, wies ich mich selber zurecht. „Ich muss nur meinen Hintern endlich hochkriegen, das ist alles.“ Doch diese spärliche Aufmunterung motivierte mich auch nicht. Es waren hohle Worte, ohne Kraft. Mein Handy summte. Eine SMS von

Valerius! „Möchte meinen Engel wiedersehen. Call me!“ Ich brauchte nicht lange überlegen. Ich wollte nichts lieber als das und drückte die Kurzwahltaste.

Eine gute halbe Stunde später spazierten wir Hand in Hand durch den Stadtpark. Was Ansgar vor einiger Zeit so rüde unterbrochen hatte, holten wir nun mit Hingabe nach. Wir standen am Rande des Parksees unter den mächtigen Ästen einer sehr alten Trauerweide, vor den Augen anderer Spaziergänger weitgehend verborgen. Wenn sich unsere Lippen voneinander lösten, dann flüsterte Valerius mir die süßesten Kosenamen in mein Ohr. Ich weiß nicht, wie lange wir dort standen, war es nur ein Moment, war es eine kleine Ewigkeit? Es war außerhalb der Zeit. Nur er und ich. Die Weide war Schirmherrin unseres Liebesgeflüsters. Unser Universum war klein, und es war vollkommen.

Der Zauber brach wieder, aber diesmal sanft, durch das Lachen und Kreischen dreier Kinder, die erwartungsfroh mit Tüten voller Entenfutter über den Rasen zum Seeufer liefen. Ihre Eltern folgten mit einem vierten Kind in der Karre. Der Vater zwinkerte uns wissend zu, während die Mutter vorgab, uns nicht bemerkt zu haben und ihre Kinder ermahnte, sich nicht zu nah an den See heranzuwagen. Valerius und ich gingen langsam mit ineinander verschränkten Händen über die Wiese auf den Weg zurück. Es wurde allmählich kühl und wir machten uns auf den Heimweg zu mir, weil Valerius mit Eltern und Schwestern eine Wohnung teilte, solange er für sein Studium sparte. Zuhause angekommen, kochte ich uns eine große Kanne Tee von der Friesenmischung, die Mutter mir aus Sylt mitgebracht hatte. Ich zündete einige Kerzen an, holte Kekse aus dem Schrank und dann kuschelten wir uns auf das Sofa und genossen die Wärme, die wir einander gaben. Ich spürte bei dem Gedanken, er würde wieder fortgehen, einen leisen, ziehenden Schmerz in meiner Magengegend. Ich wünschte mir, er bliebe für immer an meiner Seite.

„Valerius, ich weiß so wenig über dich, erzähl mir doch bitte von dir. Was machst du gerne und wovon träumst du? Was ist dein Ziel?"

Valerius lachte. „Ich küsse dich gerne, ich träume davon, dich wieder und wieder zu küssen, und mein Ziel ist, der Einzige in deinem Herzen zu sein."

Ich gab ihm einen kleinen Kuss und blickte ihn dann gespielt streng an: „Mein lieber Herr Mergenthaler, du hast meine Fragen nicht beantwortet."

„Doch, habe ich. Ganz ehrlich sogar. Aber abgesehen von deinen weichen, roten Lippen habe ich tatsächlich noch andere Ziele. Das wichtigste ist mein Studium in Australien. Ich will zuerst den Bachelor of Science in Meeresbiologie machen. Vielleicht schreibe ich irgendwann auch eine Doktorarbeit. Das ist mein großer Traum. Danach will ich die Tropischen Meere und das Leben in ihnen studieren und lernen, sie zu schützen. Im Februar beginnt das erste Semester. Die Uni liegt in Townsville, Queensland. Ich habe schon die Anzahlung geleistet und auch das Studentenvisum beantragt. Das kostet alles sehr viel Geld, darum habe ich im vergangenen Jahr so viel gearbeitet, wie ich nur konnte. Zum Glück unterstützen mich meine Eltern. Ich bin wieder bei ihnen eingezogen und spare so die Miete. Aber das Studium selbst zahle ich aus eigener Tasche."

Ich nahm einen Schluck Tee und fragte ihn: „Und was hast du vorher gemacht? Wie alt bist du eigentlich?"

„Ich bin zweiunddreißig Jahre alt. Und du?"

„Neunundzwanzig."

„Ich habe immer schon Tiere geliebt, darum habe ich nach der Schule eine Lehre als Medizinischer Fachangestellter an einer Tierärztlichen Hochschule gemacht. Ich habe einige Jahre in diesem Beruf gearbeitet, bis ich einen Unfall hatte."

Ich blickte ihn erschrocken an. „Was ist passiert?"

„Ein Pferd hat mich niedergetrampelt."

„Aber das ist ja entsetzlich!"

Valerius nickte bedächtig. „Kann man wohl sagen. Es war in der Tat entsetzlich. Es hat mir mehrere Rippen gebrochen und eine Niere zerquetscht. Außerdem habe ich einen Tritt am Kopf abbekommen. Ich hatte schwere innere Blutungen im Kopf- und Bauchbereich und fiel noch während der OP ins Koma. Es hat fast fünf Monate gedauert, bis ich wieder aufwachte. Meine Eltern und Schwestern waren am Verzweifeln. Es sah so aus, als wäre ich verloren."

„Aber dann bist du wieder aufgewacht."

„Ja. Anfangs konnte ich nur hören und Licht sehen. Es hat einige Tage gebraucht, ehe ich wieder deutlichere Wahrnehmungen meiner Umwelt hatte. Und über ein Jahr, ehe ich wieder sicher laufen konnte. Ich musste fast alles neu erlernen. Ich habe nur noch selten einen epileptischen Anfall. Das ist das Einzige, was an Schäden zurückgeblieben ist. Naja, und eine Niere habe ich verloren." Er verzog sein Gesicht und versuchte einen Scherz daraus zu machen. „Nenn mich nicht Valerius, sondern Lazarus."

„Oh, Liebling." Ich war so traurig und schockiert, nahm ihn in die Arme und klammerte mich an ihn. „Ich hätte dich fast verloren, noch bevor ich dich überhaupt kennengelernt hätte. Das ist ein furchtbarer Gedanke." Ich legte meinen Kopf auf seine Schulter und wir schwiegen eine Weile, jeder in seine eigenen Gedanken versunken.

Valerius spielte mit meinem Haar, wickelte Strähnen um seine Finger und erzählte weiter: „Ich habe nach der Reha einige Zeit gebraucht, um wieder voll arbeitsfähig zu werden. Aber ich habe es geschafft, wie du siehst. Weißt du, wer dabei auch geholfen hat? Du kennst sie. Rate mal!"

Ich runzelte meine Stirn. „Aber ich kenne niemanden, der einen medizinischen Beruf hat."

„Im weitesten Sinne schon."

Ich dachte angestrengt nach. Da ging mir ein Licht auf. „Nein! Echt?"

„Ja, genau. Margareta, genannt Gretchen. Sie war es auch, die mich der Frau Mertens als Gartenhelfer empfohlen hat. Ich gehe immer noch einmal im Quartal für eine Reihe von Energieübertragungen zu ihr. Es frischt meine Kräfte irgendwie auf. Ich kann es nicht erklären, was genau da mit mir passiert, aber es hilft mir. Mehr muss ich darüber auch nicht wissen."

Ich setzte mich anders hin und schaute ihn gespannt an. „Und hast du dir von Mira auch die Karten legen lassen?"

„Nein. Wozu? Mein Weg liegt klar vor mir. Hast du?"

Ich nickte, aber sagte ihm dann nur die halbe Wahrheit. „Ja, sie hat mir beruflichen Erfolg vorausgesagt, vorausgesetzt, ich bin mit ganzem Herzen bei der Sache. Etwas Neues käme auf mich zu und ich müsse lernen, meine Wut zu zügeln. Nein, *zu kanalisieren* sagte sie. Einen schwierigen, aber bedeutsamen Schritt müsse ich tun. Und irgendwas mit einer Brücke war da noch."

„Und ist schon etwas davon eingetreten?"

„Naja, kann man so sagen. Wenn ich nicht bald was finde, bin ich ab Jahresbeginn arbeitslos. Das Magazin, für das ich arbeite, wurde verkauft an einen größeren Verlag und sie setzen uns vor die Tür. Was sind schon sechzehn Arbeitslose mehr? Insofern muss etwas Neues auf mich zukommen."

„Das kann aber auch ein Zufallstreffer gewesen sein, meinst du nicht auch? Viele werden heutzutage arbeitslos."

„Ja, schon. Aber da war noch was. Die Frau kann viel mehr als nur Kartenlegen. Du weißt doch, dass ich eine kurze Zeit in ihrem Haus war, als ich im Garten zusammenbrach und du mich reingetragen hast."

„Wie könnte ich das je vergessen?" Valerius grinste mich an. „Du hast ein ganz schönes Gewicht, mein Engel."

Ich boxte ihm kräftig an den Oberarm. „So, du findest mich also zu dick? Na warte!"

„Gnade! Lass mich ausreden! Du hast ein ganz schönes Gewicht, obwohl du schlank bist!" Valerius lachte mich herzlich aus. „Es ist so leicht, dich in Wut zu versetzen. Die alte Frau hat wirklich Recht, wenn sie sagt, du solltest lernen, dich zu zügeln. Andererseits mag ich es, wenn du wütend wirst. Deine Nase kräuselt sich dann und du hast so viel Feuer in den Augen. Du bist einfach entzückend."

Ich strich mir verunsichert über den Nasenrücken. War das wirklich so, meine Nase wurde kraus? „Was ich also sagen wollte: Mira hat eine Vision damals gehabt, sie betraf eigentlich weniger mich als meine Familie. Es ist unglaublich, was da zutage kam! Ich habe einen verstorbenen Bruder, von dem ich gar nichts wusste. Meine Mutter hatte das verschwiegen, sogar vor meinem Vater. Kannst du dir das vorstellen?"

„Ich nehme an, sie hat ihre Gründe gehabt."

„Sicherlich. Aber wer weiß, was sie noch verschweigt", meinte ich nachdenklich.

Sollte ich ihm schon von Hardy erzählen? Ich fühlte mich nicht wohl bei diesem Gedanken und beschloss, nichts zu erzählen, es sei denn, er würde mich direkt fragen, ob ich vor ihm feste Beziehungen hatte. Ich schenkte uns Tee nach und kuschelte mich dann wieder bei Valerius ein. Nur die Gegenwart zählte! Es war Herbst. Ende Januar schon würde er fortgehen, um ein neues Leben zu beginnen, und das am anderen Ende der Welt. Ich hatte die Liebe meines Lebens gefunden, nur um sie wenig später wieder gehen lassen zu müssen. Meine Augen wurden feucht, ich konnte es nicht ändern. Warum war das Leben so gemein zu mir?

11

Von Beichten und Brücken

Es war soweit! Ich packte meine Siebensachen, lud sie ins Auto und fuhr zur Wohnung meiner Mutter, die ab jetzt offiziell meine sein würde. Den Schlüssel zur alten Wohnung schickte ich Herrn Riemann per Einschreiben mit Rückschein, mit der Anmerkung, dass noch einige persönliche Gegenstände von Herrn Nickel in der Wohnung seien. Ich würde mich ganz bestimmt nicht darum kümmern und schon gar nicht um eine Renovierung!

Meine Mutter hatte sich gestern von mir verabschiedet und war jetzt schon seit einigen Stunden unterwegs nach Sylt mit einem kleinen, gemieteten Möbelwagen. Vor ihr lagen über 900 km Autobahn und Landstraße! Es war mir eine Beruhigung, dass sie sich einen Beifahrer gegen Bezahlung engagiert hatte, mit dem sie sich am Steuer abwechseln konnte. Ich denke, für uns beide war es ein seltsames Gefühl, dass künftig diese große räumliche Entfernung zwischen uns liegen würde. Immerhin war sie dort an ihrem neuen Wohnsitz nicht alleine. Tante Ursula und Onkel Walther würden sie schon auf Trab halten, da brauchte ich mir keine Sorgen zu machen. Aber dennoch, es war für meine sonst eher ängstliche und traurige Mutter ein untypisches Verhalten. Vielleicht waren meine Sorgen unbegründet? Ich hoffte auch, dass mein ungutes Gefühl, was meinen Einzug in Mutters Wohnung anging, nur auf Stress zurückzuführen war. Irgendwie stimmte zwischen mir und der Wohnung die Chemie nicht. Aber nun war es zu spät, mir darüber groß Gedanken zu machen.

Die Zeit verging so schnell. Valerius und ich verbrachten jedes Wochenende miteinander. Wir hatten so viel Spaß! Es war eine herrliche Zeit und manchmal gelang es uns zu vergessen, dass sie bald vorüber sein würde. Wie sollte es mit uns weitergehen? Hatte unsere Beziehung eine Zukunft? Würde die immense räumliche Entfernung uns auch innerlich voneinander entfernen?

Es war ein Freitagabend, ich bereitete gerade das Abendessen für später vor. Valerius würde heute von mir sein Lieblingsessen bekommen: Pfannkuchen mit Ahornsirup, Orangenzesten und gerösteten Nüssen. Zu meiner großen Erleichterung war es ein einfaches Gericht, das selbst ich hinbekommen konnte. Ich war nun mal keine begnadete Köchin wie Mira. Als es an der Tür schellte, legte ich den Rührlöffel an den Rand der Teigschale und ging zur Tür. Es war ungewohnt früh für Valerius, eigentlich musste er noch arbeiten. Er fuhr jetzt bis zum Jahresende Taxi. Hatte er seinen Schlüssel liegen lassen, oder warum machte er die Tür nicht selber auf?

„Ich komme schon!“

Ich öffnete mit Schwung die Tür und sah nur rote Rosen. Eine Männerhand hielt mir den großen Strauß hin, das Gesicht dahinter versteckend.

„Valerius, bist du das?", fragte ich lachend.

„Überraschung! Ich habe schon Feierabend. Meine Schichten wurden neu eingeteilt."

Valerius strahlte mich an und legte die zart duftenden Rosen in meine Arme. Ich dankte es ihm mit einem langen Kuss.

„Komm in die Küche, das Essen ist gleich fertig. Machst du bitte die Herdplatte unter der Pfanne an? Und tu bitte auch gleich etwas Butter hinein."

Valerius sah in die Rührschüssel und tauchte seinen Finger in den Teig.

„Oh, du Ferkel! Wasch dir gefälligst vorher die Finger!", schimpfte ich mit gespielter Entrüstung und haute ihm mit dem Rührlöffel auf die Hand. Dabei spritzte Teig vom Löffel auf meine Bluse. Na, das hatte ich nun davon!

„Dein Wunsch sei mir Befehl, Liebes. Aber verschone mein armes Leben." Valerius tat gekonnt zerknirscht. Als wir dann etwas später zu Tisch saßen und uns die Pfannkuchen schmecken ließen, merkte ich, dass er etwas auf dem Herzen hatte. Valerius sah von seinem Teller auf und sagte: „Als ich dir neulich von meinem Leben erzählte, habe ich etwas ausgelassen. Genauer gesagt, ich habe es dir bewusst verschwiegen. Damals, als ich den Unfall hatte, war ich verlobt gewesen. Wir wollten sehr bald heiraten. Aber durch mein Koma und die Spätfolgen veränderte sich unsere Beziehung. Meine Verlobte wurde mit den Belastungen nicht fertig, sie wollte keinen Krüppel als Mann. Sie hat das wirklich so formuliert. Ich kann es bis heute nicht glauben, dass ich mich so in ihrem Charakter geirrt hatte. Sie ertrug auch nicht, dass ich gelegentlich kleine epileptische Anfälle hatte. Also verließ sie mich. Und zwar auf ziemlich miese Weise. Sie hatte einen anderen kennengelernt und ließ mich wie eine heiße Kartoffel fallen. Ich dachte, das solltest du wissen. Es ist nämlich so, dass ich seitdem keine Beziehung mehr hatte, weil ich befürchtete, doch wieder nur abgelehnt zu werden. Diese Kränkung sitzt tief. Aber bei dir habe ich das Gefühl, dass ich angenommen bin, als ganzer Mensch, mit meinen guten und schlechten Seiten. Darum will ich dir nichts verschweigen. Ich vertraue dir."

Ich schwieg eine Weile und schaute intensiv auf die Rosen und dachte nach. Jetzt fand ich es beschämend, dass ich ihm Hardy verschwiegen hatte. Ich legte meine Serviette gefaltet neben den Teller und sagte: „Valerius, ich will dir auch etwas sagen."

Mein Schatz machte ein erstauntes Gesicht und hörte mir gut zu, als ich von Hardy erzählte.

„Was für ein kapitaler Trottel", meinte er schließlich nur.

Welch ein Segen, dass jetzt ein Wochenende vor uns lag. Es gehörte ganz und gar uns, und wir verbrachten es mit großem Genuss, ganz und gar zurückgezogen von der Welt. Sonntagmorgen wachte ich zuerst auf. Ich betrachtete still und verliebt meinen schlafenden Valerius. Dass ein Mensch so schön sein kann, wenn man ihn mit den Augen der Liebe betrachtet! Ich genoss jede

Sekunde, lauschte seinem Atem und dieser Moment dehnte sich aus und erfüllte jeden Winkel meiner Seele.

Ich hatte in dieser Nacht einen Traum gehabt. Von einer Brücke, die ich überqueren musste. Sie erstreckte sich über einen breiten Fluss und in der Mitte teilte sie sich auf. Zwei Wege lagen vor mir und ich wusste nicht, welchen ich wählen sollte. Ich wusste nur, wenn ich die richtige Wahl treffen würde, wartete am anderen Ende der Mann meines Lebens auf mich. Ich konnte zwei Männer von Ferne sehen, aber nicht wirklich erkennen. Da war auch jemand im Traum bei mir gewesen, mit einem kleinen weißen Tier auf dem Arm. Ob es wirklich mein Bruder Benito gewesen war, der zu mir gesprochen hatte? Oder war es doch nur meine Fantasie, die ihn projiziert hatte? Mira hatte damals aber auch von einer Brücke gesprochen und dass Benito mir helfen wollte. Ich traf im Traum dann meine Wahl und schritt kräftig aus, ich wollte zu Valerius. Er musste doch einer der Männer sein!? Aber die Brücke war nicht vollendet gewesen, sie brach ab, bevor ich zu meinem Traummann gelangen konnte. Was hatte das zu bedeuten? Waren wir doch nicht füreinander bestimmt?

Der Alltag zog unweigerlich wieder ein. Unter der Woche sahen Valerius und ich uns eher selten, vor allem, weil er oft die Schicht von 20 Uhr bis 2 Uhr fuhr. Die Wochenenden verbrachten wir zu zweit, wissend um die Endlichkeit unserer regelmäßigen Zweisamkeit. Nur noch wenige Monate, dann würde Valerius nach Australien fliegen – für drei lange Jahre!

12

Johanna und der Wind

Johanna ging am Lister Weststrand entlang. In einem Korb trug sie eine Decke, eine Thermoskanne mit heißem Tee und eine Schachtel Kekse. Sie hatte auch ein kleines Buch dabei, ihren Zeichenblock und einige Stifte. Früher, vor vielen Jahren, war sie immer genau hierhergekommen, um zu zeichnen oder einfach nur den Sand unter ihren Füßen zu spüren. Sie genoss heute wie damals den Wind und die Meeresluft, das Glitzern der Sonne auf den Wellen und das Gefühl von Freiheit.

Johann wollte das Buch von Mira weiterlesen. Sie brauchte etwas, was ihr helfen würde, diese heftigen Gefühle zu verarbeiten. Ihre Gedanken kreisten nur noch um die Verstorbenen, um ihre eigene Einsamkeit, um den Sinn, der sich hinter allem Schmerz verbergen sollte. Worin lag er? Der Brief, den Mira ihr vor ihrem Umzug nach Sylt mit dem Buch zusammen geschickt hatte, diente ihr als Lesezeichen. Im Büchlein stand als Vorwort:

Ich hoffe, dass dieses kleine Buch allen Lesern Kraft und Trost bringt. Ich möchte aufzeigen, dass es möglich ist, den Tod eines Kindes oder jedes anderen geliebten Menschen zu ertragen und den Schmerz in neue

Lebenskraft und –freude zu verwandeln. Ich möchte zeigen, wie sehr der Mensch in eine Höhere Ordnung eingebunden ist. Wir werden getragen. Wir werden geliebt! Wir werden im Himmel, also in der geistigen Welt jenseits der Materie, erwartet. Was ich vor allem sagen will, als meine ganz persönliche Botschaft an alle Menschen, die in Not sind:

Selbst in der tiefsten Dunkelheit verbirgt sich Licht!

Seid getrost, Hilfe kommt, alles hat seinen SINN, die Liebe steht über allem, gebt nicht auf, verzweifelt nicht völlig. Alles geht vorüber, alles wird gut. Selbst „der Tod" kann „gut sein". Auf seine ganz eigene Art und Weise. Alles ist in der göttlichen Ordnung.

Ich konnte das damals immer fühlen, ich hatte dieses WISSEN in mir, dass da nichts wirklich Böses mit uns geschah, sondern dass es innerhalb der göttlichen Ordnung war. Das verblüffte mich zutiefst, aber das Gefühl war ganz stark in mir! Ich kann sagen: Ich war Zeuge! Ich kann es bezeugen, denn ich habe es selber erlebt.

In den ersten Tagen nach dem Umzug nach Sylt erlebte Johanna ein Hoch. Die neue und doch so vertraute Umgebung war für sie ein Jungbrunnen. Jeden Morgen erwachte sie mit Vorfreude, machte lange Spaziergänge und blühte auf. Vor allem auch, weil sie ihre Schwester in der Nähe hatte. Dennoch fühlte sie in sich unterschwellig stets einen nagenden Schmerz.

Keine Schuld, keine Verantwortung für Benitos Tod, Überschätzung ihrer eigenen Kräfte, Hilfe auch annehmen können in scheinbar oder tatsächlich ausweglosen Situationen, Akzeptanz - was hatte Mira noch alles zu ihr gesagt? Sie wünschte sich jetzt, sie hätte es sich aufgeschrieben. Noch mehr wünschte Johanna sich, sie hätte aus der Existenz ihres ersten Kindes kein Geheimnis gemacht. Wenn sie damals schon einen Menschen wie Mira gehabt hätte, wäre ihr Leben sicher anders verlaufen. Sie hätte ihrem Ehemann eine bessere Frau und Melissa eine bessere Mutter sein können. Sie hätte für sich selbst ein besseres Leben haben können, vielleicht sogar echte, ungebrochene Lebensfreude! Doch ihr Schuldgefühl und die Scham waren ihre Gefängniswärter gewesen. So viele vergeudete und vergiftete Jahre!

Johanna sinnierte über das Licht, das sich angeblich in jeder Dunkelheit verbarg. Sie konnte es nicht entdecken. Es sei denn, dass die Liebe, die sie für alle empfunden hatte, das Licht war. Ihre Tochter war seit dem Tod ihres Mannes wirklich der einzige Lichtblick gewesen. Als sie sich in diese Gedanken vertiefte, spürte sie, dass sie selbst für Melissa oft ein drückender Schatten gewesen sein musste. Durch ihre depressiven Phasen, durch ihr ängstliches Behüten, auch durch ihr Klammern. Sie hatte Melli erst mit Mitte zwanzig aus ihrer Obhut gehen lassen. Johann verspürte den starken Wunsch, die Zeit zurückzudrehen, um alles besser zu machen.

In diesem Moment, als ihre Innenschau immer trüber wurde, kam ein frischer Windstoß auf. Sie schloss schnell das kleine Buch, damit die Seiten keine Knicke erleiden würden. Ihr war, als würde sie etwas im Wind hören. Es war ein lockender Ruf. Ihre Sicht auf das Meer und den wolkenverhangenen Himmel wurde gestochen scharf. Sie spürte die Lebendigkeit dieses Ortes bis tief unter ihre Haut, Johanna nahm seine Schönheit intensiv wahr. Hatte Mira ihr nicht gesagt, ihr Engel würde wie eine frische Meeresbrise duften und funkeln? Konnte sie ihn hier auf der Insel wirklich spüren? Möglich, dass er gerade für sie sang! Johanna verspürte bei diesem Gedanken eine tiefe Freude und neue Seelenruhe. Sie gab sich ganz dem Moment hin und fühlte Geborgenheit und einen neuen Willen zum Leben. Jeden Tag einzeln leben, auch sinnlich er-leben, Salz auf der Haut und den Wind im Haar, welch ein Genuss dies doch sein würde! Einfach auf den Wellen der Trauer und der Liebe reiten, bis sie verebben. Das wollte sie versuchen. Sich jeden Tag aufs Neue in die Wasser des Lebens stürzen und nicht untergehen, sondern obenauf schwimmen und sich an neue Ufer tragen lassen!

Sie wusste, dass alle ihre Lieben in ihrem Herzen eine Wohnstatt in alle Ewigkeit hatten. Liebe! Da war so viel Liebe. Ist Liebe das Licht? Mehr noch, sie fühlte es endlich, nach all den Jahren, dass ihr Herz das Tor zur Liebe ist. Johanna schlug das kleine Buch wieder auf und las Miras Worte, durchlebte mit ihr deren ganz eigene Suche nach dem Licht in der Dunkelheit des Krebstodes ihres Sohnes, und wie sie es unter anderem auch in der Schönheit der Welt wiederfand. Sie schrieb als Nachwort:

Heute Morgen, als ich mit meinem Hund über die Wiesen und Felder ging, hatte ich ein poetisches Erlebnis. Ich sah, dass unzählige der Gräser und Kräuter mit Spinnweben überzogen waren, benetzt mit Taukügelchen, wie eine Perlenkette ohne Ende. Die Sonne schien mir in die Augen und brachte dieses Gräserfeld zum Funkeln, schöner als eine künstliche Weihnachtsbeleuchtung es jemals sein konnte. Veränderte ich aber meinen Standpunkt, meinen Blickwinkel – nur eine kleine Körperdrehung – dann war die Pracht dahin, nicht mehr sichtbar. Drehte ich mich wieder zurück, so dass die verwobenen Gräser wieder in einer Linie mit der Morgensonne lagen, dann war die Pracht wieder sichtbar.

Die Schönheit und Erhabenheit des Lichtes in der Materie vergeht nicht, auch wenn wir im Moment außerhalb des perfekten Standpunktes sind!

Die trockenen Gräser, bereit für den Verfall und den Winterschlaf, bekommen so eine wahre Pracht, die sie als frisches Sommergrün nicht haben können. Und so ist es auch mit uns Menschen, mit unserem Leben. Gottes Licht und Liebe ist immer da, selbst wenn wir sie in dunklen, schmerzlichen Lebenstagen nicht wahrnehmen können.

Auf die Existenz des Lichtes, der Schönheit, der Sinnhaftigkeit können wir vertrauen!

Ich habe es selber so erlebt, damals.

Jetzt kann ich es in Worte fassen.

Dank eines schlichten Hundespaziergangs an einem sonnigen Herbstmorgen im Oktober.

Johanna schloss getröstet das Buch und griff dann zu ihrem Zeichenblock und dem heißen Tee. Die kommende Nacht würde eine gute Nacht werden, das spürte sie. Ihr Schlaf würde leichter sein. Und wenn sie es wirklich wollte, würde auch ihr restliches Leben gut und leichter sein.

13

Novembertage

Anfang November war Mira sich immer noch unschlüssig, ob sie Teil des Hospiz-Workshops sein wollte oder nicht. Obwohl nun schon so viele, viele Jahre ins Land gegangen waren, seitdem ihr Martin diese Welt verlassen hatte, waren die damaligen Ereignisse immer noch dicht unter ihrer Seelenhaut. Sie spürte kein Verlangen, alte Wunden aufzureißen, damit andere Einblick in intime Seelenräume nehmen konnten. Sie wusste, würde sie sprechen, würde ihre Stimme bald anfangen zu zittern; würde sie Fragen im direkten Augenkontakt beantworten müssen, von Mensch zu Mensch, dann würde alles wieder in ihr lebendig werden. Die schützende Zeitspanne würde zu einem papiernen Nichts zusammenschrumpfen und sie dem alten Schmerz ausliefern.

Andererseits wollte sie sich den Lernenden nicht verweigern. Sie wusste ja selber, wie wichtig eine gute Ausbildung für Sterbebegleiter war, vor allem, wenn sie keine eigene Trauererfahrung hatten. Mira blickte hilfesuchend durchs Fenster zu Thaddäus, der im kalten Garten stand. „Was meinst du dazu?“ Diesmal sagte er nichts, sondern zuckte nur kurz mit seinem Drachenschwanz. Mira sah, wie eine große Feder vom Wind herumgewirbelt wurde. Sie wurde für einen kurzen Moment an seinen Flügel gedrückt, so dass es aussah, als würde Thaddäus eine Schreibfeder halten. Dann riss der Wind sie mit sich fort.

Feder. Schreibfeder. Natürlich! „Danke Thaddäus. Du hast doch immer wieder gute Ideen, mein lieber Freund!"

Mira wusste nun, wie sie ihr Problem lösen konnte. Sie eilte zum Telefon und wählte Ramonas Nummer. Sie hörte: „Hier spricht der automatische Anrufbeantworter von Ramona Reichenberger. Ich kann jetzt nicht ans Telefon. Bitte hinterlassen Sie eine Nachricht und Ihre Telefonnummer, ich rufe so bald wie möglich zurück. Vielen Dank!"

„Ramona, hier ist Mira. Ich will dir wegen dem Workshop Bescheid sagen. Ruf mich bitte zurück, ich bin heute den ganzen Tag zuhause."

Als nächstes ging Mira an ihren Computer und schaute nach, ob sie eine neue Nachricht erhalten hat. Oh ja, drei E-Mails. Ein Newsletter der Bücherei, Werbung und eine E-Mail von Markus!

„Liebes Mamchen, ich habe gute Nachrichten für dich. Dein neuer Vermieter hat einen Formfehler gemacht. Das Erhöhungsverlangen muss betragsmäßig ausgewiesen sein, d. h. er muss genau die neue und alte Mietsumme benennen. Hat er aber nicht! Somit ist das Mieterhöhungsverlangen unwirksam und du als Mieter brauchst nicht zu reagieren. Mein Anwalt sagt, da hast du wirklich Glück gehabt, denn du hast mir dieses Schreiben eigentlich viel zu spät zugeschickt. Wenn noch mal so was ist, bitte gleich

Bescheid sagen! Ich denke, der Vermieter wird bald wieder schreiben. Dann ruf mich an, sobald du den Brief hast! Und noch eins: Mach dir keine Sorgen wegen des Geldes, ich bezahle das gern für dich! Ich weiß doch, wie knapp es bei dir ist. Du hättest eben all dein „Engelgeld" mal lieber für dich selbst nehmen sollen! Du weißt ja, wie ich über dein Engagement denke. Im Dezember komme ich dich besuchen, Ehrenwort. Gruß von Markus."

Ach, das war so typisch für ihn. Seine soziale Ader beschränkte sich nur auf Angehörige. Mira seufzte über seine Einstellung. Er konnte einfach nicht verstehen, was sie umtrieb, ihren Dienst am Nächsten zu leisten. Bald darauf rief Ramona zurück. Sie akzeptierte und bedauerte gleichzeitig Miras Vorschlag, dass die Workshopteilnehmer ihr vorab schriftlich gesammelte Fragen stellen sollten. Mira versicherte ihr, sie würde diese in die Tiefe gehend beantworten und rechtzeitig zu Beginn des Workshops fertig haben. Dann könnten diese Blätter als Arbeitsgrundlage für Diskussionen genommen werden. Ramona versprach, die Fragen so schnell wie möglich zu sammeln und Mira zukommen zu lassen. Ende November sollte der Workshop definitiv beginnen.

Als Mira mittags mit einer Schachtel Blutdrucktabletten von der Apotheke zurückkam, sah sie, dass aus ihrem Briefkasten ein brauner Umschlag herausragte. Sie ärgerte sich über den neuen Briefträger, denn bei dieser Wetterlage würde die Post vom Sprühregen nass werden, wenn sie nicht vollständig in den Kasten eingesteckt wurde. Valerius war nie so gleichgültig gewesen.

Sorgsam machte sie ihren Regenschirm zu, schloss die Haustür auf und stellte den Schirm in den Ständer. Dann öffnete sie den Briefkasten und nahm alles raus. Oh je, da war ja auch ein Brief von ihrem Vermieter dabei! Den würde sie gleich morgen an Markus weiterleiten. Aber wichtiger war ihr der braune Umschlag. Er trug den Absender vom Hospiz. Das konnten nur die Fragen sein. Nachdem sie ihre Schuhe gewechselt und den Schirm in der Diele zum Trocknen wieder aufgespannt hatte, zog sie ihren warmen Mantel aus und die Hausstrickjacke über. Obwohl sie gut einheizte, war ihr immer etwas kalt. Ohne Strickjacke und die Wolldecke konnte sie nicht mehr lange stillsitzen und dabei warm bleiben. Sie liebäugelte seit einiger Zeit mit diesen hässlichen, aber warmen Lammfell-Hausschuhen, die sie im Schaufenster gesehen hatte.

Mira ging ins Wohnzimmer und machte sich die Harfenmusik-CD von Joachim an, bevor sie in ihrem roten Sessel sitzend den Umschlag öffnete. Ja, es waren die erwarteten Fragen für den Workshop. Die erste lautete:

* *„Was haben Sie in der Kleinkindphase von Martin gemacht, um immer die nötige Geduld mit Martin, und ja, auch mit Markus zu haben?"*

Mira fiel es leicht, diese Frage zu beantworten. Sie ging zum PC, fuhr ihn hoch, startete das Schreibprogramm und begann mit der Beantwortung der ersten Frage:

Die hatte ich einfach. Das ist meine Art zu lieben. Geduld ohne Ende. Im Kind das würdevolle Menschenwesen sehen, das es verdient hat, stets anständig behandelt zu werden, um jeden Preis. Ich habe mich immer gefragt: Was braucht das Kind jetzt wirklich? Aber ich kam auch immer wieder an meine Grenzen. Es kam durchaus vor, dass ich die Kinder auch mal angeschnauzt, ihnen gar einen Klaps gegeben habe. Ich erinnere mich an einen Spaziergang mit einer Gruppe von Müttern und Kindern. Ich schob eine Doppelkarre, beide Kinder waren ja noch so klein. Martin ist auf dem Weg immer und immer wieder übermütig aus der Karre rausgerutscht oder geklettert, weil er einen überbordenden Bewegungsdrang hatte und auch seinen Willen durchsetzen wollte, während Markus ganz ruhig und brav sitzen blieb und wir somit gut vorangekommen wären mit den anderen, wäre Martins Verhalten nicht gewesen! Jedes Mal aufs Neue habe ich ihn wieder ruhig und ohne Worte hineingesetzt, um dann weiterzuschieben. Eine andere Mutter fragte mich: „Wie kannst du nur dabei so ruhig bleiben? Ich hätte ihn längst angeschrien." Aber was hätte das gebracht, wenn ich mich hätte gehen lassen? Er war ja durch Worte nicht zu beeinflussen. In der Ruhe liegt die Kraft!

* *„Wie haben Sie die furchtbaren Erlebnisse rund um Martins Tumor und seinen frühen Tod verarbeitet?"*

Ich habe es verarbeitet, indem ich es erzählt, vor allem aber aufgeschrieben habe. Ich habe das Geschehen in eine handhabbare, lesbare Form gebracht, habe es immer wieder von neuem betrachtet, durchdacht, durchfühlt, durchleuchtet – habe nach dem Sinn des Ganzen gesucht. Habe mich geprüft: Gab es Versäumnisse meinerseits? Hätte ich es besser machen können? Hat es Auswege gegeben oder war sein Tod unvermeidbar? Warum war meine Liebe so (scheinbar) machtlos gewesen?

Ich habe mich sogar überwinden können, einen für meine damaligen gesellschaftlichen Kreise ungewöhnlichen Schritt zu gehen: Ich hatte ein Medium beauftragt, mit dem Jenseits Kontakt aufzunehmen. Ich hatte das Glück, an ein seriöses Medium zu geraten. Danach hatte ich noch zweimal andere Medien beauftragt, diesmal für deutlich weniger Geld, das erste war recht teuer gewesen. Und seit ich die ersten Antworten der jenseitigen Helfer hatte und sogar Martins eigene Worte übermittelt bekam, war es leichter. Denn nun wusste ich um den wahren Sinn des Geschehens und auch um meine eigene Bestimmung. Ab diesem Tag begann meine Heilung. Das aber war nicht genug für mich. Ich war eine Suchende geworden, las ein Buch nach dem anderen, welches in Zusammenhang stand mit Sterben, Tod und Trauer, Jenseits, Engel, Himmel und Seele, Medialität.

Was für ein enormer Trost das für mich war! Ich fühlte mich verstanden! Ich las wirklich viele Bücher, auch einige über Astralreisen und Schamanismus. Nicht zu vergessen: christliche Mystik, deren sprachliche Schönheit einfach eine Wohltat war. Langsam formte sich ein relativ stabiles Bild des Jenseits in mir. Gleichermaßen wuchs mein Interesse an den verschiedenen Lichtwesen in der geistigen Welt. Ich lernte, meinen eigenen medialen Erlebnissen mehr zu vertrauen, vor allem den Traumbotschaften.

* *„Was können Sie anderen Menschen mit auf den Weg geben, die Ihre seherischen Kräfte nicht haben? Wie können sie mit dem Tod umgehen?“*

Ich habe oft mit anderen Trauernden gesprochen, Briefe geschrieben, habe versucht, Trost zu spenden. Oft gelang es mir, aber nicht immer. Ich habe von meinen medialen Erlebnissen offen berichtet, im Glauben, das würde helfen. Aber manchmal stieß ich gerade deswegen auf Ablehnung oder Unglauben. Oder ich machte andere ungewollt traurig, denn sie hatten ja nicht die Gnade erfahren, ihre Lieben noch einmal zu sehen, zu hören, gar zu fühlen. Sie fragten sich wohl: Was hat sie, das ich nicht habe? Habe ich es denn nicht verdient, noch einmal Kontakt haben zu dürfen? Danach wurde ich vorsichtiger, formulierte allgemeiner. Ich werde aber nie aufhören zu sagen: Die Toten sind nicht „tot“, sie leben jetzt nur in einer anderen Form, an einem anderen „Ort“ weiter. Und auch wir werden nach unserem irdischen Tod dorthin gehen. Jede Seele hat ihre passende „Wohnung“ im Himmel. Unsere unsterbliche Liebe zueinander weist uns den Weg, vereint uns.

Wie „Nichtsehende“ mit dem Tod umgehen können? Nun, was soll ich sagen? Ich wünsche mir für die Menschen, dass sie Vertrauen haben können in das, was „Sehende“ ihnen erzählen. Es sollte kein blindes Vertrauen sein, aber ein offenes Aufnehmen. Die Worte sollten im Herzen gewogen und geprüft werden. Es gibt leider auch weniger gute Medien, die nicht den

Menschen dienen, sondern eher ‚ver-dienen' an den Trauernden. Darum ist mein Rat, falls auch Sie ein Medium beauftragen wollen: Hören Sie sich vorher gut um, fragen Sie die Leute, welche Erfahrungen sie gemacht haben mit dem Medium ihrer Wahl. Heute gibt es ja das Internet! Und vor allem: Geben Sie dem Medium keine Vorinformationen, die über den Namen und das Geburts- und Sterbedatum hinausgehen, sonst werden Sie u. U. immer zweifeln, ob die Botschaften echt sind oder nur geschickt formuliert. Hören Sie gut hin, ob Ihnen nur Allgemeingültiges gesagt wird oder ob das Medium Sachverhalte benennt, die nur Sie wissen können, und ob die Äußerungen des Verstorbenen für ihn typisch sind. Hören Sie gleichzeitig auf Ihr Gefühl. Wenn der Kontakt echt ist, dann werden Sie es erkennen!

Immer mehr Menschen sprechen offen über diese Themen, die vor wenigen Jahrzehnten noch Tabuthemen waren. Hören Sie immer auf ihr Herz und ihre innere Stimme. Versuchen Sie bitte, an die göttliche Liebe zu glauben und an ein Weiterleben im Jenseits. Es ist wahr!

Eines muss aber klar sein: Auch fester Gottesglaube und mediale Fähigkeiten schützen nicht vor der Wucht und Gewalt des Trauerschmerzes! Darin sind alle Menschen gleich. Ich habe furchtbar gelitten. Doch Glaube und Gabe schenkten mir die Kraft, es durchzustehen und die Energie der Trauer zu wandeln in neue Lebensfreude. Langsam, Schrittchen für Schrittchen, kehrte ich in ein neues Leben zurück. Ich selbst hatte mich gewandelt, war nicht mehr der

Mensch, der ich vor diesem 18. Mai war. Das ist wohl auch eine Art der Auferstehung. Ich starb mit meinem Kind, und ich erschuf mich mit Gottes Hilfe neu. Ja, ich bin neu geboren!

Man sagt zum Schicksal: "Da! Nimm doch auch den schäbigen Rest von mir, ist eh nicht mehr viel von mir da." Und dann geschieht das Wunder! Ganz langsam, so langsam, dass man es kaum merkt, wächst da ein neuer Mensch heran, mitten in einem drin. Erst ist er ganz klein und zaghaft, macht sich kaum bemerkbar, bis er schließlich größer, kräftiger, schöner und strahlender ist, und dann kommt irgendwann der Tag, an dem er sagt: "Hallo, da bin ich. Ich bin DU, und wir sind ein Team, wir sind jetzt EINS, wenn du „mir-dir" die Hand reichst."

* *„Was war das schönste Erlebnis mit Martin?"*

Das schönste Erlebnis? Ach, ich weiß es nicht. Aber ich weiß, wann ich besonders glücklich war: Immer wenn er lachte! Er hatte ein so wundervolles, herzliches Lachen. Seine Stimme war hell und lieblich. Er war so voll sprühender Lebensfreude in guten Momenten, dass er ein Labsal für mich war in all seiner Seelenschönheit. Er war dann wie einer dieser glücklichen Buddhas, die man in Asien sehen kann: In sich ruhend, glücklich, aus dem Bauch heraus lachend, voll der Fülle menschlich-göttlicher Freude! Ja, immer wenn ich teilhaben durfte an seiner ungebrochenen Lebensfreude, dann war das jedes Mal das schönste Erlebnis. Das wichtigste schönste Erlebnis hatte ich aber, als er krebskrank war. Er sagte plötzlich: *„Abgesehen davon, dass ich todkrank bin, ist mein Leben schön!"* Dieser eine Satz war es, der mich in all den Jahren nach seinem Übergang in den Himmel am Leben erhielt. Er hatte trotz all dem Grauen ein schönes Leben gehabt! Und ich war daran beteiligt, war unverzichtbarer Teil seines schönen Lebens gewesen. Das macht mich glücklich und zufrieden.

* *„Welcher mediale Traum war Ihrer Meinung nach der bedeutsamste? Hatten Sie nach seinem Tod auch noch weitere prophetische Träume?“*

Der für mich wichtigste Traum war wohl der vom grünen Zweig. Ich will ihn gerne mit Ihnen teilen. Er ging so:

Ich war mit Martin in einem Krankenhaus. Er war tot. Seine Leiche war in Tücher gewickelt und sollte vom Beerdigungsinstitut abgeholt werden. Ich wollte ihn aber nicht so „schmucklos“ gehen lassen, ich wollte ihm gern eine Blume auf die Tücher legen, hatte aber keine. Da stand dann auf dem Flur ein großer, teurer exotischer Strauß, der einem anderen Patienten gehörte. Kurz kam ich in Versuchung, eine dicke Blüte abzubrechen, entschied mich dann aber dagegen, weil der Strauß ja nicht uns gehörte. Ich ging nach draußen UND BRACH EINEN GRÜNEN ZWEIG VOM STRAUCH (Man beachte die Symbolik! Ich hörte diesen Satz auch als „Kommentar aus dem Off“). Ich ging damit zu ihm zurück. Der Bestattungsunternehmer und die Krankenschwester schauten mich komisch an und ich wusste, irgendwas ist jetzt los. Ich sah dann, dass sie seinen Oberkörper aus den Tüchern gewickelt hatten, denn ER LEBTE WIEDER!!! Ich sah wie die rosige Farbe in seine wächsernen Wangen zurückkehrte, er regte sich, schlug die Augen auf und fragte: „Was ist denn los?“ Ich sagte:

„Martin, du warst tot! Und jetzt lebst du wieder!“ Er grinste mich an und bewegte seine vormals gelähmten Arme. Ich sagte: „Das bringst aber auch nur du fertig!“, und freute mich. Martin freute sich auch riesig und klopfte sich erregt auf die Brust und lachte sein für ihn so typisches „He-He-He“, ganz so wie im Leben. Er freute sich wie ein Schneekönig, was ihm da wieder Tolles gelungen war!

In diesem Traum war sein Wesen so stark zu spüren, sein Humor, seine Lebensfreude! Das war wirklich Martin, wie er leibte und lebte. Ich wachte aus diesem Traum auf mit einem starken Gefühl des amüsiert sein. Ich fand das Ganze genauso lustig und bemerkenswert wie er. Dieses Gefühl hielt noch lange an. Ich dachte damals, eigentlich müsste ich doch jetzt im Wachsein „am Boden zerstört sein“, denn im Traum lebte er wirklich. Doch ich musste ins irdische Wachsein zurückkehren, und hier lebte er nicht. Doch damit konnte/kann ich leben, ohne traurig oder enttäuscht zu sein.

Die Auferstehung von den Toten ist wahr! Dieser Traum zeigte es mir ganz deutlich und auch sinnlich wahrnehmbar, dass Martin wirklich zum Leben wieder erwacht ist. Nicht auf dieser irdischen Ebene, sondern im Bereich der Existenz, den ich gern „Himmel“ nenne. Himmel ist so ein schönes Wort! Er lebt auch in meiner Seele. Die Seele, das ist das Bindeglied zwischen „hier und dort“. Sie ist die Brücke zwischen den Welten. Die liebende Seele!

In einem anderen Traum teilte mir Martin mit, dass er sich selber jetzt voll und ganz annehmen und lieben kann. Auf irdischer Ebene hatte er damit große Schwierigkeiten gehabt. Das Traumsymbol, das er dafür verwandte, waren selbst gestrickte Socken und Stricknadeln in seiner Hand. Er verabscheute nämlich zu Lebzeiten seine Klumpfüße. Dass er sich nun selber schützende und schmückende Socken für seine Füße gestrickt hatte, das zeigte mir, dass er sich nun selber lieb hat.

Dieses Traumsymbol der Socken war speziell für mich, denn nur ich konnte das verstehen.

Ein bedeutsamer prophetischer Traum, lange nach seinem irdischen Tod, war dieser hier, er betraf nicht Martin, sondern seine Familie:

Ich ging in der Abenddämmerung am Fluss entlang nach Hause. War es ein Geräusch wie von Flügeln, das mich hochblicken ließ? Oder war es ein innerer Impuls? Dort oben am Himmel flogen drei Phönixe!

Sie waren sehr groß, sie waren majestätisch, Ehrfurcht gebietend und schön! Sie kreisten über mir und flogen dann in Formation Richtung Süden. Ich dachte: „Oh, es gibt sie ja wirklich! So sehen sie also aus!" Ich war glücklich. Dann wachte ich auf.

Dieser Traum ist auch in Erfüllung gegangen. Etwa zwei Jahre später siedelten wir drei nach Süden um, in die Weinberge Baden-Württembergs.

* *„Wie hat Ihre Ehe diesen Stress verkraftet?"*

Oh, auf die Frage antworte ich nicht gern. Sie hat es nicht so gut verkraftet. Wir lebten oft aneinander vorbei, waren sprachlos in unserer Trauer. Ich fühlte mich unverstanden in meiner Seelennot und war es auch! Aber wir blieben ein Paar. Gemeinsam war es einfacher zu (über-) leben als allein. Die Gefühle der Liebe stellten sich erst langsam im Lauf der Jahre wieder ein. Wir waren sehr unterschiedliche Menschen mit sehr unterschiedlichen „Innenansichten". Es war uns aber möglich, eine zufriedenstellende Balance zu finden und diese zu leben. Und wir blieben einander herzlich zugeneigt bis zum natürlichen Ende unserer Ehe.

*„*Was hat Ihnen am meisten geholfen, seelisch zu überleben?"*

Liebe! Auf alle Fragen des Lebens ist die selbstlose Liebe und ihr Licht die große Antwort. Wiegen Sie diese Worte in ihrem Herzen und sie werden verstehen.

Was mir sehr geholfen hat, waren die Antworten aus der jenseitigen Welt. Warum Martin ein Leben voller Leid gewählt hatte, wofür er das erleben wollte. Die Sinnhaftigkeit, die ist es, die mir half! Weil ich erfahren durfte, dass alles seine Richtigkeit gehabt hatte. Ich wünschte mir oft, es hätte einen anderen, leichteren Weg für uns alle gegeben. Aber genauso wie es war, war es gewollt und zielführend gewesen. Die große Frage, die er an dieses Leben hatte, lautete: *Bin ich liebenswert, der Liebe wert, wenn ich nichts mitbringe, nur ein Problemkind bin? Bin ich unter <u>allen</u> Umständen ein liebenswerter Mensch?* Das war es nämlich, was er nicht glauben konnte, was in seiner Seele nicht wahr war. Er musste es erleben, ja, er-leben, erarbeiten. Seine Seele wird nie wieder daran zweifeln müssen.

Ich frage mich, ob einst der Tag für die Menschheit kommen wird, da alle Trauernden, die es wünschen oder brauchen, diese Botschaften erhalten.

* *„Welche Erkenntnisse haben Sie gewonnen?"*

Das Licht (die Liebe Gottes) ist letztlich immer stärker als Not, Verzweiflung und Finsternis.

Wir konnten für Martin im Endstadium nichts tun, außer sein Leid mit Liebe zu lindern, eine sehr gute Pflege zu gewährleisten und Gott um einen baldigen erlösenden Tod zu bitten. Und, was als Erkenntnis auch ganz wichtig ist: Immer wenn es am schlimmsten war, dann waren die Geister Gottes spürbar bei uns! Dann kamen die Botschaften, die Zeichen, die Begegnungen. UND! Was ich mitten im Elend mit Erstaunen erkannte: Das SCHÖNE auf der Welt BLEIBT schön und gut, es ist alles noch da, die Finsternis kann dem Licht nichts anhaben. Wissen Sie, wie SCHÖN und WUNDERVOLL ein einziges kleines Gänseblümchen ist? Als unser Junge nach wochenlangem Aufenthalt in der Intensivstation das erste Mal im Rollstuhl nach draußen geschoben werden konnte, es war Frühling, da sah er ein Gänseblümchen, wie es "wirklich" ist, in vollkommener Schönheit – und ich sah durch seine Augen! Ein magischer Moment. All die Schönheit dieser Welt, und sei das Ding noch so einfach, das alles ist ein Geschenk Gottes für die Menschen. Man muss nur fähig sein, das alles zu erkennen und wertzuschätzen! Dann ist das Werk getan.

Das ist alles, was ich dazu sagen kann.

Die Fragen waren nun beantwortet. Es war spät geworden. Mira war hungrig, denn das Mittagessen hatte sie wegen der Schreibarbeit vergessen. Sie war sehr froh, dass sie diese Form gewählt hatte und nicht das direkte Augengespräch. Sie war tief bewegt und hatte feuchte Augen. Aber es war gut so, dass sie noch einmal Gelegenheit erhalten hatte, sich mitzuteilen. Trost spenden war ein wichtiger Teil ihres Dienstes als Lichtbringerin. Aber nun war es auch genug! Sie wollte sich endlich zurückziehen, so wie Thaddäus es ihr gesagt hatte, dass es dafür an der Zeit war: Ihr Dienst war getan, die Aufgabe erfüllt.

Jetzt musste sie es nur noch ihren Freunden aus der Engelgruppe sagen.

Interessanterweise hatte nach dem Lavendelhaus-Traum niemand mehr unverhofft an ihre Tür geklopft und nach „dem Medium“ oder der „Dorfhexe“ gefragt.

14

Reisezeit!

Ich musste verrückt sein, einfach unglaublich verrückt. Gestern Morgen war ich aufgewacht und wusste, was ich tun würde, jenseits aller Vorsicht und Vernunft. Ich war felsenfest entschlossen, mir für 2011 ein Travel & Work-Visum für Australien zu besorgen. Ein Jahr rumstromern, jobben und immer wieder mal einen Abstecher nach Townsville zu Valerius machen! Der Plan erschien mir ebenso genial wie einfach.

Heute Morgen war ich aufgewacht und wusste sofort, dass das eine Schnapsidee war.

Was hatte ich mir nur dabei gedacht? Ich musste meine Jobsuche nach einer Vollzeitstelle intensivieren, mir blieben nur noch wenige Wochen bis Jahresende. So groß waren meine Ersparnisse nun auch wieder nicht, dass ich mir ein Sabbatjahr leisten konnte. Mittlerweile hatte ich große Zweifel, dass ich bis zum 1. Januar einen neuen Arbeitgeber finden würde. Auf meine wirklich zahlreichen und engagierten Bewerbungen hatte ich bisher nur Absagen bekommen. Nur zu einem einzigen Vorstellungsgespräch war ich bisher eingeladen worden. Entweder galt ich als über- oder als unterqualifiziert. Ich war weiß Gott nicht fixiert auf meine

Wunschtätigkeit als Journalistin, hatte mich sogar als Schulsekretärin beworben. Ich war mit allem einverstanden, nur nicht mit Arbeits- oder Tatenlosigkeit.

Valerius hatte jetzt andere Schichten als Taxifahrer. Er verbrachte nur noch jedes zweite Wochenende bei mir, weil er jetzt auch mehr Zeit mit seinen Eltern und Schwestern verbringen wollte, bevor er für drei Jahre nach Down Under ging. Ich fand es etwas seltsam, dass er mich seinen Eltern noch nicht vorstellen wollte. Ich hätte seine Familie so gerne kennengelernt. Er wollte auch nicht mit mir übers Wochenende nach Sylt zu meinen Verwandten reisen. Valerius meinte, wenn er sich nicht genügend ausruhen würde, käme möglicherweise seine Epilepsie wieder stärker durch. Dafür hatte ich natürlich Verständnis. Andererseits kannten und liebten wir uns auch erst seit einigen Wochen. Was erwartete ich von ihm? Für mich gab es keinen Zweifel, dass er der Mann meiner Träume war. Aber fühlte er wirklich genauso? Ich sehnte mich danach, seine Frau zu werden. Langsam lief mir ja auch die Zeit davon, die biologische Uhr ist die mit dem unbarmherzigsten Ticken von allen existierenden Uhren. Ich wollte nicht erst mit Ende Dreißig oder gar Anfang Vierzig mein erstes Kind bekommen. Mein Kinderwunsch war plötzlich erwacht, aber dafür umso heftiger.

Ich hatte von meinem Arbeitgeber noch acht Tage alten Urlaub zu bekommen. Darum plante ich nun für mich einen Kurzurlaub auf Sylt bei meiner Mutter, bei Onkel und Tante. Die zweite Novemberhälfte war nicht die beste Zeit für einen Inselbesuch, doch wozu gab es warme Kleidung?

Erschöpft, aber zufrieden, warf ich vierzehn Tage später meinen Koffer auf mein Bett und schleuderte die Schuhe von meinen Füßen. Eine Woche Sylt lag hinter mir. Es war eine richtig gute Woche gewesen mit Mutter, Onkel und Tante. Wir hatten viel miteinander gelacht, hatten uns auf ausgedehnten Spaziergängen den kalten Wind um die Ohren wehen lassen und genossen danach einen steifen Grog oder erwärmten Gewürztraminer und dazu Spekulatius. Meiner Mutter ging es gut, sie schien mit sich im Reinen zu sein. Selbst Onkel Walther fühlte sich einigermaßen gesund und Tante Ursula war wie in all den Jahren zuvor ein Ausbund an Energie. Meine kleine Familie war also wohlauf. Onkel und Tante hatten etwas ausgeheckt, was sie mir ganz im Vertrauen mitteilten. Sie platzten förmlich vor Eifer. Ich musste hoch und heilig schwören, Mama von der Überraschung nichts zu erzählen. Sie hatten nämlich Karten für vier Personen für eine kleine Nordeuropakreuzfahrt über Weihnachten/Neujahr organisiert. Sie liebten Skandinavien. Nun stellte sich die Frage, ob ich mitfahren wollte oder ob sie den netten, verwitweten Nachbarn einladen sollten. Natürlich ganz ohne Hintergedanken, was meine ebenfalls verwitwete Mutter anging, selbstverständlich keine Hintergedanken, nein, nein. Onkel und Tante machten Gesichter wie zwei gerissene Verschwörer.

Ich gönnte ihnen nur zu gern ihre kleine Intrige und hoffte, dass die vier richtig nette Tage miteinander haben würden. Ehrlich gesagt, war ich sogar erleichtert. Nichts gegen eine Skandinavien Tour, aber ich wollte meine Zeit lieber mit Valerius verbringen. Ich hatte nicht gewusst, wie ich das meiner Mutter beibringen sollte, dass ich Weihnachten gar nicht auf Sylt sein wollte. Sie wusste ja noch gar nichts von Valerius, und auch Onkel und Tante ließ ich im Unklaren über meine eigenen Pläne und versicherte ihnen, gekonnt geheuchelt, meinen heroischen Verzicht auf die Kreuzfahrt zugunsten zweier einsamer Herzen, die noch nichts von ihrem Glück wussten.

Nun war ich also wieder zuhause, befreit von Familienpflichten, die das Jahresende mit sich bringt. Für den Nikolaustag hatte ich Valerius aus Sylt eine große Schachtel Nougat mitgebracht. Für mich allerdings auch eine. Die wollte ich noch heute feierlich eröffnen. Und vielleicht sogar leer futtern. Und morgen brach meine letzte Arbeitswoche an, danach war „Schicht im Schacht“. Urlaub bis zum Jahresende. Und dann? Tja, wie es aussah, war ich ab 1. Januar ein Fall für die Statistik der ARGE.

Ich genoss meine Stunden mit Valerius. Meistens vermieden wir es, über das kommende neue Jahr zu sprechen. Was sollte, was konnte aus unserer Liebe werden? Wie oft würden wir uns sehen können in der Zeit seines Studiums? War unsere Liebe stark genug, die vielen, vielen Kilometer zwischen uns zu überwinden? Fragen über Fragen, aber keine Antwort. Valerius hatte mal zu mir gesagt, wenn er mich viel eher kennengelernt hätte, wäre er wohl nicht nach Australien zum Studium gegangen. Doch er stünde nun so kurz vor dem

Erreichen seines Lebenstraumes. Jahrelang hätte er mühsam darauf hingearbeitet und er könne sich selbst um meinetwillen jetzt nicht dazu entschließen, alles fallen zu lassen. Er bat mich um Geduld, er bat mich um Verständnis, dass er die Chance seines Lebens ergreifen wollte. Auch wenn dies bedeuten würde, dass wir uns vorübergehend trennen mussten. Was sind schon drei Jahre, im Hinblick auf ein ganzes Leben?

Wir verbrachten bald nach meiner Rückkehr einen heimeligen Adventsnachmittag mit Mira. Ich hatte ihr eine kleine, selbst verzierte Kerze als Geschenk mitgebracht, die sie sichtlich erfreut entgegennahm. Valerius hatte ihr einen kleinen Engel aus Holz geschnitzt, in einer klaren, schlichten Formgebung. Erstaunt nahm ich sein Talent zur Kenntnis. Ich merkte, wie wenig ich eigentlich von ihm wusste. Mira bewirtete uns mit echtem Plumpudding und Brandybutter und köstlicher Rotweinschaumsoße. Sie erzählte uns, dass er mehrere Wochen Zeit zum Reifen gehabt hätte. Ich hatte noch nie zuvor selbstgemachten Plumpudding gegessen und war überrascht, wie gut und sättigend er war. Während wir drei bei Kerzenschein und gefüllten Tellern zusammensaßen und plauderten, kam der Winter ins Land. Es schneite große Flocken und es war wunderschön anzusehen. Wie gut, dass ich meinem Max von der Werkstatt schon die Winterreifen hatte aufziehen lassen. Gegen Abend machte Mira das Radio an, sie wusste, dass ein Chorgesang auf dem Spielplan stand: „Melodienzauber im Advent". Als die Übertragung endete, kam der Wetterbericht mit einer Unwetterwarnung. Ein Schneesturm war auf dem Weg!

Valerius stand auf, ging zum Fenster und sagte: „Seht euch das mal an!“ Was wir sahen, verschlug uns die Sprache. Während wir gemütlich am Ofen gesessen hatten, war etwa ein Meter Schnee gefallen. Die Straßen waren nicht geräumt. „Wisst Ihr was, Kinder?“, meinte Mira. „Es sieht so aus, als würde ich besser mal das Gästezimmer einheizen. Ihr könnt doch unmöglich nach Hause fahren! Zumal jetzt auch noch ein Sturm aufzieht.“

Es war nicht nur die Stimme der Vernunft, die uns dazu bewegte, tatsächlich über Nacht zu bleiben, es war auch die wundervolle adventliche Stimmung in diesem Haus, die wir nicht verlassen wollten. Also ließen wir uns nach einem kleinen Höflichkeitsgefecht *„Aber wir wollen Ihnen doch keine Umstände bereiten …“* bereitwillig erneut mit Plumpudding und nunmehr auch einer Flasche Rotwein bewirten. Schließlich musste heute niemand mehr Auto fahren. Während der Sturm dann bald um das Haus tobte, erzählten wir uns gegenseitig Geschichten. Valerius und ich hatten uns zusammen aufs Sofa gekuschelt und in meinem Schoß lag Rosalinde, ein Kätzchen, das Mira kürzlich zugelaufen war. Es war so faszinierend wie früher, als ich noch ein kleines Mädchen war, das einer Märchenerzählerin lauschte.

Mira erzählte von den Elfen in ihrem Garten, Valerius von dem schielenden Nasenbär aus seiner Zeit als Tierpfleger und ich von meinen Erlebnissen als Journalistin. Mira bat Valerius, einige Scheite Holz im Kamin nachzulegen. Als er vom Sofa aufstand, fehlten mir seine Nähe und Körperwärme.

„Valerius, danke fürs Einheizen. Wir werden die Wärme im Wohnzimmer brauchen, denn unsere Geschichten sind interessant und lang. Ich weiß auch noch eine von einem Poltergeist, der einst auf meinem Dachboden wohnte."

Mein Schatz nahm sich noch einen Teller mit Plumpudding und bestrich diesen großzügig mit Brandybutter. „Ich brauche eine Stärkung", meinte er augenzwinkernd und lächelnd. „Mit Poltergeistern ist nicht zu spaßen." Er nahm mich wieder in den Arm und aß in aller Seelenruhe mit der anderen Hand, während Mira weitererzählte. Mira wurde alsbald sehr müde, schloss ermattet die Augen und schlief in ihrem Sessel sofort ein, wie nur kleine Kinder und alte Menschen das können. Valerius und ich deckten sie zärtlich mit zwei Wolldecken zu, schoben ihr fürsorglich einen gepolsterten Schemel unter die Füße und zogen uns still zurück ins Gästezimmer, nachdem wir den Funkenschutz vor den Kamin gestellt hatten. Das Kätzchen rollte sich auf Miras Schoß zusammen und schloss die Äuglein. Die Kerze war längst niedergebrannt.

Draußen schneite es unaufhörlich. Es war ganz still im Lindenhaus. Nur das Kätzchen Rosalinde hörte man leise schnurren.

15

Wendezeit

Kurz nach Neujahr kaufte ich ein großes Marzipanschwein für Mira. Es sah so lustig aus mit seiner großen, roten Schleife um den dicken, rosigen Bauch. Im Maul hatte es das obligatorische grüne Kleeblatt stecken und es trug einen glänzenden, schwarzen Zylinder. Ich verpackte es in eine Klarsichtfolie, die ich mit goldenen und silbernen Stickern in Hufeisenform verzierte. Als ich in Strümpfelbach ankam, stand auf meinem gewohnten Platz schon ein anderes Auto, ein anthrazitfarbener Mercedes. Ich parkte Max eine Straße weiter und ging durch den glitzernden Schnee, der unter meinen Winterstiefeln angenehm knirschte, zum Lindenhaus zurück. Gerade als ich klingeln wollte, öffnete sich die Haustür und ein Mann mittleren Alters in Winterjacke blickte mich an. „Hallo", sagte er freundlich, „wollten Sie zu Frau Mertens?"

„Ja, ich wollte ihr einen kurzen Neujahrsbesuch abstatten. Ist sie denn nicht zuhause?"

„Nein, sie ist im Krankenhaus."

„Oh nein!" Ich war wirklich erschrocken. „Was fehlt ihr denn?"

Der Mann schaute mich prüfend an und fragte: „Sind Sie zufällig Melissa Fink?“

Ich nickte. „Und Sie sind?“

„Markus Mertens, der Sohn von Mira. Sie hat Sie mir beschrieben und aufgetragen, Sie mitzubringen. Meine Mutter war fest davon überzeugt, dass ich Sie finden würde, obwohl ich ihre Adresse gar nicht habe. Wie es aussieht, haben Sie mich gefunden!“ Sein Lächeln war sehr charmant.

„Was ist denn nun mit Ihrer Mutter? Ist es ernst?“

„Neulich ist sie die Treppe runtergefallen und hat sich Brüche und Prellungen zugezogen. Zum Glück war ich anwesend, nicht auszudenken, was mit ihr noch hätte geschehen können, wenn sie allein im Haus gewesen wäre. Sie hätte hilflos dagelegen! Ich bin auf dem Weg zu ihr ins Krankenhaus mit frischer Kleidung. Wollen Sie mitkommen?“

„Auf jeden Fall! Ich werde hinter Ihnen herfahren. Ich parke um die Ecke, bin gleich da.“

Ach, Mira! So ein Pech aber auch. Es tat mir von Herzen leid, dass sie einen Unfall erlitten hatte. Das Schweinchen legte ich auf den Beifahrersitz. Konzentriert folgte ich Markus Mertens in die Kreisstadt zum Krankenhaus in die Chirurgie-Abteilung.

„Ah, da seid Ihr beide ja“, sagte Mira, als wir ins Zimmer kamen. Mertens junior gab seiner Mutter einen Kuss auf die Wange und meinte: „Du hast mal wieder recht gehabt. Da bringe ich dir frische Wäsche und deine Melissa!“ Dann fing er an, die Wäsche in den Spind einzuordnen und packte die getragene wieder in die Tasche.

„Mira, was machen Sie denn für Sachen?“ Besorgt betrachtete ich ihre Verletzungen. Das rechte Handgelenk war eingegipst und der linke Fuß dick bandagiert. „Ich wollte heute zu Ihnen und ein Glücksschwein bringen. Anscheinend kommt das zu spät, um Sie vor der Treppe zu bewahren. Aber nun kann es Ihnen ja bei der Genesung Glück bringen. Trotz allem: Frohes Neues Jahr, Mira!“ Ich drückte ihr das Marzipanschwein in die heile Hand und setzte mich neben das Bett.

„Ach, danke schön, Melissa. Was für ein hübsches Schweinchen. Viel zu schade zum Essen, das werde ich mir aufheben und in die Küche stellen.“ Sie gab es mir zurück, damit ich es auf ihren Nachtschrank stellen konnte. „Wissen Sie, Melissa, ich habe gewusst, dass wir uns hier wiedersehen. Mein Engel kam vorletzte Nacht zu mir, als ich Angst hatte, wie es denn nun mit mir weitergehen soll, und er hatte in seinen Händen und auf seinen Armen lauter Vögelchen. Sie flatterten lebhaft um ihn herum. Das waren lauter Finken, ich kenne die Vögelchen ganz genau. Darum habe ich meinem Markus gesagt, er solle nach Ihnen Ausschau halten. Wo hat er Sie denn gefunden?“

„Sie hat mich gefunden.“ Markus Mertens saß jetzt an der anderen Bettseite. „Als ich die Tür deines Hauses aufmachte, stand sie einfach vor mir. Du mit deiner Wahrsagerei immer!“ Er lächelte seine Mutter an. „Ist die Visite schon durch?“

„Ja, der Arzt hat gesagt, wenn alles weiterhin gut verläuft, dann werde ich in acht Tagen entlassen. Hast du dich auch gut um die Katze gekümmert?"

„Aber sicher, deiner Rosalinde geht es gut. Vielleicht langweilt sie sich ohne dich, aber sie ist satt, warm und trocken", versicherte ihr Sohn. „Und das Katzenklo ist sauber."

Mira schaute mich kurz vielsagend und bittend an und wandte sich dann an ihren Sohn. „Markus, bitte sag du es ihr!"

Er nickte seiner Mutter zu und wandte sich zu mir um.

„Wissen Sie, Frau Fink, wir haben eine Bitte an Sie. Ich will nicht lange um den heißen Brei herumreden. Meine Mutter hat Sie in ihr Herz geschlossen. Und nun ist es so durch den Unfall, dass sie noch einige Zeit pflegebedürftig sein wird und auch sonst Hilfe braucht. Ich selber muss leider sehr bald wieder zurück in den Beruf und bin einige Wochen außer Landes. Darum haben wir uns gedacht, möglicherweise könnten Sie einige Zeit bei Mira im Lindenhaus verbringen, da Sie doch arbeitslos sind. Es ist etwas vermessen, dieses Ansinnen, ich weiß. Es ist ja auch nur erst einmal eine grundsätzlich an Sie gerichtete Frage. Für die Pflege wäre gesorgt, ich habe dafür schon eine Fachkraft engagiert. Aber ich würde mich viel, viel wohler fühlen, wenn eine Vertrauensperson im Hause ist, eine Gesellschafterin sozusagen. Nur soweit es Ihnen möglich und angenehm ist. Selbstverständlich würde ich Sie gut bezahlen. Was meinen Sie?"

Beide schauten mich nun erwartungsvoll an.

Oh. Das war ja nun doch eine ziemliche Überraschung. Da Valerius in der nächsten Woche nach Australien übersiedelte, würde ich viel allein sein. Und ich konnte noch nie gut allein sein. Vor allem nicht, wenn ich so viel Zeit hatte, wie jetzt als Arbeitslose. Aber vielleicht würde ich ja doch recht bald einen Job finden?

„Ja, ich denke, das kann ich machen. Zumindest solange ich keine neue Arbeit habe. Ja, warum nicht? Ich würde mich gern um Sie kümmern, Mira."

Mira strahlte mich vor Freude an und ihr Sohn war sichtlich erleichtert.

„Das ist sehr erfreulich, Frau Fink. Danke. Lassen Sie uns gleich mal die Handynummern austauschen, damit wir in Verbindung bleiben. Es gibt ja noch einiges im Vorfeld zu organisieren."

Mira lächelte ihren Sohn zärtlich an. „Ich wüsste nicht, was ich ohne dich täte, mein Lieber!"

Markus tätschelte ihr die faltige Hand und sagte: „Für dich werde ich immer da sein, du bist schließlich mein Mamchen!"

Da fiel ihm ein, dass ich ja auch noch im Zimmer war und er wurde rot, vermutlich weil ihm das „Mamchen" vor anderen Leuten peinlich war.

Aber ich fand es süß!

Während ich meine Reisetasche packte, um vorübergehend bei Mira zu wohnen, fiel mir das Geschenk von Valerius in die Hände. Es war eine DVD der Gruppe True Gregorian Singers. Ich war ein ganz großer Fan dieser Sänger. Diese hier hatte mir noch in meiner Sammlung gefehlt. Hatte Mira eigentlich einen DVD-Player? Ach, egal, ich packte sie einfach ein für den Fall des Falles. Diese Musik würde Mira bestimmt auch gefallen. Um sicher zu gehen, nahm ich meinen eigenen DVD-Player einfach mit. Und da ich schon dabei war, packte ich auch einige meiner Lieblingsfilme ein. Ich hatte ja ehrlich gesagt Bedenken, ob ich mich nicht bei Mira langweilen würde. Sicher ging sie früh schlafen und ich wollte nicht immer nur lesen. Die Ärzte hatten ihr gesagt, sie würde wenigstens vier Wochen lang auf Hilfe angewiesen sein.

Ich setzte mich auf mein Bett und vergaß das Packen für eine Weile, denn ich musste an das vergangene Weihnachten denken. Heiligabend war Valerius für einige Stunden bei mir gewesen, bevor er dann mit seiner Familie den weiteren Abend verbrachte, einschließlich der Mitternachtsmesse. Er sagte, es würde insbesondere seiner Mutter sehr schwerfallen, dass er nach Australien ginge. Der Abschied rückte immer näher und sie kam damit klar. Sie hatte sich, bedingt durch seinen Unfall und die lange Pflegephase danach, sehr an ihn gebunden und fand nicht mehr aus der Bemutterung heraus. Der Heiligabend mit all seinen Familienritualen war für die Frau besonders wichtig, auch die beiden Weihnachtstage. Darum war ich mehr als überrascht gewesen, als Valerius mir die Einladung zum Mittagessen am ersten Weihnachtstag überbrachte. Ich war mir sicher, dass das aus Sicht der Mutter nicht um meinetwillen geschah, sondern damit Valerius im Elternhaus bliebe. Das Essen, das übrigens ausgezeichnet war, verlief dennoch angenehm, obwohl ich ihr anmerkte, dass sie mir gegenüber etwas Misstrauen hegte. Valerius hatte mich als ‚eine gute Freundin' vorgestellt. Aus dem Augenwinkel warf sie mir manch prüfenden Blick zu, ob da wohl mehr zwischen uns sei. Sein Vater war da wesentlich entspannter gewesen und die Schwestern von Valerius waren sehr lustige, sympathische junge Frauen. Wir hatten wirklich Spaß miteinander gehabt. Ich blieb noch bis zum Kaffeetrinken. Es gab selbstgebackenen Christstollen und Lebkuchen. Danach fuhren Valerius und ich zu mir und wir verbrachten einige wunderbare Tage miteinander, die erst am Neujahrstag endeten.

Ja, und jetzt, jetzt war ich allein. Valerius war wirklich fort. Es fühlte sich irgendwie unwirklich an. Gestern hatte ich meinen Schatz zum Flughafen gefahren. Seine Familie und einige Freunde waren zu meinem Leidwesen auch gekommen, um ihn mit großem Bahnhof zu verabschieden. Wenn man den Zwischenstopp in Asien und die Zeitverschiebung mit einrechnete, würde Valerius bis zu drei Tagen unterwegs sein, ehe er den Campus erreichte. Zum Abschied hatte ich ihm den kleinen Engel geschenkt, den mir der Steppke auf Miras Engelfest gegeben hatte. Ich hatte ihn gestern spontan vom Rückspiegel meines Autos abgenommen und Valerius in die Hand gedrückt. „Wenigstens einer mit Flugerfahrung", hatte ich unter Tränen lächelnd gesagt.

Bevor mir nun wieder die Tränen kamen, raffte ich mich auf und packte weiter. Ich schickte in Gedanken einen Kuss an Valerius und konzentrierte mich wieder auf meine eigenen Belange. Als da wären: Mich um Mira zu kümmern, und – viel wichtiger noch – einen Job für mich finden! Sobald ich meine Siebensachen beisammen hatte, machte ich mich auf den Weg. Heute würde ich ihre Engelfreunde wiedersehen, jedenfalls einige. Die Zimmer mussten getauscht werden, weil sie vorerst keine Treppen steigen konnte. Mira würde ins Gästezimmer ziehen und ich in die obere Etage, so war es beschlossen worden. Markus hatte alles organisiert, die Möbelschlepperei war schon im Gange laut Zeitplan. Morgen oder übermorgen durfte Mira aus dem Krankenhaus raus. Ich freute mich schon auf das Kätzchen Rosalinde, für sie hatte ich ein Spielzeug dabei und auch Leckerlis. Endlich mal wieder mit einem Tier zusammen sein!

Es war ein sonniger, kalter Tag, aber ohne Schnee oder Eis. So ließ es sich angenehm fahren. Als ich am Lindenhaus ankam, war die meiste Arbeit schon getan. Die Zwillinge Torsten und Torben, die ich insgeheim zärtlich-freundschaftlich ‚die Weisen aus dem Sternenland' nannte, hatten mit Miras Sohn zusammen die Möbel getragen. Klara war gerade dabei, für Mira frische Bettwäsche aufzuziehen. Das Gästezimmer, das nun Miras Schlafzimmer sein würde, sah ganz anders aus. Aber schön, sehr gemütlich. Ihr Seelenbild hing so, dass sie es vom Bett aus sehen konnte. Auf dem Tisch unter dem Fenster stand diesmal kein Blumenstrauß, sondern ein Alpenveilchen im farblich passenden Übertopf. Ich hatte so meine Zweifel, ob es die Wärme im Zimmer vertragen würde.

„Hallo Klara, da bin ich. Kann ich noch was helfen?"

Sie schaute freundlich auf und schüttelte den Kopf. „Nein, wir haben eigentlich alles fertig. Es müssen nur noch Lebensmittel einkauft werden. Markus hat für Sie Geld dagelassen, es liegt auf dem Küchentisch. Er hat auch eine Einkaufsliste dazugelegt." Klara strich noch mal über die Kissen und die Zudecke, damit alles schön glatt war.

„Wer holt Mira aus dem Krankenhaus ab?", fragte ich. „Kommt Sie morgen oder übermorgen raus?"

„Das wird heute erst entschieden, soviel ich weiß. Das Krankenhaus wird Markus anrufen, weil er der Angehörige ist. Und er ruft Sie dann an, sobald er es weiß. Mira wird mit einem Wagen vom Roten Kreuz transportiert, weil sie noch nicht laufen kann. Sie können sie dann also hier erwarten."

„Tja, dann bringe ich mal meine Tasche nach oben und fahre dann zum Einkaufen."

„Ich sage dann schon mal Ade, Melissa. Meine Arbeit ist hier getan. Thorsten und Torben sind auch gerade gegangen. Wo Miras Sohn steckt, weiß ich nicht. Ich denke, er wird noch mal reinschauen." Sie schaute mich nachdenklich an. „Ich hätte mich auch gern um Mira gekümmert, aber offenbar zieht sie Sie vor." Klara zuckte mit den Schultern, zog ihre Winterjacke an und machte die Haustür hinter sich zu, mit etwas mehr Kraft als eigentlich nötig. *Au weia, da ist wohl jemand eifersüchtig,* dachte ich.

Ich zuckte nun meinerseits mit den Schultern und trug meine Tasche und den DVD-Player in die obere Etage. Die Zimmertür stand offen, daher fand ich sofort das mir zugedachte Winterquartier. Meine Kleidung war schnell in den Schrank geräumt, das Bett bezog ich mit eigener Bettwäsche. Im Winter musste ich unbedingt Biberbettwäsche haben, sonst konnte ich nicht schlafen. Neben dem Schrank war noch eine Tür, wohin die wohl führte? Gespannt öffnete ich sie einen Spalt und sah zu meiner Freude ein Badezimmer. Oh wie schön, ich würde ein eigenes Bad haben! Die Wanne war richtig alt, aber gepflegt und hatte ‚Löwenfüße'. Ich holte gut gelaunt meine Badezimmerutensilien und richtete mich ein.

„Maunz ..."

Oh, ein leises Stimmchen! „Lindi-Schätzchen, bist du etwa hier?" Das Kätzchen war wohl aus Versehen im Bad eingesperrt worden. Och je, das arme Hascherle. Ich machte sie unter dem Waschbeckenunterschrank ausfindig und nahm sie in den Arm. Zutraulich wie sie war, fing sie an zu schnurren und rieb ihr Köpfchen an meinem Arm.

„Warst du hier schon lange eingesperrt? Möchtest du vielleicht was essen oder hast du Durst?" Ich griff nach den Leckerlis und fütterte sie. Sie sprang dann von meinem Arm und lief ins Erdgeschoss und verkrümelte sich dort. Tja, das alles heute war wohl zu viel Unruhe gewesen für ihre zarten Katzennerven. Wahrscheinlich vermisste sie ihre Mira sehr. Und auch die gewohnte Ruhe im Haus.

Kurz darauf polterte es an der Haustür. Markus Mertens kam ins Haus, beladen mit einem mittelgroßen Fernseher.

„Hallo?", rief er fragend.

„Ich bin hier oben!"

Er kam nach oben gestapft und brachte den Fernseher zu mir. *Kann der Mann Gedanken lesen oder ist das Universum einfach heute zur mir besonders freundlich*, überlegte ich.

„Melissa! Schön, dass Sie da sind. Herzlich willkommen in Miras Welt! Ich habe für Sie einen eigenen Fernseher mitgebracht."

Er trug ihn in die Ecke auf eine flache Kommode und begann geschickt, mit den Kabeln zu hantieren.

„Wissen Sie, das Haus ist alt, aber die Elektrifizierung einigermaßen neu. Darum kann man hier oben auch Fernseher und Radio ans Kabel anschließen. Ah, soll ich Ihnen den DVD-Player auch gleich anschließen?" Er wartete meine Antwort erst gar nicht ab, sondern schritt zur Tat. „Sie könnten sogar einen PC hier aufstellen und über einen Router ins Internet gehen, alles kein Problem, aber ich weiß von Mutter, dass Sie ein Netbook mit Surfstick haben." Er grinste in sich hinein. „Sie hat das natürlich anders ausgedrückt: *Melissa hat einen Computer mit einem funkenden Internet-Stab.* Ich könnte mich jedes Mal beömmeln, wenn ich sowas von ihr höre."

Ich lachte amüsiert über diese Wortschöpfungen von Mutter und Sohn. „Ihre Mutter ist ein Original! Ich mag sie sehr. Das ist wirklich bemerkenswert, dass sie in ihrem Alter noch gelernt hat, überhaupt mit einem PC umzugehen. Sie hat mir erzählt, dass Sie ihr alles beigebracht haben."

„Ja, das hält den Geist frisch. Außerdem hatte sie so immer einen Ansprechpartner. Ich kann zwar nicht oft hier sein, aber wir halten ständig Kontakt, so kann ich immer helfen oder für externe Hilfe sorgen. Apropos: Auf dem Küchentisch liegen eine Einkaufsliste und 100 Euro. Das sollte für die ersten Tage reichen. Danach fahren Sie meine Mutter bitte zur Sparkasse, wenn Geld benötigt wird. Ich habe auch die Summe, die wir für Ihre Dienste vereinbart haben, auf Mutters Konto überwiesen. Sie kann sie dann auszahlen. Mit der Katze kommen Sie doch klar, oder? Futter und Streu finden Sie in der Vorratskammer, auch einen Transportkorb, falls die Kleine mal zum Tierarzt muss. Tja, ich glaube, ich habe an alles gedacht. Fällt Ihnen noch was ein?"

Ich schüttelte verneinend den Kopf. „Alles Weitere wird sich schon ergeben. Ich habe ja auch Ihre Handynummer. Machen Sie sich keine Sorgen, Ihre Mutter ist bei mir gut aufgehoben."

Markus schaute auf seine Uhr. Es wurde Zeit, dass er sich auf den Weg zum Flughafen machte. „Ich schicke Ihnen noch eine SMS, wann genau Mira entlassen wird und nach Hause kommt. Bitte heizen Sie gut ein, sie friert so leicht. Die Krankenschwester von der Diakonie wird zweimal am Tag kommen, der Arzt wird auch häusliche Krankengymnastik rezeptieren. Die Termine müssen noch organisiert werden. Die neuen Blutdrucktabletten gehen bald zur Neige, habe ich gesehen und ..."

Ich unterbrach ihn lächelnd. „Markus! Ich schaff das schon, gehen Sie ruhig. Mira kann mir sicher selber sagen, was sie braucht und will. Ich werde für sie sorgen, als sei sie meine eigene Mutter oder Großmutter. Sie verpassen noch Ihr Flugzeug!"

„Sie haben Recht, ich sollte mehr Vertrauen haben, dass alles wieder gut wird für Mutter. Vielen Dank für Ihre Hilfsbereitschaft, Melissa. Mutter wird wissen, warum sie gerade Sie im Haus haben will und nicht jemanden von den Engelfreunden, wie ich angenommen hatte. Ich fahr dann mal. Auf Wiedersehen!"

„Gute Reise!"

Markus Mertens verließ nun das Haus und fuhr mit seinem Mercedes davon. Und ich kochte mir einen heißen Kakao und machte es mir dann auf dem Bett gemütlich mit der neuen DVD von den „True Gregorian Singers". Ich liebte diese Musik! In dieser Nacht gehörte das Haus mir allein.

Aus der Küche kommend, hatte ich mir noch das Buch „Lebenslicht" aus dem Regal in der Diele gefischt und die Treppe mit hochgenommen. Ich wollte es weiterlesen, so lange ich noch Zeit und Ruhe hatte.

Als ich meinen Becher ausgetrunken hatte und die Musik verklungen war, schlug ich das Buch auf und suchte ungefähr die Stelle, an der ich damals aufgehört hatte zu lesen. Ich fand sie recht bald:

Seine letzten Worte waren: „Ich kann nicht mehr."

Die Pflegerin des Hospizes brachte eine Kerze und zündete sie an, meine Freundin öffnete nach altem Brauchtum die Terrassentür, damit die Seele "leichter aufsteigen könne". Ich küsste seine Lippen und seine Stirn. Ein allerletztes Mal. Dann zogen wir ihm seine Lieblingskleidung an, hängten seinen Beutel mit den Heilsteinen um seinen Hals und legten in seine Hand eine Engel-Figur. Er sollte mit Martin zusammen in den Himmel fliegen.

Ich las, dass Mira von den Tagen vor der Beerdigung berichtete, von der harten Zeit danach, und wie unwirklich alles für sie war. Sie beschrieb die Taubheit im Inneren, das bloße Funktionieren als Mensch. Sie hatte das Gefühl von Irrationalität, so als wäre sie ‚im falschen Film', als wäre ihr Leben gar nicht ihr Leben sondern ein Irrtum, ein Alptraum. Die innere Distanz zur Realität ging sogar so weit, dass sie sich über Monate hinweg von ausgewählten Personen mit einem anderen Namen anreden ließ. Anfangs besuchte sie mehrmals am Tag das Grab, die Häufigkeit nahm dann nach und nach ab. Sie legte ihre Handflächen auf die nackte Erde, denn das war alles, was ihr an Kontakt zu seinem Körper geblieben war. Manchmal, wenn sie sich zuhause in seinem Zimmer aufhielt, nahm sie seine Torwarthandschuhe und drückte sie an ihr Herz.

Schmerz, alles war Schmerz!

In den folgenden Jahren ging es auf und ab mit ihr. Sie bekam schwere somatisierte Depressionen, war zutiefst erschöpft und nervlich am Ende. Ihr Gedächtnis wies weiterhin große Lücken auf. Sie fing an, die Außenwelt zu meiden, denn dort war es laut und Erinnerungen überfielen sie an prägnanten Orten, wo sie oft mit ihrem Martin gewesen war. Sie konnte ihn förmlich sehen, so als wären Echos von ihm immer noch in der Welt. Sirenen von Feuerwehr und Krankenwagen brachten sie sofort zum Weinen, selbst fröhliche Umzüge mit Trommeln und Flöten waren purer Stress. Die Klänge durchfuhren sie wie Schläge, drangen ihr ins Mark und verursachten Panikgefühle. Gleichzeitig unterdrückte sie die Tränen, verkrampfte sich, hatte das Gefühl, sich in Gesellschaft anderer zu blamieren und andere mit ihren Tränenausbrüchen zu belästigen. So baute sie großen inneren Druck auf.

Bis dieser Druck sich schließlich in einem geplatztem Blinddarm mit Bauchfellvereiterung entlud. Es kam durch die Hausärztin zuerst zu einer Fehldiagnose. Tage später im Krankenhaus wurde durch eine Not-OP ihr Leben gerettet. Der innere Druck verkörperte sich auch in einem Bluthochdruck, der anfänglich nur schwer mit Medikamenten einzustellen war. Wie ich wusste, nahm sie immer noch im hohen Alter Antihypertonika.

Doch Mira gab nicht auf. Sie erkämpfte sich Stück für Stück ihr Seelenlicht zurück. Ihr Heilmittel waren Stift und Papier, sie schrieb sich alles von ihrer Seele. Und sie träumte! Sie hatte viele tiefe Träume, auch mediale Träume in denen sie tatsächlichen Kontakt zu ihren Geisthelfern hatte und – sie schrieb: „der Herr sei gepriesen!“ – auch zu Martin selbst.

Ich war fasziniert. Sollte so etwas tatsächlich möglich sein? Warum war mein Vater nie im Traum zu mir gekommen?

Es wunderte mich, dass sie ihren Gottglauben behielt. Ich meinte mich zu erinnern, dass sie kurz vor dem Sterbetag eine Art Wutanfall gegen Gott gehabt hatte. Kann man Gott lieben und ihm gleichzeitig zürnen? Nun, Mira konnte dies offenbar. Überhaupt fiel mir auf, dass die parallele Existenz von, sagen wir mal „Licht und Schatten“ für Mira kein Problem darstellte, sie empfand es als natürliche Ordnung einer „dualen Welt“. Im Gegenteil, es gab ihr Kraft und Lebensmut, dass das Schöne der Welt nicht ausgelöscht wurde durch die negativen Seiten. Sie hatte nicht die Ansicht, dass diese sich gegenseitig neutralisierten – im Gegenteil! Das Schöne, zum Beispiel verkörpert durch das Gänseblümchen im Klinikhof, oder durch den funkelnden Tau auf Herbstgräsern, wurde nur umso heller und liebenswerter, je mehr „Schlechtes“ ihr begegnete.

Ich merkte beim Lesen, wie schwer es ihr fiel, über diese Zeit zu schreiben. Es lag nicht nur an den Gedächtnislücken, die sie mehrmals erwähnte. Sie sträubte sich innerlich dagegen, in die Schwingung dieser speziellen Zeit ihres Lebens wieder einzutauchen. Auch schrieb sie auffallend wenig über ihren Mann und Martins Bruder, andere Angehörige oder die Freunde der Familie.

Zuletzt folgte eine lange Geschichte von einer „Seelenlandreise“. Wahrheit und Dichtung waren hier so innig ineinander verflochten, dass ich nicht unterscheiden konnte, was war Poesie, was war Tatsache? Ich hatte das Gefühl, dass das Absicht war, dass das genauso für den Leser sein sollte. Mir schien, sie hatte hier in poetischen Bildern eine Zusammenfassung ihrer Lernerfahrungen mit Worten gemalt. Das konnte kein echtes mediales Erlebnis gewesen sein, dafür war es viel zu lang.

„Eines Abends, nach einem Tag in großer Schwermut, konnte ich lange nicht einschlafen. Ich haderte mit mir und der Welt, meinem Leben und den wenigen Möglichkeiten, die ich für meine Zukunft erkennen konnte. Mir war klar, dass es so nicht weitergehen konnte. Es

mangelte mir an einer klaren Ausrichtung und ich war schwach und verachtete mich dafür. Mit klagendem Unterton sandte ich einen Hilferuf in die geistige Welt und war bald darauf eingeschlafen.

Seltsamerweise blieb ich trotz des Schlafes mir voll bewusst.

Ich drehte mich um meine eigene Achse und sah, dass ich definitiv nicht mehr in meiner Welt war. Träumte ich? Wachte ich? Eine endlose, blühende Wiese in unglaublich intensiven Farben war alles, was ich anfangs wahrnahm, dazu einen himmlischen Duft. Die Landschaft war mir seltsam vertraut, gab mir eine Art Heimatgefühl. Wie konnte das sein?

Kein Mensch außer mir weit und breit.

Hatte ich meinen Verstand verloren? Da hörte ich eine Stimme:

„Nein, deinen Verstand hast du nicht verloren, keine Angst. Aber du bist im Begriff, etwas viel Wichtigeres als das, dauerhaft für dein jetziges Leben zu verlieren."

„Wer sagt das?" Erschrocken blickte ich mich um, sah aber niemanden. Die Stimme kam auch mehr aus meinem Inneren. Ich war mir aber sicher, dass ich nicht mit mir selbst gesprochen hatte. Meine üblichen Selbstgespräche klangen anders.

„Komm mit, ich zeige dir etwas. Trau dich, alles wird gut, du wirst sehen. Vertraue mir bitte und beruhige dich."

„Schon wieder! Wer spricht da?"

Niemand war zu sehen. Aber jemand zu fühlen! Ich spürte jetzt eine geistige Präsenz ganz in meiner Nähe. Ihre Schwingung kam mir vertraut vor und eine Erinnerung stieg in mir hoch. Ich hatte dieses Geistwesen schon vor Jahren wahrgenommen. Etwa zwei Jahre nach dem Tod unseres Sohnes. Ich erinnerte mich ganz genau daran: Es war nachmittags, ich lag sehr entspannt und geistig leer auf dem Sofa im Wohnzimmer. Mein Mann und ich sahen fern, irgendetwas Belangloses. Von einem Moment zum anderen waren sie erschienen: Zwei lebende, schwebende Kugeln, etwa so groß wie eine Orange.

Ich sah sie mit meinen Augen und doch nicht mit den Augen. Ich sah sie geistig und optisch zugleich. Sie waren farblos, aber klar umrissen. Ich kann ihr Aussehen nur mit fester Luft umschreiben. Ich fühlte und sah sie, ja, vor allem fühlte ich ihre Präsenz. Und erst der Duft! Beide dufteten sehr angenehm, so als wären alle Blüten- und Weihnachtsdüfte gleichzeitig im Raum. Konkreter kann ich es nicht beschreiben. Sie hatten sogar unterschiedliche Düfte, die ich zeitgleich getrennt und zusammen wahrnehmen konnte. Auch im Wesen waren sie klar zu unterscheiden. Bis zu diesem Moment hatte ich nicht gewusst, dass ich auch einen geistigen Geruchssinn hatte. Hellsehen, das ja. Das geschah mit mir zum ersten Mal wenige Tage nach der Geburt von Martin. Aber hellriechen? Eine neue Erfahrung! Außerweltlich gesehen und gehört hatte ich in den Jahren seit der Geburt unseres Jüngsten bereits, aber bis zu diesem Besuch der Geistkugeln, hatte ich noch nie einen geistigen Duft wahrgenommen. Unvergesslich!

Diese lebenden, schwebenden Kugeln brachten mir eine Botschaft. Ich fühlte zuerst die Botschaft in meinem Gehirn als eine Art Päckchen, das sich dann langsam in menschliche Sprache entfaltete, förmlich transformierte. Die Botschaft lautete: „Martin hat ein schönes neues

Leben." Die Kugeln vergewisserten sich telepathisch, ob die Nachricht korrekt verstanden worden war – und waren dann von einem Moment zum anderen nicht mehr da.

Es ist eine schöne Erinnerung, die ich auf ewig in meinem Herzen bewahren werde.

Waren es Engel gewesen? Das griechische Wort für Engel, Angelos, bezeichnet jemanden, der eine Botschaft überbringt. Engel sind also Boten Gottes und im Allgemeinen unsichtbare Begleiter der Menschen. Ich kann also nur zu dem Schluss kommen, dass ich damals tatsächlich Besuch von Engeln hatte.

Ich spürte jetzt, wie die geistige Präsenz neben mir sich freute, und konnte sie jetzt auch optisch wahrnehmen. Genau wie damals war es eine farblose, klar umrissene Kugelform, die wie flimmernde Luft wirkte.

„Ja, ich bin das Geistwesen, das du damals als das jüngere, heitere Wesen empfunden hast. Es ist schön und hilfreich, dass du dich erinnerst und mich wiedererkennst. Wir sind hier in dir, du bist diese Wiese, dieses Land. Dies ist dein Land der Seele. Alles, was du siehst und wahrnehmen kannst, ist Teil von dir und deinem Leben. Alles ist symbolhaft. Du weißt, was Symbole sind. Seelenbilder sind auch Sprache. Lerne, diese Sprache zu verstehen, dann kannst du dich selbst verstehen."

„Sag bitte, warum sind wir hier? Und wie ist das überhaupt möglich, was geschieht wirklich? Das ist kein Traum, das weiß ich. Aber was ist es dann?"

„Warum wir hier sind, werde ich dir jetzt sagen: Du musst eine wichtige Entscheidung treffen! Von ihr hängt vieles ab und es betrifft nicht nur dich allein. Und es ist

kein Traum, nein, das hier ist auch eine Realität. Ein wichtiger Teil deiner wahren Realität, die viel größer ist, als dein menschliches Bewusstsein es zurzeit erfassen kann. Deine andere Realität, die du gewöhnlich „dein Leben" nennst, hast du im Moment verlassen. Aber sei nicht besorgt. Es ist alles Teil eines größeren Planes. Warte noch etwas, dann werde ich dir alle Fragen, soweit es mir erlaubt ist, beantworten, so gut ich es vermag. Zunächst aber führe ich dich zu wichtigen Momenten und Stationen deines Lebens, wenn du erlaubst. Das ist wichtig, dass du es mir erlaubst! Ich werde nichts tun, was du nicht willst."

Ich nickte, denn ich fühlte mich jetzt auf einmal überaus wohl, so geborgen und sicher. Und ich fühlte mich leicht, sorgte mich über gar nichts mehr, denn alles fühlte sich so natürlich an. Ich spürte auch eine ganz starke Vertrautheit mit der Umgebung, so als wäre sie ein lebendiges Wesen, das mir sehr nahe stand. Nun ja, wieso auch nicht? Ich musste über mich selbst leise lachen. Wenn das da alles ‚ich war', mein eigenes Land der Seele, dann würde es wohl auch gefühlsmäßig vertraut sein müssen! Das hatte ich ja anfangs schon gespürt, dass ich hier nicht fremd war.

„Ja, ich bin bereit. Ich bin jetzt bereit, ganz sicher."

„Gut. Schließe nun deine Augen und lass geschehen, was geschehen will. Nimm diese Truhe von mir auf deine Reise mit, du wirst sie unterwegs füllen. Lass uns am Anfang beginnen, in deiner Kindheit. Du wirst jetzt deine Seelenreise antreten. Ich führe dich und bereite deinen Weg."

Vorfreude breitete sich in mir aus. Eine Seelenreise! Das klang verheißungsvoll und sogar etwas abenteuerlich. Die hübsche Truhe aus Holz in meinen Händen war wie aus dem Nichts erschienen. Ich schloss meine Augen und wartete. Einige Atemzüge später hörte ich:

„Öffne nun deinen Geist und siehe!"

Ich öffnete mich und sah eine dunkle Höhle, aus der eine Quelle entsprang. Das Wasser floss und sprudelte fröhlich voran, es war klar und bar jeder Trübung. Vor mir entstand eine ganze Welt! Sie war ganz neu und jung und schön. Frisches Grün überall, Tierkinder sah ich, sie liefen am Bach entlang und tranken lebensdurstig. Und dann sah ich ein Kind, das aus der Höhle krabbelte und dem Bach folgte. „Ich muss das unbedingt genauer ansehen", dachte ich und lenkte meine Aufmerksamkeit auf dieses Bild. Das Kind folgte immer noch dem Bachlauf. Es krabbelte jetzt nicht mehr, es lief sicher auf seinen Beinchen, patschte mit Wonne im Wasser herum und haschte nach kleinen Fröschen und Fischen. Ja, sie alle spielten mit ihm und es mit ihnen.

Das Kind setzte seinen Weg fort, es wurde dabei älter und immer sicherer im Gang. Ich sah, dass es in einiger Entfernung ein Gebirge vor sich hatte. Ein wirklich weiter Weg. Ich ahnte, dass er voller Hürden sein würde. Und dieses Gebirge erst! Karst, kalt, hart. Erschreckend groß. Wenig Nahrung, wenig Sonne. Wollte es etwa wirklich dorthin? Gar darüber hinaus?

Diese Welt da und das Kind ... war ich das? Verwirrt richtete ich meine Aufmerksamkeit auf meinen Geist-

führer und sandte ihm ein fragendes Gefühl. Die Antwort meines Begleiters war:

„Ja, das ist eine Bilderlandschaft aus deinem eigenen Sein. Wir werden verschiedene Stadien deiner Entwicklung betrachten. Deine Kindheit wird überschattet von dem Gebirge, welches noch in ferner Zukunft liegt. Das Kind kann das Hindernis, diese große Herausforderung an seine Kraft und Geschicklichkeit, noch nicht wahrnehmen. Schau, es ist ein gesundes Kind, das vom Wasser des Lebens trinkt und seine Freude hat an der Gemeinschaft mit den Lebewesen der Natur. Ein schönes Kind, voller Liebe zu allem was lebt. DU bist gleichsam dieses Kind! Alle Kinder sind schön! Sie strahlen ein herrliches Licht aus. Du gehörst zu den Kindern, die mit sehr viel Licht geboren wurden. Sie bringen es mit auf die Welt als Geschenk Gottes, um anderen ein Licht in ihrer Dunkelheit zu sein. Wir werden jetzt zu einer anderen Szene übergehen. Schau und spüre genau hin und formuliere, was du siehst."

Ich sah nun keine symbolhafte Landschaft mehr, sondern Szenen aus meiner Kindheit. Kleine Filmchen liefen vor meinem geistigen Auge ab. Lebendig gewordene Erinnerungen: Ich sah mich mit meiner Mutter. Wie sie mich fürsorglich fütterte, badete, mir meine Kleidchen anzog. Dann war ich größer, ging an ihrer Hand durch die Straßen. Ein Detail zog meine Aufmerksamkeit auf sich. Ich konnte erkennen, dass mehrere, für das menschliche Auge unsichtbare Stränge, graue Bänder, Mutter und Kind verbanden. Es war die durch ein Leben als Waisenkind traumatisierte Psyche der Mutter, die diese Bindungen erschuf. Sie fesselte das Kind geradezu an sich.

Ich sah auch dieses: Je älter ich wurde, umso mehr graue Bänder verbanden uns. Ich sah mit wachsendem Unmut, wie mein natürliches Wachsen und Reifen dadurch behindert wurde, wie ich kleingehalten wurde, sogar bis ins frühe Erwachsenenalter hinein und noch darüber hinaus. Meine Mutter liebte mich, kein Zweifel, aber noch mehr brauchte sie mich, ge-brauchte mich! Aber sie schien das gar nicht zu wissen. Dann spielte sich diese Erinnerung wie in Zeitlupe ab: Wir gingen die Hauptverkehrsstraße entlang, Hand in Hand. Ich war höchstens neun Jahre alt. Das Gesicht meiner Mutter war überschattet und sah gequält aus. Sie sagte leise, dass sie das Bedürfnis verspüre, unter den Lastwagen zu laufen. Sie kämpfte dagegen an. Ihre Hand hielt die meine ganz fest. Ich konnte nicht verstehen, warum sie so etwas sagte und fühlte mich verstört und ängstlich. Dann folgte eine wahre Sturzflut an Erinnerungen an ähnliche Begebenheiten, die ich längst vergessen hatte. Ich sah aber auch, wie wir in der Küche zusammen Kuchen backten und wie ich von ihr lernte, Geschenke ansprechend zu verpacken, einen Tisch schön zu decken und andere typische weibliche Beschäftigungen, die uns Freude bereiteten.

„Dir ist sicherlich klar, wie groß und tief die innere Not deiner Mutter gewesen war. Das hat dich geprägt und geformt. Du bist sehr einfühlsam, was eine wichtige menschliche Stärke ist. Allerdings hat dich das Wahrnehmen ihrer Depressionen auch davon abgehalten, eine gesunde Distanz einzuhalten. Aus lauter Mit-Gefühl hast du eine eigene Neigung zu depressiven Verhaltensmustern entwickelt. Ich wollte, dass du dir darü-

ber Klarheit verschaffst, woher diese Muster stammen. Du siehst, du hast das „gelernt“, es ist dir nicht angeboren, es ist also kein unabwendbares Schicksal. Es ist dir möglich, deine depressiven Episoden zu mildern. Und mit der Zeit wirst du sie gänzlich abwenden können, denn du hast jetzt den Schlüssel dazu, diese destruktiven Energien umzuwandeln in Kraft und Wille und ihnen gesunden Ausdruck zu verleihen. Die Kraft nutzenderweise nach außen lenken, und nicht verbergend nach innen!“

Ich nickte ernst. Das war für mich wirklich eine wichtige Information. Etwas Gelerntes konnte man verlernen. Oder besser gesagt: Ein Mensch kann neue Verhaltensweisen erlernen! Aber allein durch mein Mitgefühl war das nicht entstanden, wusste ich plötzlich. Ich runzelte die Stirn. Und fühlte, da ist noch etwas anderes, was ursächlich war für meine eigenen Depressionen.

„Was fühlst du? Und wo fühlst du es? Versetze dich gedanklich in deine Kinderzeit. Nimm dir bitte Zeit dafür und sage dann, was du erkannt hast.“

Mit geschlossenen Augen fühlte ich konzentriert in meinen Körper hinein. Es war nicht schön, was ich fühlte. Da war eine Angst, sie stach und brannte leise an der Innenwand meines Bauches. Mein kleines Kinderherz zog sich zusammen. Da war ein Kloß in der Kehle, da wollte was raus „und durfte nicht“. Ein Druck lastete auf meinen kleinen Schultern, sie hingen und ich duckte mich, machte mich kleiner als ich war. Mein Atem war gepresst. Die Händchen schweißnass. Genug. Genug davon! Schluss jetzt!! Es reicht! Mein erwachsenes Ich nahm einen tiefen Atemzug, richtete seine Wirbelsäule auf und nahm die

Schultern zurück. Geräuschvoll atmete ich aus und ging mit offenen Augen erbost davon, stapfte über die Wiese zum nächsten Baum und setzte mich darunter.

Das mich begleitende Geistwesen lenkte sanft meine Wahrnehmung auf sich selbst und sprach:

„Was du eben als kindliches Ich gefühlt hast, war natürlich zeitlich komprimiert. Du hattest auch viel Wohlgefühl in deiner Kindheit, aber zur Verdeutlichung der Problematik war genau dieses bedrückende, pressende, lastende, begrenzende Gefühl im Körper nötig. Es war eine Spiegelung deiner psychischen Vorgänge. Derart eingeengt durch elterliche Erwartungen an ein braves Kind, das in ihrer Vorstellungswelt leise, höflich, gehorsam und angepasst zu sein hatte, als Ausdruck ihrer vermeintlichen elterlichen Kompetenz, konntest du dich nicht frei entfalten. Du konntest es einfach nicht. Es war kein Versagen. Es hat dein Seelenwachstum und sogar in geringerem Ausmaß dein körperliches Wachstum beeinflusst. Deine Wirbelsäulenfehlstellung, dein Hohlkreuz ist sichtbarer Ausdruck dessen, was auf dir lastete. Du wurdest immer wieder zusammengestaucht, nicht wahr? Und da es für dich keinen Ausweg aus dieser Situation gab, ist es dir zu einer Art Gewohnheit geworden, dich nicht zu wehren, nicht aufzubegehren gegen das, was dir nicht gut tut und was dich einengt und begrenzt. Als Kind konntest du nicht anders reagieren, weil du ein liebes Kind sein wolltest, das seinen Eltern Freude macht. Und du warst ja auch im vitalen Sinne abhängig von ihnen, so wie alle Kinder. Das war die Grundsteinlegung für deine Depressionen. Es ist für dich wichtig, dieses klar zu erkennen. Dieses war die erste

Station der Reise. Hier hast du den ersten Stein der Erkenntnis gefunden, lege ihn in deine Truhe."

Vor meinen Füßen lag im Gras ein runder Kieselstein. Ich nahm ihn auf und legte ihn in die Truhe. Mein Engel machte auf mich einen zufriedenen Eindruck. Ich schaute ihn erwartungsvoll an. „Und wohin geht es jetzt? Ich möchte weiterreisen. Ich sehe, dieses Land ist sehr groß."

„Erinnere dich, was ich dir anfangs sagte:

Wir sind hier in dir, du bist dieses Land. Dies ist dein Land der Seele. Alles, was du siehst und wahrnehmen kannst, ist Teil von dir und deinem Leben. Alles sind Symbole. Du weißt, was Symbole sind. Seelenbilder sind auch Sprache. Lerne jetzt, diese Sprache zu verstehen, dann kannst du dich selbst verstehen. Ich habe dich zum ersten Ziel geführt. Die Reihenfolge der weiteren Stationen der Reise darfst du selber wählen. Hier ist eine Übersicht."

In der Truhe lag von nun auf jetzt eine Landkarte aus altem Pergament. Ich fühlte blitzartig, was der Engel dachte und war amüsiert, er hätte mir nämlich auch ein GPS-Gerät in die Truhe legen können, wäre ich jünger und moderner und technikorientierter gewesen! Soll niemand sagen, Engel hätten keinen Humor. Ich nahm die Karte in die Hand und befühlte mit Genuss das Pergament mit meinen Fingerspitzen. Mein Blick fiel zuerst auf einen eingezeichneten großen Baum. Darunter befanden sich als Strichmännchenzeichnung eine Frau, eine schimmernde Kugel und ein Pfeil. Unter dem stand zu meiner großen Erheiterung: Sie befinden sich hier! Ich blickte lächelnd und fragend meinen Engel an.

„Schon gut, kleiner Scherz! Ich mach den Pfeil wieder weg. So!“

Nun sah ich auf dem Pergament einen Baum und darunter trappelnde Fußspuren, die sich unentschlossen mal in die eine, dann wieder in die andere Richtung bewegten und immer wieder zum Baum zurückkehrten. Ich brach in lautes Gelächter aus und fühlte mich wohl, wie seit Jahren nicht mehr. Es war herrlich, so albern zu sein und eine Last fiel von mir ab. Mit strahlendem Gesicht fragte ich: „Aber wo sind die Ziele?“

„Schau hin, sie sind um den Baum herum gruppiert. Jetzt, wo ich dich zum Lachen gebracht habe, geht es dir wieder gut, nicht wahr? Es war doch recht anstrengend für dich, den ersten Stein der Erkenntnis zu erlangen. Darum wollte ich dir mit dem Lachen neue Energie geben.“

Eine Welle der Herzenswärme, die vom Engel ausging, überzog das ganze Land. Lächelnd blickte ich nun auf die Karte, gespannt, welche Ziele ich zur Wahl hatte. Ich sah den Baum in der Mitte der Karte und die Wege, die zu diesen Zielen führten: Eine Höhle, das erste Ziel. Ein Getreidefeld, zwei Häuser, Tarotkarten, ein Meer aus Licht, ein stiller See gehüllt in lavendelfarbenes Mondlicht, ein Abgrund von einer fühlbaren Schwärze und Tiefe, die mich allein beim Betrachten schon auslaugte. Mein Herz klopfte ängstlich. Was für einen Abgrund hatte ich da in meiner Seele? Ich wollte es gar nicht wissen, gar nicht genau hinsehen. Hastig wählte ich das Ziel, das am weitesten davon entfernt lag: Das Meer aus Licht.

„Dein Wille soll hier geschehen, ich habe es dir versprochen. Aber darf ich dir einen Vorschlag unter-

breiten? Besser für dich wäre es jetzt, du würdest erst eines der anderen, leichteren Ziele anvisieren. Für das Meer aus Licht wirst du viel Kraft brauchen und ich fürchte, dass du danach die anderen Ziele nicht mehr aufsuchen magst."

Das hörte sich nicht gut an. Jetzt war mir nicht mehr zum Lachen zumute. Aber ich wollte unbedingt die Erkenntnis-Reise machen! Vielleicht würde ich nie wieder diese Gelegenheit haben. Ich fühlte tief in mir, dass ich hier und jetzt ein Gottesgeschenk erhielt, eine Gnade. Sein Segen lag auf mir. Ich sprach meine neue Wahl aus. „Ich will zu den Häusern!"

Das Bild der Häuser auf der Landkarte in meiner Hand wurde immer größer und größer, bis die Häuser in Lebensgröße vor mir standen. Ich machte einen Schritt auf sie zu und wurde Teil der Karte.

„Beschreibe mir, was du siehst."

„Ich sehe zwei nah zueinander stehende Häuser, sie werden von einem Mann und einer Frau bewohnt. Zwischen den Häusern ist ein kleiner Raum, er enthält Tisch und Bett und was man so zum Leben braucht. Mann und Frau begegnen sich nur in diesem Zwischenhaus. Jeder hat seinen eigenen Zugang in diesen Bereich, der für den anderen aus mir unersichtlichen Gründen nicht begehbar ist.

Das Haus der Frau ist durch und durch weiblich in seiner Bauweise. Formen und Farben sind sanft und geschwungen, die Fenster sind groß und lassen viel Licht hinein. Die Tür des Hauses ist aus Holz, sie hat zwei Flügel, die sich bei Bedarf weit öffnen lassen. Über der Tür ist ein kuppelförmiges Oberlicht mit Verstrebungen, die an eine strahlende Sonne erinnern. Es erinnert insgesamt an ein üppiges Landhaus. Eines, wo noch selbst gemachte Marmelade gegessen wird. Offenbar ein einladendes und behagliches Haus.

Das Haus des Mannes ist in seiner Art völlig verschieden. Es ist auch solide gebaut. Türen und Fenster sind deutlich kleiner. Insgesamt imponiert eine sachliche, geradlinige Architektur. Reduziert auf das Notwendige. Was mir auffällt, sind die klar definierten, geometrischen Formen und die gekonnte Mischung aus unterschiedlichen Baumaterialien. Im Vergleich zu dem Haus der Frau wirkt es eher wie eine Trutzburg, in die man sich zurückziehen kann. Es strahlt Kraft aus, aber auch eine gewisse Starrheit."

„Nun siehe noch genauer hin, fühle in die Häuser hinein. Wie fühlt sich das Haus des Mannes an, wie das der Frau? Wenn du für jeden Teil ein sicheres Gefühl für die jeweilige Schwingung hast, dann erst spüre in den dritten Teil hinein, in das Zwischenhaus, wie du es nanntest. Forme das Gefühlte in Worte!"

Ich lenkte also meine Aufmerksamkeit auf das Innere der Häuser und spürte hinein. Die Atmosphäre im weiblichen Haus war weich und angenehm. Das Haus strahlte Licht und Liebe aus. Ich fühlte mich dort sicher und geborgen. Ich spürte auch Lebendigkeit, den Wunsch nach Ausdehnung. Doch wurde dieses Bedürfnis gehemmt. Ich konnte nicht sagen, wodurch oder durch wen. Interessant: Jedes Zimmer, jedes Möbelstück, die Dekoration und überhaupt alles, was ich hier sah, schien ein Symbol zu sein. Eine Aussage über die Bewohnerin. Ich konnte, wenn ich wollte, meine Sicht wechseln und sah dann ‚hinter die Dinge', las ihre Energie und nahm ihre Bedeutung wahr.

„Gehe bitte nun über zum Haus des Mannes und spüre nach, was du dort entdecken kannst."

Ich kam dieser Anweisung nach und lenkte nun meine Aufmerksamkeit auf die Atmosphäre im männlichen Haus. Das Erste, was ich spürte, war eine Art Schutzwall. Ich konnte gar nicht exakt fühlen und sehen, meine Wahrnehmung war hier sehr beeinträchtigt. Wortlos fragend wandte ich mich an meinen Engel.

„Nun gut. Wir müssen seine Privatsphäre respektieren. Ich hatte gehofft, er würde sich offener geben. Ich vermute, im Zwischenhaus wird er sich erkennbarer zeigen. Schau jetzt bitte noch einmal genau hin, was die Frau tut. Was versucht sie zu erreichen?"

Meine Wahrnehmung richtete sich wieder auf die Frau. Ich sah, wie sie unermüdlich versuchte, die beiden Häuser zu einem zu machen. Ihre Hauswand war durchbrochen, offen. Sie baute eine breite Brücke und suchte an seiner Hauswand nach einer Stelle zum Andocken. Doch die Ebenen der Häuser waren nicht auf derselben Höhe. Die Materialien waren auch zu verschieden. Die Schwingung war nicht harmonisch genug. Immer wieder brach ihre Brücke ein, weil es keinen Halt gab, kein gemeinsames Fundament. Sie begann mit ihrem Vorhaben immer und immer wieder von vorn und erschöpfte dabei ihre Kräfte. Dann schien sie zu begreifen, dass sie ihrem eigenen Haus damit eine Wunde geschlagen hatte und ihr Vorhaben zum Scheitern verurteilt war. Sie nahm nun das Brückenbaumaterial und setzte Stein auf Stein, bis ihre Wand wieder geschlossen war.

„Das ist wichtig. Merke es dir gut. Sieh mal, beide sind jetzt im Zwischenhaus zusammen. Gehe dorthin mit deiner Wahrnehmung. Welche Einsicht bekommst du?"

Ich ließ mir Zeit und beobachtete und erspürte die Schwingung, die Ausstrahlung des Paares und des Raumes. Ich erkannte, dass dieses Zwischenhaus ihre einzige Möglichkeit war, einander zu begegnen und sich mitzuteilen. Ein Leben zu teilen! Hier hatten sie es geschafft, eine heimelige Welt zu bauen, die sie gemeinsam bewohnen konnten. Das Baumaterial dieses kleinen Hauses ist weder von dem einen noch dem anderen Haus, sie haben hierfür offensichtlich ein ganz neues Material erschaffen durch ihre Liebe zueinander. Ich sah in diesem kleinen Haus Musikinstrumente und Notenbücher. Wenn ich lauschte, konnte ich das Echo der Musik hören, sie erzählte von Zärtlichkeit und Sehnsucht. Auch sah ich selbstgemalte Bilder, gleichermaßen farbenfroh wie geheimnisvoll. Eine Wand dieses kleinen Hauses war mit Büchern bedeckt. Dann sah ich Schmutz auf dem Fußboden. Ah, es war Gartenerde! Fruchtbare, dunkle satte Erde. Sie bauten eigenes Gemüse und auch Kräuter an. Ich konnte den Duft wahrnehmen. Dann spürte ich eine sanfte, aber starke Wärmequelle. Ich wendete mich ihr zu und erkannte ein offenes Herdfeuer in einem Kamin aus Feldsteinen. Seitlich des Kamins waren viele Holzscheite aufgestapelt. Wenn der Winter Einzug halten würde, müssten sie nicht erfrieren, sie hatten Vorsorge getroffen. Eine Besonderheit steigerte meine Aufmerksamkeit. Was genau war es? Ich sah genauer hin. Ah, ja – die Holzscheite! Auf einigen Scheiten hatte die Holzmaserung Wörter geschrieben. Ich las: Hoffnung, Treue, Zärtlichkeit, Trost, Verständnis, Humor, Durchhaltevermögen, Kraft, Spaß, Innigkeit der Körper, Nahrung, Ruhe, Vertrauen, Freiraum. Einige Holzworte blieben mir verwehrt zu lesen. Es war noch nicht soweit, erst später durften sie in das schützende und bewahrende Feuer der Ehe geworfen werden. Ich sah, sie liebten sich trotz aller Verschiedenheit. Jeder kam sozusagen von einem anderen Stern.

Ja, ich spürte förmlich, sie liebten sich von Herzen. Ich spürte aber auch, dass nur, wenn ich es in Zahlen veranschaulichen sollte, drei Zehntel ihres jeweiligen Selbst kompatibel waren mit dem Partner. Diese drei Zehntel konnten transformiert werden in eine Ebene gleicher Schwingung. Daraus entstand das kleine Zwischenhaus als gemeinsamer Lebensraum, auf sicherem Fundament. Die anderen sieben Zehntel jeweils verblieben in ihren eigenen Häusern. Mir war längst klar geworden, dass die Häuser das Symbol für die Persönlichkeiten der Bewohner waren. Die Frau hatte viel Zeit mit dem Versuch verbracht, ihr Siebenzehntelhaus dem Manne zugänglich zu machen. Sie hatte dabei ihre Kraft vergeudet. Sie wollte nicht einsehen und konnte es sich auch nicht vorstellen, dass der Mann gar keinen Zugang wollte! Ihm war das Dreizehntelhaus als gemeinsame Grundlage völlig genug. Dort fühlt er sich wohl mit ihr. Mehr musste nicht sein. Mehr sollte nicht sein.

Mein Engel hüllte mich jetzt gänzlich in seine liebevolle Gegenwart ein. „Hast du erkannt, wer dieser Mann und diese Frau in der irdischen Welt sind?"

Ich nickte traurig. „Ja. Das sind mein Mann und ich."

Schweigend verharrte ich vor dem Anwesen und stellte mich der Wahrheit über unsere Ehe. Ich erkannte, dass wir einfach zu unterschiedlich waren, dass wir nicht wirklich zueinander passten. Aber dennoch hatten wir gemeinsam etwas Neues und Dauerhaftes erschaffen können, was uns beiden gut tat. Auch wenn wir keine Seelengefährten waren, wie ich es mir immer gewünscht hatte, so waren wir doch Lebens-Gefährten, und unsere Liebe machte uns kreativ und gab uns Sicherheit und Geborgenheit.

Vor meinen Füßen tauchte ein runder Kieselstein auf und ich legte ihn in meine Truhe, worin nun auch wieder das Pergament zusammengerollt lag. Ein leises Summen und Vibrieren ging von ihm aus. Ich entrollte es, um mein nächstes Ziel auszuwählen. Da sah ich, dass die Höhle und die Häuser symbolhaft ersetzt worden waren durch einen Stein. Nun gut. Welches Symbol sollte ich als Nächstes zu einem Stein der Erkenntnis wandeln?

Ich wählte das Getreidefeld. Wieder wuchs die Karte vor meinen Augen und dehnte sich aus, bis sie den Ort, an dem ich mich gerade befand, gänzlich mit Getreidehalmen verdeckte. Ich machte einen Schritt in das Bild hinein und fand mich auf einem großen Acker wieder. Kaum stand ich auf diesem Acker, wurden mir die Knie weich und ich sackte zusammen. Ich war erschreckend kraftlos! Was auf der Karte noch ein reifes Getreidefeld gewesen war, entpuppte sich nun als ein bis auf den Grund abgeerntetes Feld. Trockene scharfe Halme, die aus der seltsam verfärbten Erde staken, bohrten sich in meine Haut und ich versuchte diesem Schmerz zu entkommen, aber ich konnte nicht aufstehen. Alles hier sah krank und schwach aus. Was war nur geschehen? „Raubbau" kam mir in den Sinn. In einiger Entfernung sah ich eine Bauernkate. Aber ich konnte sie nicht aus eigener Kraft erreichen, ich wollte auf den nächstbesten Wagen warten, der mich dorthin bringen würde, wo ich Nahrung und Ruhe finden konnte. Ich wartete lange. Bis nach Sonnenuntergang. Dann begriff ich: Niemand würde kommen, mich zu retten. Ich würde verhungern, würde ich noch länger hier bleiben und versuchen, noch etwas zu ernten, um mir ein Brot zu backen. Ein bitteres Brot wäre das, zu bitter, um es zu essen! Mit allerletzter Kraft kroch ich an den Rand des Feldes, mit blutenden Händen und Knien, denn das vertrocknete Stroh schnitt mir tief in die Haut. Ich robbte auf den Weg in Richtung Bauernkate, wo ich mir Rettung erhoffte. Im nächsten Moment stand ich tränenüberströmt wieder unter meinem Baum, wo die Reise begonnen hatte, mit Truhe und Karte in der Hand.

„Wieso ist hier alles so schrecklich? Das kann nicht mein Land sein, so bin ich nicht!" Ich schrie den Engel förmlich an und war entsetzt. Vielleicht ist das alles doch ein gigantischer Albtraum? Und der Engel kein Engel, sondern ein Quälgeist, der sich einen Spaß daraus machte, eine arglose Seele zu martern?

Wieder ging eine spürbare Welle der Herzenswärme und des Mitgefühls von der geistigen Präsenz aus. Sie durchdrang mich mit ihrer Liebe und linderte restlos meinen Schmerz.

„Bitte, bitte beruhige dich. Ich bin ein Engel Gottes, der dich liebt und beschützt und leitet. Denk an die Worte deines irdischen Vaters, der dir in dein Kinder-Poesiealbum schrieb: „Licht und Schatten muss es geben, soll das Bild vollendet sein. Wechseln müssen drum im Leben tiefe Nacht und Sonnenschein." Dein Lebensbild zeigt, wie tief du in Nacht und Schatten eingetaucht bist, aber es enthält auch Bilder des schönsten Lichtes, du wirst es sehen! Nun versuche bitte, dich zu erinnern, welche Zeit deines Lebens könnte mit dem Bild des bitteren Brotes gemeint sein? Und was kannst du daraus lernen?"

Während ich meine Tränen trocknete, dachte ich zurück an meine ersten Jahre als Mutter. Wie müde und ausgelaugt ich doch gewesen war! Zwei Kleinkinder in Windeln, ungezählte schlaflose Nächte, wenig Liebe und Unterstützung durch meinen Mann, der sich nicht in seine Rolle als fürsorglicher Vater und Ehemann fügen konnte. Ich blickte zurück auf den täglichen Kampf mit dem Autismus des Jüngsten. Immer in „Hab-Acht-Stellung" sein: Wann kommt der nächste Wutanfall? Wann macht er wieder die Hose voll? Wann wird er das nächste Kind auf dem Spielplatz beißen? Wann wird er wieder Tapeten von den Wänden reißen? Wann kommt der Moment, in dem er aus friedlichem Spiel heraus seinem Bruder den Kopf blutig schlägt?

Mein Ich der Vergangenheit sprach laut und hektisch: „Ich muss es verhindern! Ich muss aufpassen, das alles darf nicht geschehen, ich, die Mutter, muss es verhindern, muss beschützen, muss wachsam sein, darf nicht schlafen, darf nicht weggucken, darf nicht versagen. Alle sollen doch glücklich sein! Ich darf ihn nachts nicht schreien lassen. Ich darf nicht die Arzttermine versäumen. Ich muss mit ihm sechs Mal am Tag die Krankengymnastik für die Klumpfüße machen, auch wenn er dabei vor Schmerzen schreit – ich MUSS, es ist meine Mutterpflicht! Ich darf keinen Spaß haben ohne meine Familie. Ich habe Angst. Wir zerbrechen. Ich darf nicht zulassen, dass mein Mann noch unzufriedener wird. Ich darf die Wohnung nicht verkommen lassen. Ich darf mich nicht beklagen, ich muss doch eine glückliche Mutter sein, ich wollte doch meine Kinder bekommen, ich wollte doch heiraten und Mutter sein. Ich darf nicht dick werden. Aber ich bin doch so hungrig und müde. Ich muss kämpfen. Mein Sohn muss doch ein normales Leben haben dürfen. Ich liebe ihn so sehr! Er hat doch auch so viele gute Seiten! Ich muss für ihn Heilung suchen. Ich muss meinen Großen noch mehr lieb haben und beschützen. Ich muss mit den Ärzten und Ämtern streiten, sie wollen den Kleinen abschieben ins Pflegeheim…ich muss, ich muss, ich muss…!"

Während mein Ich der Vergangenheit verzweifelt sprach, wurde es immer blasser und schwächer, bis es verstummte und nicht mehr sichtbar war, und ich erkannte nun klar die Parallele zum abgemähten Feld und meinen geschundenen Kraftreserven.

„Hast du verstanden, was das Getreidebild dir sagen wollte?"

Ich nahm die sanfte Stimme des Engels in mir wahr und atmete tief und seufzend. Leise antwortete ich: „Ja. Ich habe verstanden. Ohne Rücksicht auf meine eigene Kraft gab und gab ich, bis ich ganz leer war und nicht mehr für mich selber sorgen konnte. Darum bin ich damals für ein paar Wochen in die Psychiatrie gekommen, ich weiß. Dort habe ich in der ersten Zeit bis zu vierzehn Stunden am Stück geschlafen. Ich war erschöpft bis ins Mark. Und auch in den Jahren danach habe ich meiner nachwachsenden Kraft nie genug Zeit bis zur Ernte gegeben, habe sie zu früh geschnitten wie unreifes Getreide. Darum war mein Brot so bitter."

Wortlos und traurig bückte ich mich und hob meinen nächsten Stein der Erkenntnis auf. Auf der Landkarte verschwand das Feld und wurde durch das Bild eines Steines ersetzt. Die Truhe füllte sich langsam.

Der Engel sagte nun:

„Komm, lass uns ein wenig spazieren gehen, ohne die Karte zu nehmen. Ich will dir etwas Schönes zeigen. Will dir deine Seelenschönheit zeigen!"

Sobald ich den ersten Schritt machte, wandelte sich die Wiese in einen großen, traumhaften Garten. Er war üppig und bunt und die zahlreichen Blumen strahlten vor lauter Lebensfreude. Blühende Büsche sah ich ebenso wie fruchttragende Sträucher. Hier schien es gleichzeitig jede gute Gartenjahreszeit zu geben. Überall flatterten Schmetterlinge und Kolibris über den Blüten, Nektar saugend, und es raschelte im Gehölz. War es ein Igel? Ich folgte dem Geräusch und wurde gleich abgelenkt von einem anderen, sprudelnden Ton. Oh, es war ein Springbrunnen! Ich liebe Springbrunnen! Und dort war eine große Hängematte zwischen zwei Bäumen. Im Baum neben mir gab ein Windspiel glockenklare Töne von sich, so melodisch sang es sein eigenes Lied, dass selbst die Blätter zu lauschen schienen.

Ich ging weiter hinein in den Garten, konnte mich nicht satt sehen an dieser Augenweide. Es war, als hätten hier alle meine Wünsche Gestalt angenommen, die ich jemals im Erdenleben hatte in Bezug auf meine Gartenvorlieben. Daher wunderte es mich auch nicht, dass der Bauerngarten fast nahtlos überging in einen Garten im japanischen Stil, der tiefe Ruhe und unendliche Würde ausstrahlte. Ich setzte mich ergriffen auf einen großen Stein, der in einem weißen Kiesbett seinen ewigen Platz hatte. Alles war so harmonisch, obwohl die Stile so unterschiedlich waren wie Tag und Nacht. Ich war nicht überrascht, als ich noch eine wildromantische Ecke entdeckte, geradezu ein verwunschener Zaubergarten am Waldrand mit lebenden Wichteln und lustigen kleinen Trollen und Feen. Ich schlug die Hände vors Gesicht und lachte verschämt. „Was bin ich doch für ein Kindskopf, dass all diese Geschöpfe in mir wohnen", dachte ich! Und dort hinten erst – dieses herrliche Kürbisfeld und all die Sonnenblumen. Je mehr ich mich konzentrierte, umso mehr konnte ich die Fülle der Schöpfung wahrnehmen und all diese Schönheit, die ihr innewohnte.

„Ach lass nur, das Innere Kind im Menschen will auch seinen Spaß haben! Genieße doch deine Fantasie, deine heimliche Verspieltheit. Liebe deine Feen und Wichtel und spiele mit ihnen. Dein irdisches Leben ist ernst genug."

Ich spürte mehr, als dass ich es sah, dass mein Engel sich jetzt mit dem Kleinen Volk im Spiel über die Erde kullerte, mitten durch ein duftendes Erdbeerfeld. Und ich lachte befreit auf und weinte zugleich vor lauter Glück. Ich war hier zuhause, so sehr zuhause! Hier war ich ICH, nur ICH und so frei. Wie sehr ich diesen Garten liebte und mich in seiner Schönheit verlor! Ich war Teil dieser Schönheit! Ich konnte nicht länger still sitzen. Ich sprang auf und wollte tanzen. Ja, ich tanzte trunken vor Glück zu einer Musik, die aus mir selber kam, drehte mich im Kreis mit erhobenen Armen und Funken der Freude sprühten aus meinen Augen, aus meinen Fingerspitzen. Ich drehte mich immer schneller und schneller, bis ich mich fühlte wie eine rotierende Säule aus reiner Energie und war eins mit diesem Paradies. Für einen Moment berührte ich die Ewigkeit Gottes.

Dann wurde es still und dunkel um mich. Als ich wieder die Umgebung wahrnehmen konnte, sah ich meinen Engel, die Truhe und die Landkarte aus Pergament. Ich lehnte mich mit meinem Rücken an den Baum und wurde still und ruhig. Mein Engel schwieg gemeinsam mit mir. Verändert war ich nun. Auf eine Weise, die ich nicht in Worte fassen konnte. Was da im Garten geschehen war… Noch musste ich dieses in mir ruhen und reifen lassen. Ich wusste nur, dass ich unendlich dankbar dafür war, dass ich meinen Seelengarten sehen und erleben durfte. Dass ich gleichermaßen mich selbst sehen und erleben durfte! Dass mein eigentliches Ich schön ist! Und ich wusste auch, dass das für alle menschlichen Seelen im Ursprung gilt. Im Himmel waren wir alle wunderschön. Ich konnte nur andächtig schweigen, war erschüttert. Auf eine gute, heilende Art in meinen Grundfesten erschüttert und neu zusammengefügt.

In aller Seelenruhe griff ich nach einiger Zeit zur Landkarte und wählte mein nächstes Ziel. Ich wusste, ab jetzt konnte ich alle Wahrheiten über mich und mein Leben annehmen. Denn auf ihre eigene Weise trugen auch sie dazu bei, „dass das Bild vollendet sei…“

Licht und Schatten muss es geben…

An dieser Stelle pausierte ich mit dem Buch. Es strengte mich an, all dies zu lesen, Konzentration war vonnöten. Aber mein leerer Magen lenkte mich ab. Ich ging wieder hinunter in die Küche und wärmte mir eine Hühnersuppe aus der Dose auf. Während sie langsam erhitzte, betrachtete ich in aller Ruhe all die schönen Amethyste, die Mira in ihrer Küche verteilt hatte. Schon bei meinem ersten Besuch waren sie mir ins Auge gefallen. Was hatte Mira über die Steine gesagt? Ich runzelte meine Stirn, während ich versuchte mich zu erinnern. Das war schwierig, weil ich ja an diesem Tag die Gehirnerschütterung erlitten hatte und eine kurzzeitige Amnesie. Während ich die Suppe umrührte, damit sie nicht ansetzt, ließ ich meine Blicke über die Steine schweifen. Ha! Jetzt hatte ich es. Das Kribbeln! Mira hatte von einem kribbeligen Gefühl in der Hand gesprochen, sie nannte es „die Energie des Steines spüren".

Also, meine eigenen Amethyste hatten nie auf diese Art zu mir „gesprochen". Ob Miras Steine anders waren? Wohnten in ihnen vielleicht kleine Steingeister? Ich musste bei dieser Vorstellung lächeln. Mira war ja nicht zuhause, also konnte ich sie nicht um Erlaubnis fragen, aber ich wollte jetzt unbedingt einen ihrer Steine in die Hand nehmen. Ich nahm mir den großen Kristall von der Fensterbank und hielt ihn in meinen Händen und wartete auf das Kribbeln. Ich schloss meine Augen um mich besser auf meine haptische Wahrnehmung zu konzentrieren. Nach einigen Minuten gab ich enttäuscht auf. Ich hatte nichts gespürt.

Nur meinen leeren Magen. Also stellte ich vorsichtig den Amethyst an seinen Platz zurück und füllte mir einen Teller mit Hühnersuppe. Kurz überlegte ich, ihn mit nach oben in mein Zimmer mitzunehmen, entschied mich aber dann doch dafür, hier in der Küche zu essen. Die heiße Suppe tat mir gut. Ich aß noch eine zweite Portion, spülte dann Topf, Teller und Löffel ab und ging gestärkt hoch um weiterzulesen.

Das nächste Thema war „Tarot". Das versprach auch interessant zu werden. Mira sprach:

„Ich wähle die Tarotkarten!"

Ich sah die drei Tarotkarten auf der Landkarte größer werden, es war das vertraute Reiseritual. Die Bilder wuchsen und ich machte einen Schritt hinein. Vor mir stand ein Turm, ein uralter Turm! Ich sah, wie ein Unwetter ihn zerbersten ließ. Er zerfiel in gespenstischer Stille vor meinen Augen in seine Einzelteile. Dann sah ich das Rad des Schicksals und einen Wagen. Was mochte das bedeuten? Während ich darüber nachdachte, spürte ich die Macht dieser Bilder. Sie erfüllten mich mit Kraft und Mut. Ich fing an, die brauchbaren Steine des Turms auf den Wagen zu laden. Meine Arme waren stark. Ich nahm alles mit, was noch gut und brauchbar war und drehte dann das Rad des Schicksals, woraufhin der Wagen sich in Bewegung setzte. Ich sprang rasch hinauf und fühlte, dass ich einem neuen, guten Leben entgegenfuhr.

Im nächsten Moment stand ich mit der Landkarte in der Hand wieder neben meinem Engel und der Wagen, die Überreste des Turmes und das Rad des Schicksals waren nicht mehr da. Auch nicht als Bild auf der Karte, an ihrer Stelle war wiederum ein Stein verzeichnet.

Aufgabe gelöst!

Wieder lag vor meinen Füßen ein Kiesel, den ich achtsam aufhob und in die Truhe legte. Ich schloss ihren Deckel.

„Du hast gedacht „Aufgabe gelöst!" Bist du dir sicher?"

„Ja. Ich weiß genau, was die Karten bedeuten. Wir haben aus den Trümmern unseres alten Lebens ein neues Leben aufgebaut. Es kam eine Zeit, da nutzten wir die Gunst der Stunde und sind weit in den Süden des Landes gezogen. Weg von der beruflichen Perspektivlosigkeit, weg von meiner pflegebedürftigen, mich auszehrenden Mutter, deren Geist und Körper immer mehr verfielen, und weg vom Grab unseres Sohnes. Es war ein großes Wagnis. Doch es war die richtige Entscheidung für uns. Wir waren mutige Pioniere, die in unentdecktes Land einwanderten. Es ging uns am neuen Ort viel besser und wir bereuten nicht die räumliche Trennung von Freunden, Verwandten und der gewohnten Umgebung. Ich hatte in der Zeit der Vorbereitung auf den Umzug viel gelernt und gemeistert. Ich hatte trotz aller Ängste Vertrauen in eine bessere Zukunft gehabt, Vertrauen in unsere eigene Kraft und die günstigen Vorzeichen, die ich beim Legen der Tarotkarten fand. Vor allem traf ich damals die Entscheidung, dem Schicksal zu vertrauen! Also: „Aufgabe gelöst!"

„Sehr gut, Mira, ich kann dir nur zustimmen!"

Auf der Landkarte waren nun noch drei Ziele: der Lavendelmond-See, das Meer aus Licht und der Abgrund. Welches nur sollte ich zuerst anstreben? Welche Wahrheiten bargen diese Symbole? Es gab nur einen Weg, dieses zu erfahren! Also traf ich wieder meine Wahl.

„Ich will zum See."

Als das Symbol des Sees so groß geworden war, dass ich hineintreten konnte und mich am Ufer eines Bergsees wiederfand, da fühlte ich, dass hier etwas Geheimnisvolles existierte. Still, und auf meine innere Wahrnehmung konzentriert, ging ich langsam am Ufer entlang. Ich spürte die klare Bergluft als ein Bildnis für Intelligenz. Wäre dies ein realer irdischer Ort, so würde ich jetzt gewiss frieren, so kristallklar fühlte es sich an. Der dunkle See lag offensichtlich über der Baumgrenze. Dem Sternenhimmel so nah. Dieser Gedanke lag nahe, wenn man zu den Gipfeln der umgebenden Berge aufschaute. Welchen Bezug zu meiner Seele, meinem ICH mochten diese Berge haben? Und erst der See? Ich verlor mich in seiner wundervollen Farbe. Reine Poesie. Für die Beschreibung dieser Farbe kann nur Poesie herangezogen werden. Bergseedunkelsamtblau – Kristallwasserhort – Sternenspiegelglanz...

Ich setzte mich auf einen Felsen ans Ufer und wartete, wenngleich ich nicht wusste, worauf.

Mein Engel, der mir gefolgt war, strahlte eine leise Vorfreude aus. „Warte nur, das wird ein hübsches Schauspiel. Gleich ist es soweit. Erweitere dein Fühlen für Berg und See mehr in die Tiefe, tauche förmlich darin ein und fülle den See mit dir selbst aus!“

Erst war ich irritiert ob dieser Aufforderung, wusste nicht, wie ich das tun sollte. Doch dann fühlte ich ein leises Vibrieren in meiner Herzgegend und spürte, wie ein Teil von mir sich aus meinem Inneren löste und zur Mitte des Sees flog, so als wäre dies etwas Natürliches, ganz Selbstverständliches. Oh! Es war eine Art Lichtfunken, einem Glühwürmchen gleich, nur kleiner und strahlender.

Erst schwebte er über der Mitte des Sees, dann tauchte er blitzschnell herab in die Tiefe und es erschienen im Bruchteil einer Sekunde weitere Funken. Der See leuchtete wunderschön. Ich richtete einen fragenden Gedanken an den Engel.

„Das ist es, was du des Nachts tust. Jede Nacht verlässt du deinen Körper, wie alle Menschen es tun. Und dies ist der Ort in der Ebene der Seelen, den du aufsuchst, es ist dein Ort, deine Kreation. Und nun schau!

Auf einmal wandelte sich der Tag zur Nacht und ein riesiger Mond tauchte die Bergwelt und den See in ein lavendelfarbenes, magisches Licht. Meine Stimmung wechselte ins meditative, mystische Fühlen über. Ich war hier verbunden mit Vielen. Mit allem! Ich war der Berg, ich war der See und der Mond und auch der Felsen, auf dem ich saß. Die kristallene Intelligenz war die meine. Der Funke im See, der aus meinem Herzen kam, stand in Resonanz mit all den anderen Funken, die gleichermaßen Bewusstsein hatten, welches ich aber als „Nicht-Ich" identifizierte. Wieder richtete ich mich in Gedanken wortlos an meinen geistigen Führer und bat um Erklärung.

„All diese Funken sind Schnittstellen zu anderen Seelen, mit denen du auch im Irdischen in Resonanz bist. Hier ist der Ort eurer körperlosen Kommunikation. Du bist die Mitte. Du bist der etwas größere Funke, das heißt, du hast ein etwas weiteres Bewusstsein, etwas mehr Erfahrung, etwas mehr Erkenntnis. Du bist ihre spirituelle Tutorin und fungierst auf Erden in der dir gegebenen Reichweite als Vorbild. Richte jetzt deinen Blick nach oben in den Nachthimmel!"

Ich folgte der Aufforderung und war überwältigt von der silbrigen Fülle der Sterne am Nachthimmel. Sie spiegelten sich in meinem See und es war hier eine Lichtfülle, die mich förmlich elektrisierte. Nie zuvor fühlte ich mich so lebendig, so verbunden mit allem was ist, was war und immer sein würde. Hier war die Schönheit, deren Teil ich sein durfte, noch größer als in meinem Seelengarten. Das Bild, das sich mir bot, war unerträglich schön. Alles Irdische verblasste neben diesem zur Bedeutungslosigkeit.

„Das Irdische mag weitaus weniger glanzvoll sein, mein liebes Kind, aber bedeutungslos? Oh nein. Es ist von größerer Bedeutung für das spirituelle Wachstum der menschlichen Seelen, als du es ahnen kannst. Lass dich nicht blenden von der lichtvollen Schönheit dieses Ortes. Beides ist gleichwertig! Ich möchte dich bitten, deine Aufmerksamkeit wieder deinem Lavendelmondsee zu schenken. Jetzt kommen wir zu der Lektion. Betrachte in der Tiefe die Funken und schau, was du dort noch findest."

Nur schwer konnte ich mich lösen von der Schönheit, die über mir lag. Mit einem leisen Seufzen senkte ich meinen Kopf und schaute ins violett schimmernde Wasser. Dort sah ich die strahlenden Funken wie ein Netzwerk, sie waren alle untereinander verbunden, ähnlich wie die Neuronen im Gehirn. Sie tauschten sich aus. Ich hörte das Flüstern und Summen und spürte ein gemeinsames Wachstum und Freude, so viel Freude am Lernen. Auch konnte ich fühlen, was diese Menschen im Innersten bewegte. Ich spürte Kummer, Trauer, Verlust, Angst, Zweifel, das Bedürfnis nach Aussprache. Ich sah nun aber auch viele Funken, die nicht mit dem Netz und seinem

Mittelpunkt verbunden waren. Sie glitten matt und suchend durchs Wasser und wollten andocken. Aber irgendwas schien zu fehlen, machte es für sie unmöglich, Teil dieses Netzwerkes zu werden. Warum war das so?

„Du bist der Grund dafür. Du hast es ihnen verwehrt, ohne es zu wissen oder zu wollen."

„Wie meinst du das? Warum sollte ich sie abweisen?" Ich war irritiert.

„Du tust es nicht bewusst. Die Antwort auf deine Frage findest du im Bild des Abgrundes, den du noch nicht erforscht hast auf deiner Seelenreise. So hoch und lichtvoll diese Berge und der Sternenhimmel in dir sind, so tief und dunkel ist auch der Abgrund deiner Seele."

Als wir wieder unter dem Baum auf der Wiese standen, hatte ich einen Stein in der Hand. Er schimmerte violett. Ich legte ihn in die kleine Schatztruhe, die mittlerweile schwer in meiner Hand wog. Allmählich wurde ich müde. Darum setzte ich mich ins weiche Gras, stellte die Truhe neben mir ab und legte auch die Karte aus der Hand.

Nun verblieben noch das Meer aus Licht, wovor mein Engel mich am Anfang der Reise gewarnt hatte, und der Abgrund. Beides mochte ich nun nicht mehr ansehen. Ich war müde und übersatt und in mir schwirrten zu viele Gedanken und Emotionen, als dass ich ihrer Herr werden konnte. So vieles hatte ich über mich, über meine Seele erfahren. Fern der Erde war ich jetzt, ich hatte kaum noch Bezug zu ihr und meinem menschlichen Leben. Ich wollte gern völlig loslassen und mich in meinem Garten schlafen legen. Bitte, für lange Zeit schlafen, wenn nicht für immer. Meine Augen fielen mir zu. Nach einigen Minuten der köstlichen Ruhe spürte ich, wie etwas an mir zerrte, wie die Erde unter mir sich auftat, mich hinabzerrte in ein lichtloses Dunkel und meine Lebenskraft auspresste, mir jede Freude nahm. Wo war ich nur? Ich war im Abgrund! Hilfe! Ich brauche Hilfe! Hört mich niemand? Ich bin in einen Abgrund gefallen! Helft mir doch, rief ich immerzu.

In mir entstand jetzt ein Bild. Es zeigte mir einen Traum, den ich geträumt hatte, als meine Kinder noch klein waren. Ich befand mich mit meinen engsten Verwandten auf einer Art Aussichtsplattform. Durch das große Fenster konnte man eine hohe Bogenbrücke aus Stein sehen. Sie hatte Ähnlichkeit mit dem ersten Buchstaben meines Vornamens: m

Auf der Brücke waren zwei Bauarbeiter, auf jedem Brückenbogen einer. Sie hatten einen Presslufthammer in ihren kräftigen Männerhänden und arbeiteten sich durch den Stein hindurch. Mit Entsetzen sah ich, wie der erste Arbeiter den Durchbruch schaffte und in die Tiefe stürzte. Er stürzte in seinen Tod! Er lag zerschmettert in einer Blutlache unter dem ersten Bogen der Brücke. Aufgeregt versuchte ich den zweiten Arbeiter zu warnen, damit es ihm nicht genauso erging. Ich fühlte genau, wenn auch er stürzt, dann stürze ich mit, sterbe ich auch! Er hörte mich nicht, er sah mich nicht. Genau wie meine Mutter und Schwestern und andere mir nahe stehenden Menschen. Sie waren im selben Raum wie ich, aber sie hörten mich nicht, sie sahen mich nicht. Es war, als wäre ich da und doch nicht da. Niemand nahm meine Not wahr. Nicht die Mutter, nicht mein Mann, auch nicht meine Schwestern, keiner der Anwesenden. Ich war unter ihnen und doch ganz allein.

Diese tiefe Einsamkeit raubte mir den Atem und legte sich schwer auf meine Seele. Meine Bewegungen wurden langsam und kraftlos. Alles war so sinnlos. Ich wollte schlafen, ich mochte nichts mehr sehen, nichts mehr wissen, nichts mehr sein…

Damit endete der Traum.

Wie von weiter Ferne hörte ich nun meinen Engel, der nach mir rief. In mir erwachte der Wunsch, dieses Dunkel zu verlassen. Ich kämpfte mich nach oben, Kraft meines Willens, der mir noch verblieben war. Quälend langsam kam ich seinem strahlenden Licht näher, bis ich schließlich wieder deutlich seine liebevolle Präsenz spürte, und dann erreichte mich ein Strom frischer Kraft, ausgehend von meinem Engel. Mit einem gewaltigen geistigen Sprung tauchte ich aus dem Abgrund auf. Nie wieder wollte ich solch ein Grauen erleben. Ich wollte nur noch weg von hier, wollte, dass diese Finsternis auf immer und ewig unschädlich gemacht würde.

Der Engel hüllte mich in sein Licht ein, spendete mir Trost und schenkte mir neue Kraft. Er nahm mein Leid und meine Angst, transformierte sie in Licht und schickte dieses in den Abgrund, bis er sich vollständig verschloss und die Wunde in der Erde meines Seelenlandes geheilt war.

Auf der Landkarte, die ich plötzlich in meiner Hand hielt, funkelte nun ein prächtiger Diamant und das Symbol des Abgrundes war verschwunden. Alle Kieselsteine in der Truhe hatten sich gewandelt in Edelsteine von großer Schönheit. Aber ihre Schönheit berührte mich nicht, ich fühlte mich innerlich taub.

„Deine Reise durch das Land deiner Seele geht nun dem Ende entgegen, meine tapfere Wanderin. Es tut mir leid, dass ich dich nicht vor der Wucht der letzten Erfahrung beschützen konnte. Es war wichtig, dass du es in seiner ganzen Tiefe und Härte unmittelbar erlebtest. Das war nicht meine Entscheidung, sondern die einer höheren Instanz.

Nun kann ich dir die Frage nach den Funken, die sich nicht anschließen konnten, beantworten. Du hast, bildlich gesprochen, aufgehört zu leuchten, bist zu nahe an deinen Abgrund geraten. Die Depressionen ließen dich gleichgültig sein gegenüber dir selbst und auch gegenüber anderen, die dein Schicksal und Leben teilten. Im Abgrund deiner Seele ist nicht nur die Erinnerung an den Brückentraum, dort lagerst du alles, was dich jemals in Trauer oder Wut oder Verzweiflung gestürzt hat. Auch vieles, was du vor dir selber nicht wahrhaben willst. Was aber noch viel bedeutsamer ist: Du hast deine Lebensfreude dort begraben, deinen Mut, deine Neugier auf Unbekanntes und auch deine dir angeborene Medialität ist fast völlig zum Erliegen gekommen.

Hier in dieser Ebene haben wir nun diese große Seelenwunde geheilt. Es ist so in deiner Matrix gespeichert. Du kannst es nun auf Erden selber nachahmen, du kannst deine Psyche wieder in Selbstliebe heilen und sie erstarken lassen. Gemessen an der Menge des Lichtes, also der Liebe und Erkenntnis, welche dir aus dieser Ebene hier zur Verfügung steht, könntest du ein großes, helles Leuchtfeuer auf Erden sein, an dem andere sich wärmen könnten.

Leider stellst du aber dein Licht unter den Scheffel, so bist du ein kleinerer Lichtbringer als geplant. Doch du kamst in die Welt, um ein strahlender Lichtbringer zu sein, und du hast auch die Fähigkeit dazu. Leider ist dir der Glaube an dich selbst und an ein wohlmeinendes Universum etwas verloren gegangen. Wir haben dafür Verständnis, dass es momentan so ist, wie es ist.

Doch du kannst das ändern, noch ist dir Zeit gegeben! Darum haben wir diese Gelegenheit ergriffen, um dir die Chance zu geben, alldem gegenüber wieder bewusst zu werden. Zu deinem Besten und zum Besten derer, mit denen du in Resonanz stehst. Wir haben den Wunsch und die Hoffnung, dass du dich dazu entschließen kannst, wieder deinen Dienst als Lichtbringer aufzunehmen."

Mit wachsender Erschütterung hörte ich die Worte des Engels. Eine Welle des Mitgefühls ging von meinem Gegenüber aus und badete mich in sanftem Licht. Dann nahm ich wahr, wie er mit Kraft und großem Ernst meine Aufmerksamkeit auf sich lenkte und kein Ausweichen duldete.

„Höre nun gut zu. Es kommt jetzt sehr bald der Moment der Rückkehr in deinen schlafenden Körper. Darum nimm bitte die Truhe der Wahrheit fest in deine Hände, du darfst sie als Geschenk mitnehmen. Jede gewonnene Erkenntnis wurde symbolisch in einen Edelstein des Wissens verwandelt. Es ist ein großer Schatz, der in diesen Steinen gespeichert ist und dir sehr nützlich sein wird. Sei gewiss, dass wir dich stets in großer Liebe begleiten, du bist nie allein! Es wird nach deiner Rückkehr nicht leicht für dich sein. Trauer und Schmerz wird erneut in dein Leben treten. Aber wir, die wir deine

Seele seit Äonen kennen, wissen, dass du mit all deiner Macht nun zu neuem Leben und Lieben und Leuchten erwachen kannst und Dunkel in Licht wandeln wirst!

Das Meer des Lichtes ist nun eine letzte Möglichkeit, hier noch einen tiefen Einblick in dein Leben zu bekommen. Hast du den Wunsch, dieses Mysterium zu ergründen?"

Schweigend versuchte ich all dies in mich aufzunehmen und zu akzeptieren. Ich wusste, alles hier war Gnade. Aber es war auch ein Kraftakt für mich, eine Herausforderung.

Ein letztes Mal nahm ich die Karte zur Hand, betrachtete das Meeressymbol und ließ es zu, dass ich mich in ihm verlor und wiederfand. Das Licht, das mich nun von allen Seiten umgab, war so hell und warm und zärtlich. Ich wurde von ihm getragen. Am Rande meines Bewusstseins konnte ich leise die Präsenz unzähliger Geistwesen fühlen, es war wie ein großer Strom aus Licht und Liebe, uralt und doch ganz jung. Ich war mit ihnen allen innig verbunden, ich wusste es jetzt: Das ist meine Seelenfamilie, meine wahre Familie! Hier gehörte ich her, hier bei ihnen war meine Heimat, mein Land der Seele war ein Teil ihres Reiches.

Sie wisperten wortlos in meinem Geist, es bedeutete: Wir tragen dich nun durch deinen größten Schmerz.

Sofort, so dass ich gar keine Gelegenheit bekam, mich zu fürchten, begann ein Bilderstrom vor meinem geistigen Auge zu entstehen. Ich sah Bilder aus meinem Leben, ich sah meinen jüngsten Sohn und mich:

- Es ist früh am Morgen. Die Ferien waren vorbei, die Schule wartete. Ich schnitt ihm seine Haare. Da bemerkte

ich, dass eine Pupille deutlich größer war als die andere. So begann es.

- Ich sehe uns beim Neurologen, kann die Geräusche der Diagnostikgeräte hören und die Stimme des Arztes: „Ihr Sohn hat leider einen Hirntumor."

- Dann folgten Bilder aus den Krankenhäusern. Ich sah ihn bleich und leidend, ich fühlte seine und meine Angst.

- Ich sah ihn in tiefer Bewusstlosigkeit auf der Intensivstation, Woche um Woche. Ich sah mich bitterlich weinen.

- Viele Operationen, viel Blut und Eiter. Immer wieder wird neu operiert, sie ringen um sein junges Leben.

- Dann die Bestrahlungsmaschine, die Chemotherapie.

- Die Taxifahrten unter großer Übelkeit. Sehe die Taxifahrer, die sein Erbrechen mit großer Geduld und Sympathie für ihn erdulden.

- Der Rollstuhl. Die Augenklappe.

- Das immer wiederkehrende Würgen und Erbrechen, das scheinbar nie endet.

- Seine cortisonvergiftete Haut.

- Sein kahler, vernarbter Schädel.

- Sein schönes Lachen, wenn ihm etwas Freude bereitet.

- Sein Weinen, sein Todeswunsch. Er kann alles nicht mehr ertragen.

- Der Duft vom Aura Soma Öl „Der Christus", welches ich mit großer mütterlicher Liebe in seine Haut massiere.

- Unser Hund, der sich vor Martin fürchtet, weil er für ihn nach Gift riecht und nicht mehr nach Martin.

- Ich sah meinen Mann, der sich abschottet.

- Ich sah unseren Ältesten, der so einsam war.

- Ich sah mich, meine Erschöpfung, meine Hingabe, meine vor mir selbst verborgene Wut auf Gott, der uns all dies zumutete.

- Das Hospiz. Der Wald am Haus. Die Eichhörnchen.

- Sein Körper, völlig gelähmt bis auf die rechte Hand. Sein tiefer Schlaf, sein Stöhnen.

- Sein letzter Atemzug.

Als ich es nicht mehr ertrug, wurde meine Sicht erweitert. Ich konnte nun gleichzeitig alles sehen: Unser Leid, aber auch das große Licht der Liebe, das wir ausstrahlten, und das noch unendlich größere Licht der Engel und der Seelen, die uns durch diese Zeit begleitet haben. Uns getragen und genährt haben, wenn unsere Kraft am Ende war. Ich sah es und erinnerte mich genau an die Geistwesen auf dem Krankenhausgelände, die mich umgaben, denn einer nahm mein überschweres, tränengefülltes Herz in seine Hände, hob es an und es wurde mir leichter ums Herz. Es war alles wahr.

Dann wechselte das Bild noch mal zurück zu Martins letztem Atemzug. Ich konnte nun sehen, dass große Engel, erhabene Geistwesen von größter Schönheit und Anmut um sein Bett herum Aufstellung genommen hatten.

Erhabene Stille im Raum
Hohe Gestalten nehmen
Aufstellung am Bett
-Heilig, heilig-
Unhörbar ertönt der Engel Gesang
Ich lege die Hand meines Kindes
In Gottes Hand
Mein Herzblut tropft

Die Gottheit nimmt es in sich auf
Ach, so leer, so leer
Ist meine Mutterhand
Aber Gottes Geistblut
Füllt nun
Mein wehes Herz
Unhörbar ertönt wieder der Engel Gesang
-Heilig, heilig-

Sie trugen seine Seele in einem Meer aus Licht in überirdischen Regenbogenfarben in den Himmel. Dann endete die Vision. Ich fand mich zutiefst aufgewühlt, aber auch zutiefst getröstet, am Ausgangspunkt meiner Reise wieder. Stille umgab mich. Mein Engel stand jetzt als Lichtsäule in menschlicher Form vor mir. Aus diesem Licht heraus ergriff er meine Hände, drückte mir sanft einen Kuss auf die Stirn. Dann wurde er immer größer, heller, bis ich nichts mehr wahrnehmen konnte außer Licht, Licht, Licht! Dann wachte ich auf. Es war schon später Vormittag. Die Sonne schien grell in mein Schlafzimmer.“

Als ich das Buch erschöpft aus der Hand legte, war meine Sonne hinter dem Lindenhaus längst untergegangen. Ich fiel bald in einen traumlosen Schlaf. Von mir unbemerkt hatte Rosalinde sich an meinem Fußende eingekuschelt und schlief dort, bis wir am nächsten Morgen gemeinsam erwachten. Heute war der Tag, an dem mein Leben mit Mira beginnen sollte!

16

Miras Welt

Mira und ich brauchten eine Weile, um einen für beide tragbaren Tagesrhythmus zu finden. Die ersten Tage nach der Entlassung aus dem Krankenhaus waren durchaus etwas schwierig für mich, weil Mira verwirrt und vergesslich war. Das irritierte mich, weil ich sie so nicht kannte. Die Krankenschwester vom ambulanten Pflegedienst erklärte mir, dass das bei alten Menschen nach einem Ortswechsel nicht ungewöhnlich sei, und meistens wäre es vorübergehender Natur. In der Tat war sie bald wieder „die alte Mira".

Wir verbrachten unsere Tage vor allem mit Einkaufen, Kochen, Backen und Essen. Genauer gesagt: Ich tat all dies, aber immer nach Miras Wünschen und unter ihrer Aufsicht. Sie hatte ja ihren Arm noch in Gips und saß auch im Rollstuhl, weil ihr Fußgelenk und die Hüfte noch Schonung brauchten. Also wurden meine Arme gebraucht. Ich lernte erst hier in Miras Haus das richtige Werkeln in der Küche. Früher, bei meiner Mutter, hatte ich mich immer davor gedrückt, so gut ich nur konnte. Es erschien mir als Teenager so langweilig. Küche? Ich doch nicht! Meine Mutter versuchte immer wieder mit Geduld, mich in die Küche zu locken und mir etwas beizubringen. Aber ich wollte damals lieber lesen, zeichnen, mich in Traumwelten verlieren oder mit Freunden tanzen gehen. Ich hatte damals viele Motive zu Papier gebracht. Ich liebte es, mit Farben umzugehen oder auch nur Bleistiftskizzen zu machen. Doch jetzt fand ich Gefallen an der Lebensmittelverarbeitung, und ich genoss die gemeinsamen Stunden am Herd. Es war so kreativ! Ich nahm mir vor, bei meinem nächsten Besuch auf Sylt meine Mutter mit meinen neu erworbenen Künsten zu überraschen.

„Nein, Melissa. Der Hefeteig ist viel zu trocken, so geht er nie auf, kneten Sie noch etwas warme Milch unter."

Ich tat, wie mir geheißen. Wir waren dabei, Mohnkuchen zu backen. Auf die alte Art! Von Hand natürlich. Eine Küchenmaschine kam Mira nicht ins Haus, schon gar nicht für Hefeteig. Der musste mit „warmer Hand und Herz" gemacht werden, nach Miras Worten. Den gemahlenen Mohn hatte ich in Milch aufgekocht, lange gerührt und auf kleiner Flamme köcheln lassen. Zucker, Rosinen und Korinthen kamen hinzu, auch gehackte Mandeln und ein kleiner Schuss Rum. Zuletzt sollte ich ihn mit Weizengrieß andicken. Nun stand die grauschwarze Masse auf dem Herd, quoll aus und wartete auf den Hefeteig, der mir jetzt an den Händen klebte, als würde er sich an seine nackte Existenz klammern. Mira guckte schon ganz skeptisch.

„Mira, morgen fahre ich wieder mal nach Hause zu mir, um nach Post zu sehen. Vielleicht habe ich ja doch eine Einladung zu einem Vorstellungsgespräch dabei."

„Ja, das sollten Sie tun, Melissa. Es ist wichtig, dass Sie wieder Arbeit finden. Nehmen Sie noch etwas Mehl hinzu."

Ach so, Mehl zum Teig, nicht zur Post. Manchmal war ich für eine halbe Sekunde stutzig, obwohl ich Miras Gedankensprünge inzwischen kannte. „Ich fahre morgen gleich nach dem Frühstück los. Soll ich auch noch unterwegs was einkaufen?"

Mira verneinte und entspannte sich etwas, als das zusätzliche Mehl den Hefeteig davon überzeugte, dass es von Vorteil sei, meine Hände loszulassen. Ich schlug den Teig mit Kraft noch mal gut durch, bis er eine gute Oberflächenspannung hatte und leicht glänzte. Ich hielt die Schale dabei mit einer Hand schräg, deckte den Teig dann mit einem sauberen Geschirrtuch ab und stellte ihn in die Nähe der Heizung. Das war ganz schön anstrengend, dieses Teigschlagen. Hätte ich nicht gedacht.

„Kommt Schwester Anni nicht gleich?", fragte ich Mira.

„Ja. Zeit für die Thrombosespritze. Und nach dem Mittagessen kommt die Krankengymnastin. Wie war noch mal ihr Name?"

„Rosi, das war Rosi. Die mit den kurzen schwarzen Haaren."

„Ach ja, genau."

Als ich meine Hände wusch, klingelte das Telefon. „Soll ich rangehen oder Sie schnell hinfahren, Mira?"

„Fahren Sie mich bitte hin."

Ich trocknete geschwind meine Hände ab und schob Mira von der Küche über die Diele ins Wohnzimmer. Warum hatte sie bloß kein schnurloses Telefon?

Mira nahm ihr Gespräch entgegen und ich räumte währenddessen schnell die Küche auf und bereitete das Mittagessen vor.

„Melissaaa! Sie können mich wieder zurückfahren!"

Ich atmete kurz und heftig aus, weil ich ehrlich gesagt etwas genervt war. Nach zwei Wochen hatte ich schon eine Art Lagerkoller. Ich war es einfach nicht gewohnt, ständig eine pflegebedürftige Person um mich zu haben. Doch da musste ich jetzt durch, ich stand zu meinen Entscheidungen. Ich atmete noch mal ruhig ein und aus und holte dann Mira wieder in die Küche.

„Stellen Sie sich vor, Melissa, heute Nachmittag kommt Ramona und sie bringt auch Matthias mit. Sie haben zusammen dienstfrei. Wie gut, dass wir gerade heute den Mohnkuchen backen!"

„Wissen Sie was, Mira? Dann sind Sie heute Nachmittag ja in guten Händen. Ich würde gerne zu mir nach Hause fahren, wegen der Post und so. Etwa zwei Stunden wäre ich weg. Ist das für Sie okay? Ich decke natürlich vorher den Tisch, koche den Kaffee und öffne Ihrem Besuch die Tür."

„Ja, ja, das ist in Ordnung, fahren Sie ruhig. Wir kommen schon klar."

Ich genoss es, allein mit Max auf den Straßen zu fahren und die winterliche Welt zu betrachten. Auf den Baumkronen zauberte der Raureif eine festliche

Atmosphäre und die Strahlen der untergehenden Sonne tauchten die ländliche Gegend in ein stimmungsvolles Licht. Ich nahm mir vor, meine Digitalkamera von Zuhause mitzunehmen. Und auch meine einzige Zimmerpflanze, den kleinen Gummibaum, den mir meine Mutter zu meinem Einzug geschenkt hatte.

Mein Briefkasten war gut gefüllt mit Werbung, dem Wochenblatt, drei Absagen und dem Schild für die Hausreinigung. Nächste Woche war ich wieder mit Treppenhausputzen dran. Ich musste die Umschläge gar nicht erst öffnen, um zu wissen, dass es Absagen waren, die Bewerbungsmappen sprachen eine eindeutige Sprache. Was machte ich bloß falsch? Aber vielleicht machte ich auch gar nichts falsch, die Lage auf dem Arbeitsmarkt war eben angespannt und ich hatte keine „Spätzle-Connections“ wie die meisten meiner Ex-Kollegen. Ich lüftete meine Wohnung kurz durch und packte, einer Eingebung folgend, noch einiges an Bekleidung, meine Amethyste und auch all meine Aktenordner und losen Papiere in eine große Tasche, denn der Ablage-Stapel war beachtlich hoch geworden. Ich war immer zu faul, um meine Schriftstücke gleich zu lochen und abzuheften. Wenn ich dann mal was brauchte, war die Sucherei groß. Und jetzt hatte ich, obwohl ich durch die Betreuung von Mira gut beschäftigt war, genügend Langeweile, um mich der ebenso langweiligen Aktenarbeit zu stellen. *Gleiches mit Gleichem bekämpfen*, dachte ich mir entschlossen. Eine Weile blieb ich auf dem Sofa sitzen und schwelgte in Erinnerungen an Valerius´ Zärtlichkeiten, die wir hier ausgetauscht hatten. Seine letzte E-Mail war auch schon wieder eine ganze Woche alt.

Ich nahm meine Siebensachen, schloss die Wohnung ab und ging nach unten zum Auto. Im Treppenhaus nahm ich einen unangenehmen Geruch wahr. Irgendjemand schien seine Würstchen, oder was auch immer, zu scharf zu braten, es roch verbrannt. Mit gerümpfter Nase machte ich ein Treppenhausfenster auf Kipp und verließ das Haus.

Am nächsten Tag nahm ich mir nach dem Frühstück die Zeitung vor, um nach freien Stellen zu schauen. Mira würde laut Aussage ihrer Therapeuten sehr bald wieder laufen dürfen. Das hieß für mich, dass ich wieder mehr Freiheit haben würde, und die wollte ich intensiv für die Jobsuche nutzen, und ich wollte auch mal wieder abends ausgehen. Selbst eine Halbtagsstelle als Verkäuferin würde ich annehmen, nur damit ich nicht völlig aus dem Arbeitstrott rauskommen würde. Ich wurde schon träge. Das war nicht gut. Ich kraulte Rosalindes Fell, während ich die Stellenanzeigen las, und fand vier einigermaßen passende Anzeigen. Gestern hatte ich in diversen Internet-Jobbörsen fünf weitere gefunden. Da hatte ich heute also einiges zu tun mit Bewerbungen schreiben. Gut für mich!

Mira teilte sich mit mir die Zeitung. Ich wollte gerade vom Tisch aufstehen, als mir auffiel, dass sie die Stirn runzelte und angestrengt nachdachte. „Ist was?“, fragte ich.

„Hm. Sagen Sie, wie heißt noch mal die Straße, in der Sie wohnen?"

„Bergstraße 18, warum?"

„Oh. Das hier sollten Sie lesen, Melissa." Mira drehte die Zeitung um und gab sie mir in die Hand.

„... ist am gestrigen Abend in der Bergstr. 18 zu Schaden gekommen, der Bewohner wurde mit mittelschweren Verbrennungen in eine Spezialklinik transportiert. Mehrere Mitbewohner des Hauses erlitten Rauchvergiftungen und wurden in ein Krankenhaus gebracht. Feuer und Löschwasser haben erhebliche Schäden an der Bausubstanz verursacht. Eine Bewohnerin des Hauses wird noch vermisst. Die Behörden ..."

„Oh mein Gott, das darf doch nicht wahr sein. Das ist ja meine Hausnummer, meine Wohnung ist sicher auch beschädigt! Ich muss das meiner Mutter sagen, das waren doch vor allem ihre Möbel in der Wohnung. Oh, und ich muss mich bei der Polizei melden, damit die nicht nach mir suchen. Wie konnte das nur geschehen?"

Und da fiel mir ein, dass ich ja einen leichten Brandgeruch im Treppenhaus wahrgenommen hatte. Oh nein. Ich hatte mir nichts weiter dabei gedacht! War das jetzt etwa auch meine Schuld? Mir wurde richtig schlecht. „Mira, ich muss schnell telefonieren." Ich lief in mein Zimmer hoch, nahm mein Handy, wählte die 110 und ließ mich weiterverbinden mit dem zuständigen Revier. Tja, so kam es, dass ich nicht nur arbeitslos, sondern auch quasi obdachlos wurde. Allerdings war ich nicht heimatlos. Mira bot mir an, bei ihr zu wohnen, so lange ich wollte. Ich nahm das Angebot dankend und erleichtert an. Nach einigen Wochen war alles geregelt.

Die Hausratversicherung zahlte, Mietvertrag war gekündigt, denn ich wollte keinesfalls zurück, auf gar keinen Fall. Wohnsitzummeldung, Nachsendeantrag bei der Post, Mitteilungen rausschicken über die veränderten Wohnverhältnisse, und so weiter und so fort. Meine Güte, was für eine Zeit war das für mich! Wenn wenigstens Valerius bei mir gewesen wäre. Ich wünschte mir so sehr eine Schulter zum Anlehnen.

Doch was ich bekam, war nicht minder stärkend. Ich hatte Miras ungeteilte Aufmerksamkeit und ihr Ohr. Sie wurde es nie müde, sich meine Klagen anzuhören, meine Ängste zu lindern. Und sie kochte mir täglich Tee aus Lavendelblüten, Hopfen und Melisse, verfeinert mit Rosenknospen. Ich durchlebte ein richtiges Seelentief und fand dadurch auch zu mehr Verständnis für die düsteren Phasen meiner Mutter. *Vielleicht ist das sogar erblich,* dachte ich, *diese Nervenschwäche.* Es zeigten sich mir bisher unbekannte Neigungen zum Grübeln, zur Schwarzseherei und zum Selbstmitleid. So kannte ich mich gar nicht. An manchen Tagen konnte selbst das Kätzchen Rosalinde mich nicht aufheitern.

Als der Frühling kam, kehrte auch mein Lebensmut zurück. Auch Miras Zustand war erheblich gebessert und sie brannte darauf, endlich in den Garten gehen zu können.

Und ich brannte darauf, meine neue Arbeit zu beginnen! Eine der vielen Bewerbungen hatte in der Tat zu einer Anstellung geführt, wenn auch nur mit Jahresvertrag mit Option auf Verlängerung. Ab 1. April würde ich als Sekretärin in einem Kinderbuchverlag arbeiten. Der Arbeitsweg hielt sich in Grenzen, eine halbe Stunde über die Landstraße und dann noch etwa eine Viertelstunde Weg in der Stadt selbst. Für Max wurde es auch Zeit, wieder mehr Bewegung zu haben, sonst würde er noch einrosten auf seine alten Tage. Ich musste bald wieder einen Ölwechsel machen lassen, fiel mir ein.

Doch für heute hatte ich mir vorgenommen, mein Zimmer unter dem Dach gründlich zu putzen. An der Dachschräge stieß ich mir den Kopf, als ich das Bett vorrückte, um darunter zu wischen. Nachdem mit allem fertig war und sämtliche Putzutensilien in der Besenkammer im Erdgeschoss verstaute, kam Mira zu mir. Sie blickte mich prüfend an und fragte: „Melissa, ich habe etwas mit Ihnen und Ihrem Zimmer vor. Es wird Ihnen ungewöhnlich erscheinen, aber ich würde mich freuen, wenn Sie mich gewähren lassen und auch mitarbeiten. Ich finde, heute ist ein exzellenter Tag für eine feinstoffliche Reinigung und Neuprogrammierung!"

Ich machte ein dummes Gesicht und fragte: „Wofür?"

Sie strahlte mich spitzbübisch an. Und dann dämmerte es mir. Ich hatte vor Wochen aus Miras Bücherschrank eines der Feng Shui Bücher ausgeliehen, das von Karen Kingston. Ja klar, sie sprach von einem „Space Clearing". Das versprach, interessant zu werden.

„Ja gern! Und was soll ich tun?"

„Nun. Zuerst helfen Sie mir bitte die Treppe hoch."

Ich nickte und nahm ihren linken Arm, während sie sich mit dem rechten Arm am Geländer festhielt. Schritt für Schritt, voller Konzentration, arbeitete die alte Dame sich hoch. Seit dem Sturz hatte sie einen Heidenrespekt vor Treppen und sie war auch noch ein wenig wackelig auf den Beinen. Und gerade diese steile, alte Treppe hatte es in sich. Die Stufen waren schon ausgetreten. Oben angekommen, verschnaufte Mira ein wenig und sah bemüht von der Treppe weg, so als sei ihr schwindelig. Aber ich denke, es war die Angst vor einem neuerlichen Sturz.

„Viel zu lange bin ich nicht mehr hier oben gewesen. Mir fehlt mein Zimmer so sehr!"

Als ich Luft holte um was zu sagen, schüttelte sie energisch ihre weißen Löckchen. „Nein, nein. Nicht das Zimmer, in dem Sie jetzt schlafen, Melissa. Das meinte ich nicht. Ich spreche von meinem Meditationsraum, meinem Engelzimmer. Kommen Sie, ich zeige Ihnen den Rest vom Dachgeschoss, Sie kennen ja nur den Schlafraum und das angrenzende Bad."

Sie führte mich zu einer schneeweißen Tür, tastete auf dem Türsims nach dem Schlüssel, öffnete die Tür langsam und trat ein.

„Kommen Sie, Melissa, kommen Sie rein. Nur gut, dass hier oben noch keine neuen Kunststofffenster eingebaut sind. Die alten Holzfenster lassen wenigstens noch ein wenig Sauerstoff rein. Trotzdem muss hier jetzt dringend gelüftet werden!" Sie wackelte energisch zum Fenster und öffnete es mit leisem Stöhnen. Ihre Hand war nicht wieder zur selben Kraft gelangt wie vor dem Bruch. Sie drehte sich zu mir um und schaute mich erwartungsvoll an. Ich aber stand wie ein kleines Kind mit offenem Mund da und konnte mich nicht sattsehen. Dieser Raum! Gott, was war der schön!

Die holzvertäfelten Wände waren schneeweiß gestrichen und trugen kleine goldene und silberne

Ornamente: kleine Mandalas und Symbole, die mir nicht alle bekannt waren. An einer Wand waren viele kleine Regale angebracht, sie quollen fast über vor Halbedelsteinen wie Amethyst, Bergkristall, Rosenquarz und Fluorit. Dann waren da noch Turmalin, Schörl, mehrere Labradoritkugeln und Mineralien, die ich nicht auf den ersten Blick zuordnen konnte. Ein Stein schöner und größer als der andere! Ich musste an den wunderschönen Amethyst denken, den meine Mutter mir zum letzten Geburtstag geschenkt hatte. Was für ein Glück, dass ich ihn nicht in der Wohnung gelassen hatte, sonst wäre er vom Feuer verdorben worden. Nicht auszudenken! Hinter den meisten Steinen waren kleine Spiegelflächen in die Regale integriert, sodass die Pracht sich optisch vermehrte. Es handelte sich um eine beachtliche Sammlung.

Und Kerzen! Überall schöne Kerzen dazwischen! Teils ganz schlichte, teils kunstvoll verzierte mit komplizierten Ornamenten. Sowas gab es nirgends zu kaufen, das musste Handarbeit sein. Wahrscheinlich von Miras Hand. An der Wand der Tür gegenüber waren gerahmte Bilder und auch hochwertige Poster aufgehängt. Einige Motive waren von einem berühmten Szene-Künstler. Ich erkannte sie sofort, denn ich hatte eine Reportage für FRiZ geschrieben über die sakrale Kunst der Gegenwart. Meines Erachtens gehörte auch seine Kunst dazu, aber Linda war anderer Meinung gewesen und hatte alles über ihn und seine Zeichnungen aus meinem Text gestrichen. Das hatte ich ihr sehr übel genommen. Ich sah hier an der Wand aber auch Darstellungen von einer Art exotischer Göttin.

Interessiert trat ich etwas näher und betrachtete sie. Sie schien zur indischen Kultur zu gehören.

„Das ist die Weiße Tara", erklärte Mira, „eine der einundzwanzig Taras. Ein weiblicher, friedvoller Bodhisattwa des tibetischen Buddhismus. Sie symbolisiert die transzendentale Wahrnehmung und vollkommene Reinheit. Sie gewährt nach den religiösen Vorstellungen der Tibeter ein langes Leben und schützt vor Krankheiten. Die sieben Augen symbolisieren höchstes Bewusstsein und auch ihre Fähigkeit, jegliches Leid schauen zu können. Sie ist auch die Göttin der Barmherzigkeit. Und sie hilft beim Meditieren. Melissa, achten Sie auf Taras Arme: Der rechte ist im Mudra der Freigebigkeit ausgestreckt. Die linke Hand hält in Herzenshöhe den Stängel einer voll erblühten Lotosblüte. Ist das nicht schön? Sie wird auch ‚die Retterin' genannt und gilt als Essenz des Mitgefühls. Tara soll der Legende nach aus einer Träne des Bodhisattva Avalokiteshvara entstanden sein, die er aus Mitgefühl für alle Lesewesen vergoss. Im tantrischen Buddhismus und unter Laien wird sie auch als die ‚Höchste Mutter' bezeichnet. Tara bedeutet auch Stern. Ich fühle mich sehr zu ihr hingezogen."

Ich dachte, wessen Träne? und sagte verwundert: „Mira, ich dachte, Sie sind Christin?"

Sie lachte laut. „Ja, das bin ich. Ohne Zweifel. Sehen Sie nicht die Parallelen zur weiblichen Seite Gottes? Gottvater, Gottmutter. Gott, der große Schöpfer, schickt uns seine Liebe und Weisheit und Barmherzigkeit in vielerlei Gestalt, in jedes Volk. Und ich mag nun mal die

Tara, die „Mutter". Ich denke, das liegt auch daran, dass meine eigene Geistmutter sich Tara Gabriela nennt."

Langsam fühlte ich mich überfordert. „Ist das Ihr Engel, der in Visionen zu Ihnen spricht?"

Mira verneinte leichthin, so als würden wir ein ganz alltägliches Gespräch führen. Für sie mochten diese Gedankengänge vertraut sein, aber doch nicht für mich! Was war denn nun wieder eine Geistmutter? Ich beschloss, die Frage später einmal zu stellen und auch selber herauszufinden, was ein „Avallo-kitesch-dingsbums" ist. Oder „wer" das ist – oder war. Meine Bildungslücken in punkto Religion schienen doch weitaus größer zu sein, als ich annahm. Aber alles zu seiner Zeit! Vor allem auch deswegen, weil mein Auge jetzt zum Tisch in der Ecke abschweifte. Darauf stand eine hohe Figur, die sorgfältig mit einem Musselintuch abgedeckt war.

„Hier ist ja der Holzengel. Ich hatte ihn schon ganz vergessen, Mira. Das ist doch Ihre Statue vom Engelfest?"

„Oh ja, das ist er. Er begleitet mich schon mein ganzes Leben."

„Mira, das Zimmer ist wunderschön. Ich fühle mich hier sehr wohl!"

„Es ist mein Kraftort, mein Hort der Stille und der Kontemplation. Dieses Zimmer ist das Herz des Hauses, Melissa. Ach, da ist ja, weswegen ich hier mit Ihnen herkam, die Glocke! Und nehmen Sie bitte eine der Bienenwachskerzen und zwei Spiegel vom Regal mit. Da drüben! Die, die neben den Kerzen liegen und auf der Rückseite einen Bügel zum Aufstellen haben! Ja, genau.

Und die Streichhölzer auch! Und jetzt hören Sie mir bitte zu: Ich gehe in das Zimmer, um wirklich Ihr Schlafzimmer daraus zu machen. Es sollte von meinen Altfrauenschwingungen und der Vergangenheit gereinigt werden. Damit Sie sich dort wohl und heimisch fühlen können! Denn Sie werden ja noch lange hier bleiben. Sogar länger, als Sie jetzt annehmen. Nein, fragen Sie nicht. Ich weiß es eben. Ihre Aufgabe ist es, nachdem Sie das Zimmer ja schon so schön sauber gemacht haben, diese Kerze in beide Hände zu nehmen und sie mit guten Gedanken und Wünschen für sich selbst anzufüllen. Was soll sich in Ihrem Leben manifestieren? Welche Schwingung soll in Ihrem Zimmer vorherrschend sein? Richten Sie ihre Konzentration auf die Kerze, Melissa. Und zwar so lange, bis ich Sie hier abhole. Okay?"

Ich nickte überrascht und ließ Mira gewähren. Sie nahm die Kristallglocke, eine kleine Karaffe mit einer durchsichtigen Flüssigkeit und einige Rosenquarze mit, nebst einem großen Bergkristall, und ließ mich in diesem herrlichen Zimmer allein. Ich legte die beiden Spiegel auf den dunkelroten Teppich, nahm mir das dicke Sitzkissen, welches unter dem Tisch lag und machte es mir gemütlich. Was das „Kerze-Anreichern" betraf, war ich mir unsicher. Wie machte man so was? *Engel, sag du es mir,* dachte ich an die Statue gewandt. Doch er schwieg sich aus, genau wie Tara, die von der Wand auf mich herablächelte. Ich musste es wohl selber herausfinden. Wenn Valerius uns jetzt sehen würde! Ich musste grinsen. Was würde er wohl sagen, der angehende Herr Meeresbiologe und Wissenschaftler?

Dann entspannte ich mich, ließ meinen Gedanken und Gefühlen freien Lauf, hielt spontan die kleine Kerze auf Höhe meines Herzens und flüsterte ihr meine innigsten Wünsche zu. Nebenan hörte ich aus dem Schlafraum klatschende Geräusche und Mira, wie sie schnaufte. Offenbar war es anstrengend, was sie machte. Dann hörte ich bald darauf die Glocke bimmeln. Wie es schien, aus allen Ecken des Raumes. Nach einer Weile kam sie zu mir und winkte mich herbei.

„Kommen Sie bitte und bringen Sie die Sachen mit."

Wir gingen in mein Zimmer und dort wies Mira mich an, die Kerze auf die Erde zu stellen, und zwar in die Mitte des Raumes, die Spiegel in einiger Entfernung rechts und links, so dass die Kerze in der Mitte war und sich darin spiegelte.

„Zünden Sie nun die Kerze an!"

Ich tat, wie mir geheißen und dann verließen wir den Raum und gingen hinunter in die Küche, nachdem Mira ihre Utensilien im Herzen des Hauses verstaut hatte. Die Treppe war für Mira wieder ein echtes Hindernis, sie ging verkrampft an meiner Hand hinunter und atmete erleichtert auf, als sie sicher in der Küche saß.

„Nun brauche ich einen Kaffee, meine Liebe." Ihr Wunsch war mir Befehl, zumal ich selber auch gern einen Gewürzkaffee trinken wollte. Die Thermoskanne war noch gut gefüllt. Und wir hatten aus der Weihnachtszeit noch einiges an Spekulatius vorrätig.

„Mira, was geschieht da oben jetzt?"

Sie lächelte verschmitzt und meinte nur: „Abwarten. Die Kerze tut nun ihr Werk."

Wir tranken mit Genuss unseren Kaffee, plauderten und schmiedeten kleine Pläne. Die paar Tage bis zu meinem Arbeitsbeginn wollten wir schon mal anfangen, den Garten frühlingsfein zu machen. All das Laub, das seinen schützenden Dienst den Winter über getan hatte, sollte nun zusammengerecht und auf den Kompost gebracht werden. Damit wollten wir die Gartensaison beginnen. Für mich war das Neuland, das Werkeln im Grünen.

„Mira, mir fällt gerade ein, dass ich Sie vor Monaten schon fragen wollte, wie das mit dem Brief gemeint war."

Sie blickte mich mit großen Augen fragend an.

„Als wir telefonierten, um das Interview zu vereinbaren, also bei unserem allerersten Kontakt, da sagten Sie etwas wie, dass Ihnen das mit dem Brief leid täte. Hatten Sie Ihren Leserbrief gemeint?"

Mira runzelte die Stirn und versuchte, sich zu erinnern. Dann hellte sich ihr Gesicht auf.

„Ach! Jetzt weiß ich, was Sie meinen! Das war mir so rausgerutscht, ich wollte das eigentlich gar nicht sagen. Wissen Sie, ich hatte am Morgen des Tages, den Sie ansprechen, eine Vision gehabt, als ich selber meinen Briefkasten öffnete. Ich sah noch einen weiteren Briefkasten und die Hand einer jungen Frau. Und ich hatte ein sehr ungutes Gefühl, was den Brief anging. Irgendwie wusste ich dann später, dass das Ihre Hand gewesen war. Was stand denn im Brief?"

„Es war eine Wohnungskündigung, ein Rausschmiss. Mein damaliger Lebensgefährte war schuld daran."

„Ach ja, ich erinnere mich! Sie erzählten mir alles, als Sie mit Fieber und der kleinen Gehirnerschütterung im Gästebett lagen."

Nach einer Stunde schickte Mira mich hoch, um die Kerze zu löschen, die Spiegel unter fließendem Wasser zu reinigen und dann wegzuräumen. Ich ging erwartungsvoll die Treppe hoch, öffnete die Tür und betrat den Raum. Überrascht hielt ich inne und spürte nach. Das Zimmer war augenscheinlich dasselbe, aber es fühlte sich ganz anders an! Ich fühlte einen bemerkenswerten Unterschied. Jetzt war der Raum „leicht" und wie neugeboren. Er fühlte sich wirklich nach mir an, es war, als käme ich nach Hause. In mein erstes, ureigenes Zuhause. Die Luft im Zimmer prickelte förmlich vor Energie und Freude. War das schön! Wie ging so was? Was genau hatte Mira nur getan? Ob ich das auch lernen konnte? Ich ging in die Küche hinunter, nahm die alte Dame fest in meine Arme und dankte ihr von Herzen.

17

Der Sommer, in dem mein Daumen sich grün färbte

Mein Job im Kinderbuchverlag „Sonnenkäfer“ gefiel mir sehr. Der Stress dort war längst nicht so groß wie in der FRiZ-Redaktion. Dafür war die Arbeit auch etwas langweiliger, vorhersehbarer, das musste ich zugeben, aber es störte mich nicht wirklich. Die Kollegen waren nett und umgänglich, die meisten waren etwa in meinem Alter. Mit der Zeit fand ich zu einer gewissen inneren Zufriedenheit. Ich mochte auch die Zeiten mit Mira, denn ich hatte ja nie Großeltern gekannt und konnte mich nun in altmütterlicher Weisheit und Fürsorge baden. Erst jetzt merkte ich, wie sehr mir doch eine echte Familie mit mehreren Generationen fehlte. Ich hatte ja nur Mutter, Tante und Onkel und wenige Jahre mit Vater. Wer mir aber noch wesentlich mehr fehlte, das war Valerius. Er war viel zu beschäftigt, um mir, wie anfangs noch, lange E-Mails zu schreiben. Wir telefonierten auch nur noch selten. Die Schilderungen meines neuen Lebens beantwortete er freundlich, aber kurz. Manchmal hatte ich das Gefühl, er würde sich von mir entfernen. Aber sicher lag das nur an seinem anspruchsvollen Studium, ich wollte dafür Verständnis haben.

Von meiner Mutter hatte ich neulich einen Brief bekommen. Sie erzählte mir von einem „sehr netten älteren Herren, den sie auf der Kreuzfahrt kennengelernt hätte". *Nur ein Freund, ein Nachbar,* betonte sie. Aber an ihren ausführlichen Schilderungen von gemeinsamen Ausflügen und gemütlichen Abenden in ihrer und seiner Wohnung erkannte ich ein großes Maß an Zärtlichkeit und Freude. Wie es schien, hatte Tantes und Onkels Plan gut funktioniert. Ich freute mich für Mutter.

Der Frühling wurde zum Sommer und ich verbrachte immer mehr Zeit mit Mira im Garten. Wenn ich im Verlag Feierabend hatte, freute ich mich auf das nach Hause kommen. Zuerst aß ich in der Stadt eine Kleinigkeit zu Abend, fuhr danach ins Lindenhaus, um kurz nach Mira zu sehen ob sie mich brauchte, und dann zog ich mir meine Gartenklamotten an. Beim Unkrautjäten konnte ich herrlich entspannen. Ich liebte es, die Beete zu lockern, zu harken, die Pflanzen zu begutachten und zu pflegen und dann das Werk meiner Hände zu betrachten. Während dieser Arbeit war mein Kopf angenehm leer und mein Herz voll.

An den Wochenenden arbeitete ich oft mit Mira zusammen. Sie führte mich in die Welt der Kräuter ein und fortan war ich ein Mensch, dem sich eine neue Sichtweise auf die Natur bot. Ich begriff wirklich, was es bedeutet, ein Teil der Erde zu sein. Früher war ich ein

Konsument der Erde, ich nahm, was ich wollte und brauchte, ohne groß darüber nachzudenken, welche Wirkung mein Tun und Lassen auf das große Ganze hatte. Durch die Gartenarbeit mit all ihren Kreisläufen und ganz eigenen Regeln und Gesetzen wurde mir Vieles bewusst. Ich lernte auch viel aus Miras Büchern und kaufte selber noch einige für mich dazu.

Es war ein Sonntagabend, als wir im Garten unter der Linde eine gemeinsame Mahlzeit einnahmen. Wir bestrichen uns Brot, welches wir am Vortag gebacken hatten, dick mit leicht gesalzener Fassbutter und tranken dazu Kräutertee. Mira schloss jedes Mal die Augen, wenn sie ins Brot biss. Sie aß es förmlich mit Andacht. Da fiel mir eine Buchpassage ein, die Seelenlandreise, die mich innerlich sehr berührt hatte. In einem Aufschwall meiner Gefühle sagte ich ohne zu überlegen: „Ich wünsche Ihnen von Herzen, dass Sie nur noch süßes Brot bekommen vom Leben. Ich wünschte, ich könnte Ihnen in diese Seelenwelt folgen und Brot bringen. Das ist nicht fair, dass sie bitteres Brot aßen und seelisch hungern mussten!"

Mira verschluckte sich fast und sah mich mit großen Augen an. „Melissa mein Kind, wovon sprechen Sie?"

Ich wurde rot und erklärte ihr, dass ich vor ihrer Rückkehr aus dem Krankenhaus das Lebenslicht-Buch zu Ende gelesen hätte, und dass mir der Anblick des Brotes auf unseren Tellern diese Passage vom Traum mit dem radikal abgeernteten Feld in Erinnerung gerufen hatte.

Mira lächelte mich warmherzig an: „Ach, Melissa, das ist wirklich lieb gemeint, ich danke Ihnen. Aber es war eine Speise, die nicht vom Herrn kam. Ich selbst hatte dafür gesorgt, dass mein Brot bitter wurde, weil ich vergaß, für mich selber zu sorgen. Ich habe dadurch für die Ewigkeit gelernt, dass Fürsorge nur dann rein und vollkommen ist, wenn sie auch Eigenfürsorge einschließt."

Als die Sonne untergegangen war, entzündete ich die Kerzen in den bunten Lampions, die ich in die unteren Äste und Zweige der Linde gehängt hatte. Wir saßen dann noch lange einträchtig beisammen und tranken vom Löwenzahnlikör und schmiedeten Pläne für den Garten. Ich werde nie das Wochenende vergessen, an dem ich die Kräuterspirale baute. Wir besorgten aus einer Gartenbaufirma Natursteine in verschiedenen Größen. Was ganz schön ins Geld ging, aber sie waren so schön! Wir ließen sie anliefern. Der Angestellte der Firma brachte die Steine gleich an Ort und Stelle hinter das Haus. Er hatte rabenschwarzes Haar. Ein schöner Mann, der innere Ruhe und Kraft ausstrahlte. Er gab uns noch einige gute Tipps und lobte Miras vielfältige Gemüseauswahl. Sie baute ganz bewusst viele alte Sorten an, so kurioses Grünzeug wie Erdbeerspinat, Erdmandeln, Ur-Möhren, Wilder Pastinak, Zuckerwurzel, Eppich, Kerbelrüben und anderes mehr. Es dauerte nicht lange, da waren die beiden in ein fachmännisches Gespräch vertieft und ich ganz vergessen. Daher fing ich schon mal an, die Steine zu schichten und hielt mich dabei an den Bauplan, den ich mir aus dem Internet ausgedruckt hatte. Dabei stellte ich fest, dass Theorie und Praxis doch zwei verschiedene Paar Schuhe sind. Bis Montagabend war die Kräuterspirale fertiggestellt, inklusive des kleinen Feuchtbiotops, und ich hatte mir so schlimme Kreuzschmerzen eingehandelt, dass ich Dr. Wülfing um einen Hausbesuch bitten musste. Ich konnte kaum noch gehen. Die Spritze, die ich von ihm bekam, tat mir sehr gut. Bis Dienstagmorgen besserte sich die Ischialgie, aber Autofahren konnte ich immer noch nicht und wurde für drei Tage krankgeschrieben. Dr. Wülfing ermahnte mich, für schwere körperliche Arbeiten zukünftig männliche Hilfe zu suchen, oder aber ein kontinuierliches Krafttraining in meinen Alltag einzubauen, falls ich unbedingt weiterhin selber Steine schleppen wollte. Ich solle nicht vergessen, dass ich ein Schreibtischmensch sei und kein Arbeitstier.

„Mira war früher genauso unvernünftig“, schimpfte er lächelnd. „Ich werde nie vergessen, wie sie den Baum gefällt hat und dabei von ihm eins übergebraten bekam. Sie hätte sterben können! Manche Arbeiten sind einfach gefährlich oder zu schwer, wenn man es nicht gewohnt ist und das körperliche Arbeiten nicht gelernt hat. Fragen Sie Mira ruhig, ob sie sich noch an die Kopfschmerzen erinnert!"

Als ich später am Tag Mira darauf ansprach, lachte sie nur und meinte, sie hätte ihre Lektion gründlich gelernt.

Die Sommerabende ließen wir oft auf der Bank unter der Linde sitzend ausklingen. Ich wollte Rosalinde am liebsten stundenlang zusehen, wenn sie im Garten spielte. Einmal lauerte sie schwanzzuckend einem filigranen Schmetterling auf, welcher auf der breiten

Nase von Thaddäus saß und sanft seine Flügel bewegte. Plötzlich sprang unser Kätzchen hoch und haschte nach dem Insekt, doch der Schmetterling entkam, was mich sehr freute. Rosalinde saß verdutzt auf dem Steindrachen und fing dann an, verlegen ihre Pfote zu lecken. Ich wünschte damals, ich hätte meine Digitalkamera dabei gehabt! Ein Bild für die Götter, wie das schöne Katzenmädchen so selbstvergessen auf dem Drachenkopf saß, im Licht der untergehenden Sonne. Und dann kam mir eine Idee. Ich holte meinen Skizzenblock und Stifte, suchte mir ein ruhiges Plätzchen im Garten, wo noch genügend Licht hinkam, und fing an zu zeichnen. Wenn ich ein Talent hatte, dann dieses!

Eine Weile lang ließ ich meinen träumerischen Gedanken freien Lauf. Ich sah innerlich Rosalinde, wie sie Abenteuer erlebte mit anderen Tierchen, mit winzigen Gartenelfen und dem Drachen, ich sah sie durch verschiedene Jahreszeiten wandern und die Welt entdecken. Das Kind in mir bekam endlich seinen wohlverdienten Auslauf. Dann begann ich zu zeichnen und fing die lustigsten, dramatischsten oder harmonischsten Szenen ein und schrieb auf die Bildrückseiten Notizen für kleine Geschichten dazu. In einer Geschichte kam ein Trupp hungriger Schneckenbrüder angeschleimt. Anmarschiert kann man ja nicht sagen. Zwölf entschlossene Schneckenmännchen mit dem Ziel, Miras letztem Kopf Salat die zweifelhafte Ehre des Verspeisens zu geben. Die Salat-Elfe alarmierte die Katze Rosalinde. Weil diese aber keinen Schneckenschleim im Fell haben wollte, alarmierte sie wiederum den Gartendrachen, auf dass dieser sich heroisch in die Schlacht werfen solle. Er kam dann im letzten Moment angeflattert und lud listig die Schnecken auf einen Abenteuerritt ein. Ich sah vor meinem geistigen Auge die Schnecken eifrig und vertrauensvoll auf den Drachenschwanz kriechen, ein Bruder nach dem anderen, voller Vorfreude auf den Trip! Thaddäus aber hatte keinen Ritt im Sinn, sondern einen Flug! Und so wurden die Gebrüder Schneck die ersten fliegenden Schnecken der Weltgeschichte. Weil Thaddäus ein netter Drache war, flog er sie zum Feld des Bauern Karli Kohlsupp, das am Ende des Dorfes lag, und die Schnecken hatten fortan ihre Mahlzeiten gesichert. Denn das Gemüsefeld des Bauern war so groß, dass er die zwölf Brüder gar nicht bemerkte. Und Miras Salat war gerettet! Dann malte ich eine letzte Szene, in der Klein-Rosalinde Mira ablenkte, damit sie nicht merkte, dass ihr Steindrache noch im Anflug war, denn fliegende Gartendrachen gibt es ja nicht in der Welt der Menschen.

Und so verbrachte ich fortan jede freie Minute dieses Sommers mit dem Zeichnen und Schreiben von Gartenabenteuern für kleine Kinder. Ich dachte dabei an die Drei- bis Fünfjährigen, der kleine Junge aus dem Waldkindergarten vom Engelfest ging mir dabei durch den Kopf. Es war ein schönes Jahr für mich. Ich kam mir selbst immer näher. Im nächsten Winter, als es im Garten nichts mehr zu tun gab, überkam mich das Bedürfnis zu schreiben. Ich wollte alles, was mir an Gutem und Schmerzlichem widerfahren war im Leben, schriftlich festhalten und darüber reflektieren.

Ich griff mir mein Netbook, öffnete ein neues Worddokument und schrieb: *„Ich bin Melissa Fink und möchte*

Ihnen eine Geschichte erzählen. Damals, es war ein Montag im Juli und mein neunundzwanzigster Geburtstag, sollte mein Leben sich massiv verändern".

18

Ausklang

Gegenwart

Ich bin Melissa Winter, geborene Fink und will Ihnen nun, einige Jahre später, das Ende meiner Geschichte erzählen.

Es ist Hochsommer und ich sitze gemütlich unter dem Lindenbaum auf der Gartenbank neben Thaddäus, dem Steindrachen. Ich könnte schwören, dass er manchmal lächelt, für den Bruchteil einer Sekunde, aber das bilde ich mir sicher ein. Im Garten spielen unsere kleinen Töchter. Wir haben sie nach „meinen Müttern" benannt. Hannah, die Ältere, hat rotblondes Haar und blaue Augen. Miranda, dieser kleine Wildfang, ist unsere Zweitgeborene und hat rabenschwarzes Haar und grüne Augen, so wie mein Mann. Wie ich meinen Mann und somit den Vater meiner Kinder kennen und lieben gelernt habe, ist eine andere Geschichte und kann ein andermal erzählt werden. Wenn Sie aufmerksam gelesen haben, dann wissen Sie, wann wir uns das erste Mal begegnet sind – aber die Liebe kam erst später.

Mira und ich wohnten drei wundervolle Jahre zusammen. Nachdem Mira das Zeitliche gesegnet und ihre letzte Reise angetreten hatte, kauften mein Mann und ich das Lindenhaus und renovierten es nach unserem Geschmack. Wir hatten wenig später überraschend geerbt, ein nicht unbeträchtliches Erbe sogar, von einem entfernten Verwandten, der keine eigenen Nachkommen hatte und sein Vermögen meinem Mann hinterließ. So waren wir in der Lage, den Kredit vom Hauskauf abzulösen und auch noch das Grundstück hinter dem Haus dazuzukaufen. Womit wir dieses Glück verdient haben, ist mir bis heute ein Rätsel. Manchmal öffnet Fortuna ihr Füllhorn eben doch! Ich fühle jeden Tag große Dankbarkeit und staune über die Entwicklung, die mein Leben genommen hat.

Mein Mann Robert ist selbständiger Landschaftsgärtner. Das Firmenlogo besteht aus zwei nebeneinander liegenden Kreisen: einem himmelblauen und einem grasgrünen. Dort, wo beide Kreise sich überschneiden, prangt eine blühende Lavendelpflanze. Ich kann sagen, mein Mann trägt mich auf Händen und ich bin eine glückliche Frau und Mutter. Und noch mehr: Ich arbeite freiberuflich als Kinderbuchillustratorin für den Sonnenkäfer-Verlag, wo ich als Sekretärin arbeitete, bevor ich Mutter zweier Töchter wurde. Der Verlag hat übrigens aus meinen „Rosalinde-Gartenabenteuern" ein Buch gemacht! Es verkauft sich sehr gut.

Hinter dem Haus haben wir einen großen Kräutergarten angelegt und ihn nach Feng Shui-Prinzipien gestaltet, mit allem was ein grünes Gärtnerherz begehrt. Er ist über die Stadtgrenzen hinaus bekannt für seine Schönheit. Ich mache für Gruppen Führungen durch den Garten, koche heilende Salben mit meinen Besuchern, stelle Tees zusammen und bringe ihnen die Kräuterwelt und ihre heilenden Kräfte näher. Über mangelnde Arbeit kann ich mich wirklich nicht beklagen. Meine Tage sind erfüllte Tage. Ja, ich habe meine Berufung gefunden. Erinnern Sie sich noch an die Tarotkartenlegung, die Mira für mich vor dem Engelfest machte? Es ist alles, alles eingetroffen! Nur eben etwas anders, wie ich damals dachte. Valerius, den ich immer noch lieb habe wie einen guten Freund, ist tatsächlich Meeresbiologe geworden. Er kurvt seit damals mit Forschungsschiffen durch die Karibik und andere Meere. Unsere Liebe hat die Fernbeziehung nicht überstanden. Wir entwickelten uns voneinander fort. Valerius ist jetzt mit einer Biologin verheiratet. Sie leisten engagiert ihren Beitrag zum Schutz der Meere und arbeiten gelegentlich auch für Greenpeace. Einmal im Jahr schreibt er mir eine Postkarte. Es geht ihm gut.

Heute Morgen habe ich für mich und meine Familie die Tarotkarten gelegt. Vergangenheit, Gegenwart, Zukunft. Ich zog die Hohepriesterin, die Neun der Münzen und den Stern.

Wie wäre es, wenn Sie selbst die Bedeutung der Karten erforschen würden? Sind Sie neugierig geworden? Ich weiß, was die Karten bedeuten …

ENDE

19

Auszug aus dem Testament von Mira Mertens

Ich hinterlasse meiner Herzenstochter Melissa Fink alle Rechte an meinen Kurzgeschichten, Gleichnissen, Gedichten und dem Manuskript „Lebenslicht", mit Ausnahme des Buches „Über die Trauer". Die Einnahmen aus dem Verkauf dieses Büchleins, herausgegeben im Abendlicht-Verlag, gehen nach wie vor an das hiesige Hospiz.

Außerdem vererbe ich Frau Fink mein kleines Backbuch, meine Kräuterrezepte und alle getrockneten Kräuter, Gemüse, Pilze und Pflanzen, die sich nach meinem Ableben noch auf dem Dachboden befinden. Die Plumpuddingform aus Porzellan, die noch von meiner Großmutter stammt, geht auch an sie. Ebenso der Steindrache und meine Tarotkarten und alle Bücher, die sie selber auswählt.

Die Engelstatue aus Holz verbleibt innerhalb der Familie, geht also an meinen geliebten Sohn Markus, verbunden mit der Pflicht, die Statue einmal im Jahr an den noch aktiven „Arbeitskreis Engel" für das Engel-Fest auszuleihen.

Meine Steinsammlung soll an Markus und Melissa gehen, wobei mein Sohn das Erstwahlrecht hat. Über alle anderen Besitztümer soll mein Sohn nach eigenem Ermessen und Belieben verfügen.

Dieses verfüge ich im Vollbesitz meiner geistigen Kräfte.

Mira Mertens, am 22. Juli, in Strümpfelbach

Als Zeuge unterzeichnet: Hausarzt Dr. med. Wülfing, selber Tag, selber Ort

20

Aus Miras Nachlass

Das Gleichnis zum Buch „Lebenslicht“:

Die Geschichte vom Eichhörnchen, das anders war

Es war einmal ein Eichhörnchen, das hatte einen kerzengeraden, starren Schwanz. Dieser Schwanz war buschig und das Fell war rotbraun, aber – er war stocksteif. Seit der Geburt war das so. Mama und Papa Eichhorn waren sehr erschrocken und traurig. Ein solches Eichhornbaby hatte es noch nie in der Familie gegeben! Oma Eichhorn war auch sehr traurig und auch der Bruder des Babys.

Mama und Papa Eichhorn brachten ihr Kind gleich am zweiten Lebenstag zu Doktor Eule. Dieser Doktor Eule war schon sehr alt und weise. Er würde sicher helfen können, dachten die Eichhorneltern. Als er das Baby mit dem kerzengeraden Schwanz sah, wiegte er bedächtig den Kopf, seufzte ab und zu und dachte lange nach. Schließlich sagte er: „Wir werden seinen Schwanz fest binden müssen. Jeden Tag ein wenig mehr, bis er eines Tages rund und biegsam ist, wie es sich für ein richtiges Eichhornbaby gehört. Ich schicke euch heute noch, bevor die Sonne hinter dem Brombeerbusch untergeht, meine beste Krankenschwester, Fräulein

Maus!" Die Eltern bedankten sich beim alten Doktor und traten, betrübt und erleichtert zugleich, den langen Heimweg an.

Zuhause angekommen, legten sie ihr süßes Baby in seine Wiege und gaben ihm seine Nussmilch zu trinken. Dann bereitete Mama Eichhorn das Abendessen für die Familie zu. Es gab geröstete Nüsse in Löwenzahnsoße und Gänseblümchensalat. Kaum, dass die Teller leergegessen waren, klopfte es zaghaft an der Baumrinde. Der Papa lief zum Höhleneingang und sah dort eine schüchterne, zierliche Maus stehen. „Guten Abend, Herr Eichhorn! Ich bin die Krankenschwester, Doktor Eule schickt mich zu Ihnen." „Bitte sehr, treten Sie doch ein, wir haben Sie erwartet." Die Maus nahm ihre aus Gras geflochtene Tasche hoch und huschte in den Baumstamm hinein. Mama Eichhorn hatte derweil schnell die Holzrindenteller abgeräumt und wischte sich die Pfoten an der Schürze ab. „Wir sind ja so froh, dass Sie gekommen sind, liebes Fräulein Maus! Unser armes Baby liegt nebenan in der Schlafkammer." Leise betraten sie zu dritt die Kammer, während der Bruder aus der Baumhöhle herausschlüpfte, um mit seinen Freunden zu spielen. Das Baby aber schlief gar nicht in seiner Wiege, es schaute vergnügt umher und staunte über die Maus. So ein seltsames Geschöpf hatte es noch nie gesehen – es war ja auch erst zwei Tage alt.

Fräulein Maus machte sich sogleich an die Arbeit. Das Baby war genauso groß wie sie, aber flink hatte sie den Verband angelegt und bog den Schwanz nach innen. Das Baby fing an zu weinen und verstand die Welt nicht mehr. Die Eichhorneltern trösteten es, so gut sie konnten. Fräulein Maus aber sagte: „Von nun an komme ich jeden Abend und ziehe den Verband etwas fester, damit der Schwanz in seine naturgewollte Form wachsen kann. Dabei dürfen wir nicht nachlässig werden, sonst wird ihr Kind nie ein richtiges Eichhörnchen."

Mama Eichhorn fing an zu weinen, sie konnte den Gedanken nicht ertragen, dass ihrem lieben Kind jeden Tag Schmerz zugefügt werden sollte. Papa Eichhorn war auch sehr traurig, aber er konnte es nicht zeigen, denn ein richtiger Eichhornmann darf nicht weinen, dachte er. „Frau, bring du unser Kind zu Bett – ich besuche jetzt Herrn Specht, unseren Nachbarn!" Sprach's und ging.

Am nächsten Tag, als Herr Eichhorn seiner Arbeit als geprüfter Nüsse-Sammler nachging und der Bruder in der Waldschule war, kam Oma Eichhorn zu Besuch und sagte ihrer Tochter: "Komm, lass uns mit dem Kleinen im Wald spazieren gehen. Es wird uns alle etwas ablenken." Und als sie so dahingingen, begegnete ihnen die vornehme Nachtigall, die über die Waldgrenzen hinaus bekannt als Sängerin war. Es hieß, sogar die Menschen würden ihrem Gesang lauschen. Angeblich hatte sie schon im Ei gesungen – aber DAS war nun doch nicht glaubwürdig. Die stachelige Frau Igel begleitete die stolze Nachtigall.

„Guten Tag, Frau Eichhorn! Guten Tag, Großmutter Eichhorn! Was haben Sie da für ein süßes Baby?" Mama Eichhorn hob freudestrahlend ihr Kind aus dem Tragebeutel, um es zu zeigen. "Was ist denn das?", riefen Frau Nachtigall und die Igelin wie aus einem Mund. "Es hat ja einen ganz geraden Schwanz und auch noch einen dicken hässlichen Verband!" "Nein, welch ein Unglück!", rief die Nachtigall ganz schrill, was gar nicht zu ihrer schönen Singstimme passte. "Und das in UNSEREM Wald!" Die Igelfrau stichelte drauflos: "Das ist sicher Ihre eigene Schuld. Sie haben wohl faule Nüsse gegessen oder zu viel Brombeerwein getrunken, als Sie Ihr Kind unter dem Herzen trugen?"

Mama und Großmutter Eichhorn waren sprachlos ob so viel Boshaftigkeit. Großmutter rief: „Sie sollten sich was schämen, mein armes Kind so zu kränken. Sie hat es so schon schwer genug!" Aber Frau Nachtigall und Frau Igel taten so, als ob sie es nicht gehört hätten und gingen tuschelnd ihres Wegs. Mama und Oma Eichhorn hatten nun keine Freude mehr am Waldspaziergang. Sie gingen geradewegs und weinend nach Hause und zeigten keiner Tierseele mehr das Baby.

Wie versprochen, kam Abend für Abend Fräulein Maus und wickelte den Verband etwas strammer, sodass das arme Schwänzchen sich biegen musste. Und das Eichhornkind begann, die Abende zu fürchten. Eines Tages sagte dann Fräulein Maus zur Eichhornmutter, sie müsse sich nun leider auf eine weite Reise begeben, um Mäuserich Karl-Otto zu pflegen, der einer Katze in die Quere gekommen war. Von nun an musste also die Eichhornmutter abends den Verband selber wickeln und niemand mochte ihr dabei helfen. Das Eichhornbaby wurde von Tag zu Tag unleidlicher und die Mutter immer dicker, weil sie vor lauter Kummer und Schlaflosigkeit den Wintervorrat an Nüssen und Eicheln anknabberte.

Vater Eichhorn konnte das Elend nicht länger mit ansehen und ging fast jeden Abend zum Nachbarn hinüber, um mit ihm ein Pfeifchen zu rauchen. Der Eichhornbruder aber, der war treu und lieb und spielte mit dem Babybruder Tag für Tag. Aber einen Trost gab es für die Familie: Das kerzengerade Schwänzchen war nicht mehr ganz so gerade. Nein, es wurde immer runder, biegsamer und hübscher!

Eines Tages war es dann so weit: Das Eichhornkind, das schon lange kein Baby mehr war, war gesund und unterschied sich nicht mehr von seinen Spielkameraden, von denen es freilich nur einige wenige hatte, denn: Wer spielt schon gerne mit einem Eichhörnchen, das mal einen kerzengeraden Schwanz gehabt hatte!

Mama und Papa Eichhorn waren nun sehr glücklich, dass ihr Kind nun wie die anderen auch von Eiche zu Eiche springen konnte, ohne zu fallen. Und auch die Großmutter war selig und der Bruder war froh. Nie aber würden sie die schlimme Zeit vergessen, als das Baby anders als andere gewesen war. Und nie und nimmer würden sie Frau Nachtigall und Frau Igel wieder in ihr Herz schließen können.

Als dann das Eichhornkind alt genug geworden war, seine eigenen Nüsse zu sammeln, verabschiedete es sich von seiner Familie mit einem lachenden und einem weinenden Auge und wanderte in einen anderen Wald. Hier in diesem neuen Wald würde ihn niemand schief ansehen, weil er mal einen „Stockschwanz" gehabt hatte, denn niemand wusste dort davon. Und so lebten alle glücklich bis ans Ende ihrer Tage.

(und weil dies eine wahre Geschichte ist, wird sie heute noch erzählt)

Anmerkungen

Die Tarotkartenlegung ist „inspired by Website". Mein Dank geht an den bemerkenswerten Hajo Banzhaf, der leider überraschend am 11.02.2009 auf dem Höhepunkt seiner Schaffenskraft in seinem sechzigsten Lebensjahr verstarb. Die 5-Karten-Legemethode stammt allerdings aus einer anderen Quelle.

Personen, Namen etc. sind frei erfunden. Zufällige Ähnlichkeiten oder Namensgleichheiten mit lebenden oder bereits verstorbenen Personen sind rein zufällig und nicht beabsichtigt.

Mit Ausnahme der Personen in der integrierten Erzählung „Lebenslicht"! Die Geschichte von Martin und seiner Familie ist wahr. Er lebte von 1986-2002. Für den Roman habe ich sie zeitlich etwa dreißig Jahre in die Vergangenheit verlegt.

Das „Lindenhaus" ist rein fiktiv, der Ort Strümpfelbach ist echt.

P.S: Ich „schwöre", dass ich die Tarotkarten für Melissa „in Echt" gezogen habe. Ich war erfreut, wie sehr sie zu Melissas Lage passten und Gutes verhießen. Anscheinend hatte dabei ein guter Geist seine Finger im Spiel gehabt ...!

Nachwort und Danksagung

An dieser Stelle möchte ich, Marlies Lüer, meinem tief empfundenen Dank Ausdruck geben.

Ich danke...

*allen Ärzten und dem Pflegepersonal der Neurochirurgischen Station des Nordstadtkrankenhauses in Hannover und der Medizinischen Hochschule Hannover!

Sie kämpften beharrlich mit allen ihnen zur Verfügung stehenden Mitteln um das Leben von Martin.

*dem Uhlhorn-Hospiz Hannover!

Die Schwestern und Pfleger dort sind wunderbare Menschen, ohne sie wären wir als Familie verloren gewesen. Mein spezieller Dank geht an Matthias Peterek, der für Martin das „Harry Potter Lied" geschrieben und gesungen hat.

*meinem Mann und meinem ältesten Sohn!

Dafür, dass sie die Kraft hatten, die Belastungen mitzutragen und dass wir immer noch eine Familie sind – und für die Liebe, die sie für Martin im Herzen tragen – und auch für mich. Ich liebe euch beide sehr!!!

*meiner Freundin Birgit und meiner Schwester Monika!

Diese beiden Frauen haben mir in meinen dunkelsten Stunden am meisten Halt gegeben, hatten immer ein Ohr für mich, auch wenn das Zuhören schwer zu ertragen war. Ohne sie hätte ich nicht genügend Kraft gehabt, weiterzumachen und weiterzuleben.

*ebenso danke ich meiner Schwester Bärbel für alles, was sie mir Gutes tat.

*außerdem danke ich nochmals Monika und meinem Schwager Werner, die uns einen Geschirrspüler kauften und mit einem zinslosen Kredit aushalfen.

*Tiffany, die dafür sorgte, dass die alljährliche Weihnachtsaktion der Celleschen Zeitung auch uns zugutekam.

*Rebekka für das unendlich geduldige „Päckchen packen" und für ihren spirituellen Beistand!

*Steffi, Olaf und ihren Freunden, die für uns gesammelt haben nach der Beerdigung! Danke für eure Freundschaft.

*allen Menschen, die Martin freundlich und wohlwollend auf seinem Lebensweg begleiteten!

*Ich denke dabei insbesondere an die Lebenshilfe Celle und das Hannoversche Autistenzentrum THZ *dem Vikar für die wirklich schöne Trauerfeier mit Gitarrenspiel! Der arme junge Mann machte die Urlaubsvertretung für den Gemeindepfarrer und musste gleich ein Kind beerdigen. Er hätte es nicht besser machen können. Danke!

*der freundlichen und verständnisvollen Sparkassensachbearbeiterin in Celle.

*meiner mittlerweile längst verstorbenen Deutschlehrerin, Ursula Großhans – sie war die Erste, die mich zum Schreiben eines Buches über Martin ermunterte! Das war etwa 1990.

*allen Mitgliedern des Brigitte.de-Forums, die mir halfen, mit der Trauer zu leben, die mir Trost spendeten und mich virtuell umarmten, wann immer ich es brauchte!

Und last but not least...

...auch meiner Geistmutter Tara Gabriela, die mir half, mein Licht zum Leuchten zu bringen, und meinen Engeln, die mich stets behüten und leiten!

Martin, dir danke ich am allermeisten!

Geleitwort des Hospizpflegers

Martin war der bisher jüngste Patient des Uhlhorn Hospizes Hannover. Ich durfte ihn dort kennenlernen, begleiten, Einblick erhalten in sein Leben und sein Leiden. In Erinnerung geblieben ist mir vor allem ein Bild, das ihm wohl eine Mitschülerin gemalt hat: Inmitten vieler Farben fand sich der Satz: „Wenn ich Harry Potter wäre, zaubere ich dich gesund". So wie Martin über seine Gefühle und Gedanken Gedichte verfasste, verarbeite ich viele Eindrücke aus meiner Tätigkeit im Hospiz in Musik. Und so schrieb ich auch über diese Begleitung und über dieses Bild ein Lied.

Ich arbeite inzwischen seit über zehn Jahren im Hospiz. Die Begegnung mit Martin und seiner Familie gehört zu den intensivsten und bewegendsten Erfahrungen, die ich in dieser Zeit machen konnte.

Matthias Peterek, Krankenpfleger
Oktober 2013

Lebenslicht

Es gibt Menschen bei denen man denkt
Die sind ständig krank und bestimmt auch ständig gekränkt
Doch gerade die sind oft die Fröhlichsten hier
Genauso ist es mit dir

Gewiss hat oft ein Teil gefehlt
Der für andre Kinder wie von selbst zum Kindsein zählt
Doch das hast du einfach weggelacht
Und es dir wunderschön gemacht

Und wenn nichts mehr geht
Zieht es dich in Harry Potters Zauberwelt
Bis tiefe Fröhlichkeit wieder
Triumphalen Einzug in dein Leben hält

Und wenn selbst das nichts hilft
Schreibst du dir ein Gedicht
Es wird immer Leben geben
Denn das Leben ist das Licht

Hast die dunklen Mächte oft geseh'n
Und sie nicht verdrängt sondern versucht zu verstehn
Den Schlüssel ins richtige Schloss gesteckt
Und das Dunkle verschreckt

Schwingst dich am Nimbus 2000 nach oben
Kein Klatscher streckt dich wirklich zu Boden
Fängst zielsicher den goldenen Schnatz

Und landest am rechten Platz

Denn wenn nichts mehr geht
Zieht es dich in Harry Potters Zauberwelt
Bis tiefe Fröhlichkeit wieder
Triumphalen Einzug in dein Leben hält

Begreifst das Leben jeden Tag
Als ein Geschenk an dich
Es wird immer Leben geben
Denn das Leben ist das Licht

In deinem letzten Reich
Tut ein buntes Bild kund
Wenn ich Harry Potter wäre
Zauber ich dich gesund

Wem das nicht nah gehen kann
Ist ein armer Muggel-Wicht
Es wird immer Leben geben
Denn das Leben ist das Licht

Für Martin (1986-2002)

M. Peterek, Juni 2002

www.wolke5einhalb.de

Impressum

Marlies Lüer, Esslinger Str. 22, 70736 Fellbach
marliesluer@t-online.de

7839163R00213

Printed in Germany
by Amazon Distribution
GmbH, Leipzig